最潮中醫史

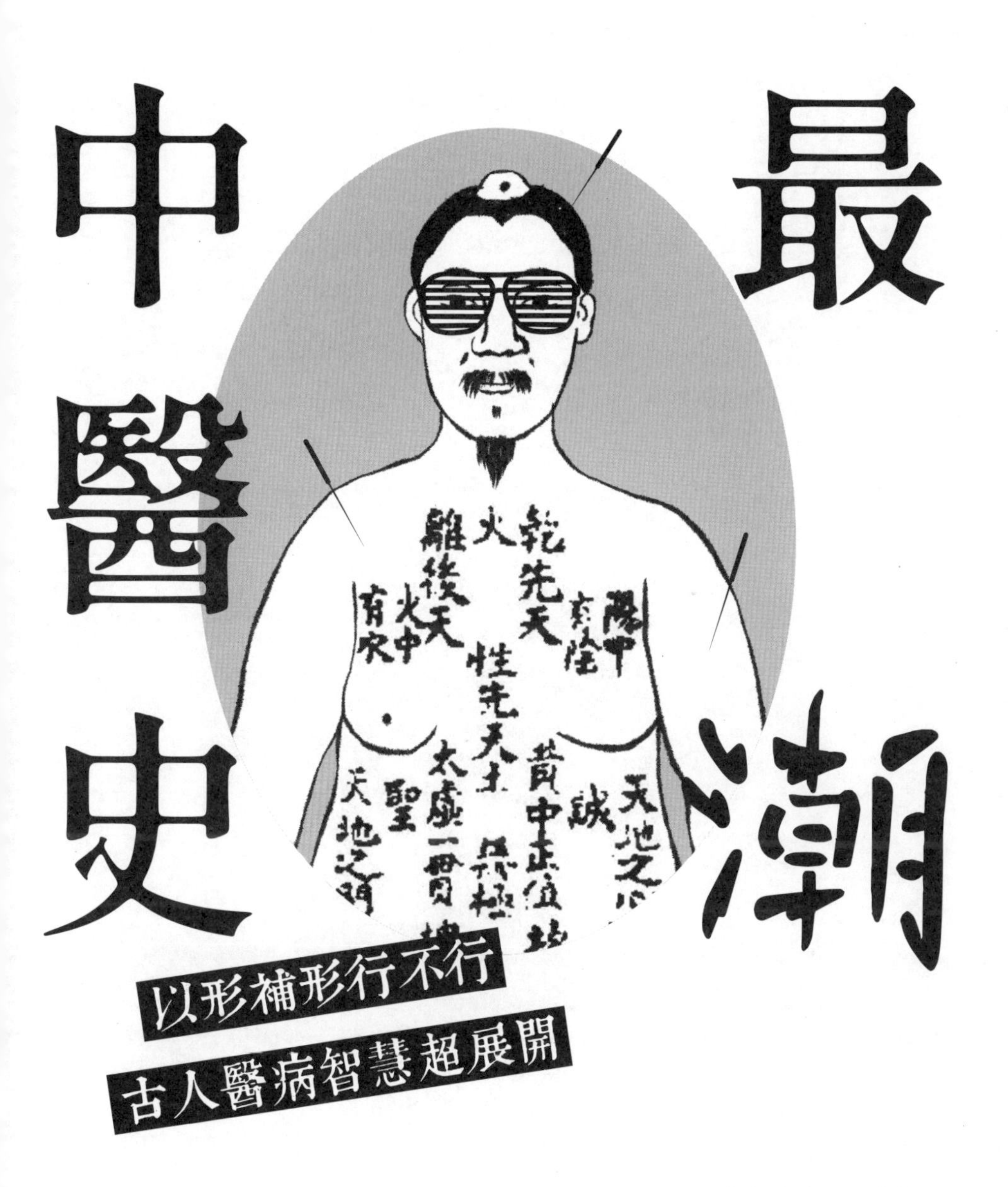

以形補形行不行

古人醫病智慧超展開

皮國立　著

三民書局

推薦序

一本兼顧學術卻又雅俗共賞的醫學史

中央研究院院士
中國醫藥大學中醫學院講座教授
財團法人中國醫藥研究發展基金會董事長
林昭庚教授

很高興能有機會推薦皮國立教授所寫的這本大作，誠如標題所下，閱讀這本書的初稿時，心中就閃出這是一本「兼顧學術卻又雅俗共賞」著作之定位。作者過去已經出版許多具有份量的學術著作，廣為學界所知，但這本書的出版則有它另一種相當特別的地位。本書依舊按照學術的基本規範、有憑有據，但採用了史學研究中的劄記模式，隨興而至的發揮，用不算長的篇幅帶出一篇篇有趣的故事和歷史觀察。我認為這是相當不簡單的，若非在醫學史領域有一定的耕耘和成果，想寫一本這樣的書恐怕沒這麼容易。如此略求其深度但更求其廣度的寫作模式，可看出作者平日用功之勤、觀察之細膩。

我年輕時初讀中醫典籍，常充滿不解與困惑，生硬的文獻和古文字，常令我望之卻步。後來跟著我的老師黃維三（1923–2001 年）研讀、整理古代針灸典籍後，才逐漸領略中醫藥文化的高深與美好，而且也發現了古人較為忽略針刺安全深度的問題，並形成我未來的主體研究。讀到皮教授的書，讓我想到，若我們不是一開始就硬啃中醫文獻，而是將歷史上的中醫發展史用一些有趣的故事和文字書寫出來，讓更多有心想讀中醫和認識中醫文化的民眾、學子，有一本雅俗共賞的著作可以閱讀，讓讀者可以輕易了解，近代中醫的困境和改變，是如何造就了今日科學化中醫之樣貌，如此，應該能更加增進民眾理解中醫、運用中醫的可能。

我在 2022 年獲選為中央研究院「生命科學組」的院士，照理說我是一位「科學家」，不是最適合來推薦這本書的學者。但我出過的 59 本書中，有不少是關於醫學史和探討古代醫學典籍的專著；而我的老師教我研讀古籍，特別是針灸類的文獻，更成為我日後研究臨床科學上的一種啟發，這都代表一種學科之間的「跨領域」，對中醫研究而言，尤其重要。我認為醫學史可以培養學子細膩的觀察，而在橫跨歷史時間上的寬廣視野，則可助一位研究者在不起眼的事物上觸類旁通，具備靈敏的思想。看到皮教授的這本著作和他過往的研究成果，我發現他其實也在進行一種「跨領域」的歷史研究，推展歷史學與醫學的對話，其眼界不受限於既有歷史學的疆界，讓更多領域的讀者能體驗歷史之美、歷史之用，故值得我寫一些文字來加以推薦。希望對中西醫學、歷史學、傳統養生文化等面向有興趣的讀者，都能從這本書中得到有價值的啟發。

林昭庚

於中國醫藥大學中醫學院

2023 年 8 月 8 日

推薦序

博古通今論講醫史

台灣中醫臨床醫學會（第十屆）理事長
國家考試指定參考用書《中醫養生學》作者
中國醫藥大學中醫研究所醫學博士
日本京都大學醫學研究科訪問學者
陳麒方醫師

疫情來襲，國人不論在防疫、治療、調養，或多或少都有用到中醫。各種不同體系的 Medicine，在大疫期間皆被重新審視。西洋醫學東來之前，Medicine，一直是以「醫藥方術」、「醫」為名。遣唐使將漢帝國時期依《傷寒論》為主體的醫藥方術知識帶往日本，東瀛開始出現漢方醫，在江戶時期開始興起不同流派，和製漢語醫學譯詞也一路影響迄今，比如神經（神氣之經絡）、過敏（過覺敦敏）、免疫（免癖疫病）。留學過日本的臺灣首位醫學博士杜聰明，1946 年曾打算在臺大醫院設立漢藥治療科 。 韓國於 1986 年 4 月 9 日以後，將諺文한의학的對應漢字，由漢醫學改為同音的韓醫學。民初時政府強調國粹、國藥、國醫，後來海峽兩岸政府當局

皆採取「中醫學」指涉漢字文化圈歷來使用的基礎理論、藥品、針灸等醫藥方術內涵。目前中華民國行政院有法定節日「3/17 國醫節」。

中醫治療生了病的人、西醫處理人所生的病，兩者標的不同，因此治療模式不一樣。華人使用中醫已久，隨著歷史演進下，有著豐富文獻記錄與臨床實證，確認了中醫的安全、有效、具可近性。皮國立教授是中央大學歷史研究所所長，出版眾多雅俗共賞的醫史著作，更發表了近百篇學術論文，參與史學與醫學的推廣不遺餘力。這次很榮幸能夠先睹為快皮教授新作《最「潮」中醫史：以形補形行不行，古人醫病智慧超展開》！全書共分十五章，從著名的東亞神醫華佗治療寄生蟲、古代婦女長腫瘤、傳統中醫對「癌症」的認識、「情欲」傷身、「血」字的身體觀與醫療史、養生名著《老老恆言》的養生智慧、近代「衛生」故事、古人如何「防疫」、豬事大吉（豬肉的補養與飲食史）、補身兼治病、近代東西方醫學的相遇、民國時期反中醫與反傳統的魯迅、研究醫史的重要資料《中文醫史研究學術成果索引》、二十世紀初期東亞醫病關係、讀《抗戰時代生活史》，這十五個篇章涉及身體、食與藥、史上的醫者與醫學，從個人的身體（生了病的人）到促進健康的食與藥，並從文化史、思想史、大眾史的角度切入醫史探討，講到疾病（人所生的病），緊扣古今醫史議題，對比分析後提出卓越洞見。

皮教授從「重層醫史」出發，並針對中西醫學提出另一種視角，資料詳實而且文筆風趣，對於民眾「健康適能」的促進大有裨益。在資訊爆炸的現代，閱讀資料來源正確、論證扎實、整理清楚的著作，是一件相當重要的事，皮教授《最「潮」中醫史》力作，就是符合我們需求的好書。

不同時代或不同文化對身體和疾病認知有差異，不變的是，對於全人「健康」的關心。麒方在此鄭重推薦給：想了解醫學的演變、想知道醫學為什麼是今天的樣子、想探究古代哪些神妙技術被超譯或被忽視、想選讀與鑑別琳瑯滿目的醫書（到底哪本書有用、哪本書太過天馬行空）的您，絕對不容錯過——展讀皮教授《最「潮」中醫史》。期盼大家都有健康平安的每一天。

陳麒方

2023 年 8 月 8 日

序　論

臺灣醫療史研究之發展，歷史悠久。套一句呂芳上在《民國史論》的見解，現代臺灣的歷史應該有一「Y」軸線的發展歷程，[1]它同時匯集了民國時期和日治時期兩個異地發展的時代，在 1949 年之後共同成為我們今日的歷史思想源流。民國時期，現代醫學史的研究開始萌發，中國醫學被納入現代史學發展的一個專題史項目，是頗為重要的開創時期。[2]而戰後臺灣，杜聰明（1893–1986 年）已在高雄醫學院講授中西醫學史，首次在臺灣將中國醫學史納入西醫的課程中，更是創舉；他的名言「樂學至上，研究第一」，是否也包含醫學史研究呢？不可否認的是，杜氏絕對沒有忽視中國醫學在歷史上所積累的知識，[3]他曾書寫《中西醫學史略》，認為醫學史的知識、研究乃至教學，是醫學教育中不可或缺的一部分，現代臺灣的醫學院教育似乎已經忘了這份初衷。杜聰明曾說：「余讀醫學史時，感覺醫學之發達，均由傳統連綿而生，又

---

1 呂芳上，《民國史論》上冊（臺北：臺灣商務印書館，2014 年），序言頁 3–4。

2 皮國立，〈民國時期的中國醫學史教科書與醫史教育〉，《近代中國的知識生產與文化政治》（上海：復旦大學出版社，2014 年），頁 40–66。

3 雷祥麟，〈杜聰明的漢醫藥研究之謎：兼論創造價值的整合醫學研究〉，《科技、醫療與社會》，11 期（2010 年），頁 199–284。

由於有偉大醫學者，以其發明與發見，促進一時代之劃期的進展，而且其高潔之人格，常能感化門生後學之治學精神不鮮。」[4]可見醫學史的探究具有非常深刻與實際的價值，放在醫學教育的發展中來看，其背後意義也是高尚且遠大的。另外，我想起了臺灣師大歷史學研究所碩士班的學長陳勝崑（1951–1989 年），他是 1970 年代後臺灣醫學史研究的先導人物，力主在本土醫學刊物和當時臺北醫學大學的「醫學人文社」內推展醫學史研究。隨後，更以醫師的身分就讀臺灣師範大學歷史研究所，在當時頗不為身邊親友所認同，但他堅持為臺灣醫學史留下記錄，希望透過書寫醫學史來填補當時醫學院課程的空白，豐富醫者的心靈，[5]而他研究的主體，其實是以中國醫學史為主。[6]

---

4 杜聰明，《中西醫學史略》（高雄：高雄醫學院，1959 年），序言頁 1。

5 廖運範等著，《陳勝崑醫師紀念集》（臺北：橘井文化，1992 年），頁 8–10。

6 至於 1992 年以後新史學視野下的生命醫療史研究，回顧文章已多，此處不多談，較新的可參考杜正勝，〈另類醫療史研究 20 年：史家與醫家對話的臺灣經驗〉，《古今論衡》25（2013 年 10 月），頁 3–38。皮國立，〈新史學之再維新——中國醫療史研究的回顧與展望 (2011–2017)〉，頁 439–462，收入蔣竹山編，《當代歷史學新趨勢：理論、方法與實踐》（臺北：聯經出版事業股份有限公司，2019 年），頁 439–462。劉士永，〈臺灣地區醫療衛生史研究的回顧與展望〉，收入耿立群編，《深耕茁壯——臺灣漢學四十回顧與展望：慶祝漢學研究中心成立 40 周年》（臺北：國家圖書館，2021 年），頁筆者身處在這樣的研究環境和氛圍中，感到幸運且感恩，在學術生涯中能依著自己的興趣，發表一些中國醫學史的學術文章，夫復何求？當然，我也在不斷追尋中國醫學史知識的普世價值與意義，不要只將其限縮在狹窄的廟堂史學中。今年初，我撰寫的高中歷史教科書出版，書寫的部分大概都圍繞在醫療史、疾病史、科技與社會發展等幾個篇章。即便醫療史的內容已經進入普通高級中學歷史課程加深加廣的專題中，但學子們能夠參考的讀物卻不多；再進一步，大學生無論在修讀歷史系專業課程或通識課程時，若遇見醫療史相關課程，也先入為主地認為醫療史帶有一種難度與門檻，不敢輕易跨越。這些年，筆者受邀進行一些演講，驚訝的發現，儘管學界具體研究成果已不少，但多數的國、高中生、老師、中醫師乃至對中國醫學有興趣的大學生和社會人士，卻極少閱讀相關的研究著作。

換個角度來思考，若能從科普、史普的角度來思考高中生、大學生，乃至是醫學院學生之需求，讓那些對中國醫學人文與身體觀有興趣的年輕讀者，在日常閱讀上能擁有一本不那麼生硬難懂的歷史讀本，應有其必要性。我一度認為，山高水深，學術書大概本來就不是訴求讓一般人讀得懂的，專業論文和專書是給極少數同領域的專家來審查、升等用的

395–426。

工具，[7]但將知識轉譯給更多讀者知曉，彰顯人文價值，難道不應該有學者參與其中？事實上，很少學者會注意到一般讀者的閱讀需求，思考生產有趣的故事以饗更廣泛的讀者群。那麼，如果我們不邁開腳步來嘗試歷史學的非虛構寫作，導致人文學中長期缺乏思想與大眾心靈之對話、接觸，僅尋求孤芳自賞，那又何以稱為「人」文呢？值得當代學者省思。

現在數位化、資料庫已如此興盛，在查找資訊如此方便、知識更新如此快速的時代，傳統的知識探索權力完全下放，每個人都可以運用新的資料庫，書寫各種主題的歷史，這是一個更加「大眾史學化」的時代，大部分的知識，已不需要靠長篇大論；反觀需要長篇大論的某事，往往跟不上新穎知識的出現與汰換，無法讓一般人知悉。是以長篇大論，其事實對於多數人的意義幾乎等於零，正因為「不讀不看」，歷史乃成為一門枯燥的學問，愈加乏人問津。試觀近年來歷史乃至人文領域的系所，招生缺額愈加嚴重，能不加緊反思歷史書寫與呈現的方式嗎？現代人或許更需要簡短的讀本，但又不能是運用網路「剪刀糨糊」工法、ChatGPT 式的剪剪貼貼，那就真是沒意思了，還不如去看維基百科。AI 時代，人文科學之所以具備不被 AI 取代的優勢，就是我們能與時俱

---

7 參考皮國立，《跟史家一起創作：近代史學的閱讀方法與寫作技藝》（臺北：遠足文化，2020 年）。

進，用稍微加速的方式生產新知識，而且還是要重視知識的含金量與創新，這是學術的最基本要求，不能退讓，也是最不會被 AI 取代的能力之一；AI 可以複製、學習數字、公式、趨勢、學說，卻無法創造深層且複雜的思考，而歷史學的訓練與技藝，正在此關鍵上展現其價值。

當今在臺灣興起的大眾史學書寫，也不能單純只喊通俗、易懂，久了也容易落入各說各話乃至不知所云，甚至重複性高，貢獻度無法超越網路搜尋引擎的知識範圍，那樣對學術發展依舊沒有助益。因此，該如何進行而達到一種可能的折衷呢？我試著用一些很簡單的概念和雅俗共賞的文字來書寫這本書，當然有一些是自己較為成熟的研究，用更通俗的表達方式呈現出來，或是對既有研究的一種補充、延伸。另外更多的，是所謂的「探究」，要取其大眾史學化，其過程就不能求取一個很完整的問題意識提出與隨後論證過程的「大長篇」；而是自有趣的議題直接出發，用一些史料，來梳理當中值得關注的史事與現象，如此一來，書寫的方式就會比專業論文之呈現更為簡潔且易讀。不過，為了符合相當的學術規範，學者應秉持研究之精神，故仍需有必要的註釋，但文字呈現上已力求簡易好讀。原書名為《醫史碎金錄》，書名雖謙言「碎」，但其中卻有值得持續探索之含「金」量，所以我稱這本書為醫史的「碎金錄」，當然出版時不能採用這麼拗口的標題，故與編輯討論後才給這本書定了一個較為活潑的書名。

更有甚者，吾人不必妄自菲薄，所謂的學術與事實，必有很多面向，也不是非得照著近代西方興起的學術論文來呈現；若然，大家都走一樣的道路，生產單一產線、一個模子刻出來的學術罐頭，這門學問的生機自然消解。黃永年（1925–2007年）在〈治學淺談〉中有這樣一段發人深省的話：

> 過去有的老先生讀了很多書，也很有學問，就是太謹慎，一輩子沒有寫出多少東西來，這種人今天大概不會有了。但今天有的年輕人寫起東西來又太隨便，還搶著要寫書出書，以一年出上幾本自誇，至於品質如何，真是自己的成果還是當了二道販子，就一概不管了。這種東西有什麼用呢？除了拿稿費和評職稱升等級時充數外，能在學術大廈的建築上添磚加瓦嗎？我的看法是，東西應該寫，否則豈不等於蠶光吃桑葉不吐絲，但寫的必須是自己的心得收穫，這等於蠶一定吐自己的絲而不會把別條蠶吐的絲偷來算自己的絲，否則豈不連蠶都不如？由此出發，我還認為一開始寫學術性東西應該寫論文，甚至寫短一點的讀書劄記，這樣有能力把它寫好。同類的論文積多了，到了一定年齡再寫這方面的專書，這樣此專書才真正是你的研究成果，真正代表你的學術水準。如果不想寫專書，匯印成一本論文

> 集也很精彩。老一輩的學者多數是這麼做的，我也是這麼做的。[8]

從這段見解來看，黃永年是非常贊成出版個人劄記式論文集的，他所謂的「論文」，絕非今日在西方學術評比意義之下的學術論文，因為那樣的文章已經抹滅了作者的個性與文筆，有的只是審查意見改來改去後所呈現的碎片而已。可惜，今日評鑑似乎不以論文集為極重要的學術成果。而我更看重的是他所說的「寫劄記」，將一些讀書、看資料的見解與觀察，寫成一些有體系的完整文章，而這本書想做的正是這樣的事。

民國時期的一流學者，有不少是重視以劄記、筆記的方式來呈現史料原貌和個人見解。錢玄同（1887–1939 年）曾借閱胡適（1891–1962 年）的日記來看，他驚訝胡適不到一年的時間竟然寫了六本日記之多，錢氏躺在床上一口氣看完，驚嘆：「適之精力真不可及，此六冊中關於學問之材料甚多。」[9]可見這六冊日記都不是廢話或日常雞零狗碎的俗務，而是做學問的材料。民國時期數一數二用功的顧頡剛（1893–

8 黃永年述，曹旅寧記，《黃永年文史五講》（北京：中華書局，2012 年），頁 160–161。

9 楊天石主編，《錢玄同日記》（北京：北京大學出版社，2014 年）上冊，1922 年 4 月 27 日，頁 406。

1980年)，更是注意看書之後的劄記抄錄，還沒事拿出來看，溫故知新，1941年他說到：「翻看前數年筆記，找文材。」[10]可見這些隨筆都是極其重要的創見，需要反覆的閱讀，還能有意外的收穫。

筆者近年又受呂思勉（1884–1957年）治史之影響，他是一位極其勤奮且樸實無華的學者，呂氏一生可謂從早到晚都在做學問，他生前沒有為盛名所累，也很幸運地沒有被繁瑣的行政職務所束縛，更無涉入政治活動之憂慮，做起學問可謂單一而純真，近代學人更少有像他這樣專一者，二十四史基本通讀三遍。當然，如果只做到這樣，我們大概也很難評斷他讀史的具體「成效」為何，基本上呂思勉讀史，心中總有一核心問題，然後在讀各種史書、史料時，勤於記述，加以排比分類，並寫下自己的看法，其實就是寫劄記。這些文字本身就已具有問題意識、史料和史家見解等三要素融會於其中，在中國史學史中最有代表性的就是《日知錄》、《廿二史劄記》；並且，呂思勉還不斷改寫，加入資料，[11]他認為「史事之當搜輯，永無止息之期。」[12]因為史料還會不斷被

---

10 顧頡剛，《顧頡剛日記 1938–1942》（臺北：聯經出版事業股份有限公司，2007年）第4卷，1941年1月23日，頁476。

11「劄」同「扎」，此處尊重原始資料呈現，故引文之用字不同。引自呂思勉，《呂思勉讀史扎記》（上海：上海古籍出版社，1982年），前言頁1–4。

發掘，或是對現代、一時無用處、無意義之史料，他日卻轉瞬成為重要佐證，所以劄記中的史料，也是可以持續增補、擴充的，以這樣的意義而言，吾人當更加重視劄記形式的寫作意義。

筆者不才，僅能從嚴耕望（1916–1996年）之言了解，他曾讚許呂思勉書寫劄記的功夫，說到：

> 撰史當溶化材料，以自己的話寫出來；要明出處，宜用小注。而他（呂氏）直以札記體裁出之，每節就如一篇札記，是考史體裁，非撰史體裁。不過照賓四師說，誠之先生這幾部斷代史，本來擬議是《國史長編》。作為長編，其引書固當直錄原文。況且就實用言，直錄原文也有好處，最便教學參考之用。[13]

這是將史料與史論融為一體，具備相當多的優點，而筆者為今人，更應重視通達流暢，原始資料並不大量引用，而著重文字的流暢度，可以說是改良的劄記體，而且本書的文

---

12 呂思勉，《史籍與史學》，《論學集林》（上海：上海教育出版社，1987年），頁388。

13 嚴耕望，《錢穆賓四先生與我》（臺北：臺灣商務印書館，2008年），頁97。

章確實有不少是希望留待日後繼續耕耘的，也不必諱言。

本書內還有一些文章，曾發表在《旅讀》雜誌「老皮說史」的專欄上，有一年左右的時間，每個月都要交一篇稿子，那種被時間追趕的壓力，至今仍記憶猶新，這些文章在收入本書前，多少進行了補充和修正。感謝那時總編輯張芸每個月底的鞭策，才能讓我擠出這麼多的創意，讓我這個學院派的「老學究」，也過過「專欄作家」的乾癮。最後，要感謝三民書局編輯群們的細心校對及修飾，讓書稿更加完整；毛硯平、湯欽安兩位助理，為我蒐集資料與整理書目，於此也一併致上謝意。國科會計畫〈當中醫遇上世界醫學——民國時期中西醫學史論著內的「近代」書寫〉的敦促，讓我能深入思考醫學史的寫作模式，這本書的誕生，將醫史研究推向另一種可能，也要歸功於這項計畫的支持。感謝太太和孩子整日見我呆坐於桌前寫稿，盡量不打擾我，並打理好一切家務，讓我感到日常寫作是一件幸福快樂的事情。本書若有任何疏漏之處，皆為筆者疏失，還請各位讀者、先進不吝指正。我的第一本書就是在三民書局出的，十幾年前，好像也是原班人馬在處理書稿，今年也已再版。[14]在歲月的河流中拾取碎金，一路走來，謝謝這些編輯們在出版的路上持續支持筆者。

---

14 皮國立，《晚清身體診療室：唐宗海與中西醫的對話》（臺北：東大圖書公司，2023 年）。

最後，致敬愛書的讀者，終是開卷有益，讓我們展開一場中國醫療史的思想旅程吧。

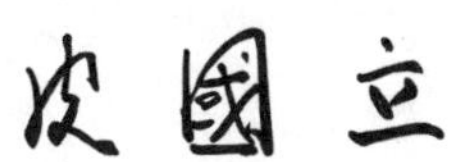

序於中央大學文學院

2023 年 5 月 29 日

目　次

歷史上的醫者與醫學

你身體內的那個東西？

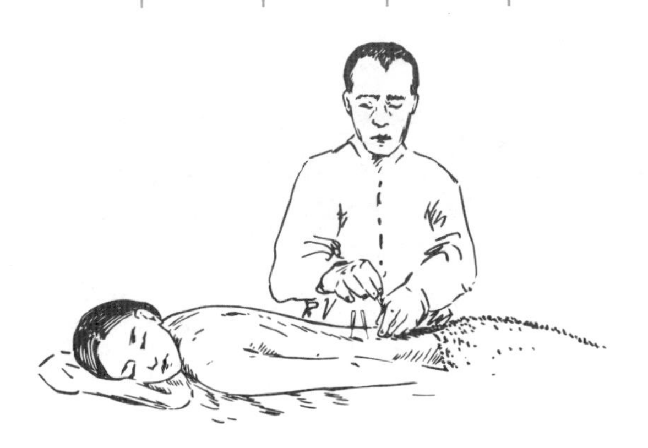

一

外科神醫大戰寄生蟲？
——不為人知的華佗醫術

華佗，字元化，乃東漢末年的名醫。即使不太熟悉中醫歷史的讀者，也多少能說出一些華佗的事蹟。他在《三國演義》中為關羽「刮骨療傷」的故事，真假參半，但卻透過小說之刊行與傳播，深植一般讀者心中。近代以來，西醫東傳至中國，形成一套「西醫長於外科、中醫長於內科」的刻板印象，不少人才開始想到中醫外科的起源與技術，並思考它為何會落後於西方？華佗的歷史故事，總是一再被拿出來探討。[1]

1 例如：李建民，《華佗隱藏的手術——外科的中國醫學史》（臺北：東大圖書公司，2011 年）。于賡哲，〈被懷疑的華佗——中國古代外科手術的歷史軌跡〉，《清華大學學報（哲學社會科學版）》，24.1（2009 年），頁 82–96。論華佗在近代被挪用、記憶的歷史，可參考：趙婧，〈柳葉刀尖——西醫手術技藝和觀念在近代中國的變遷〉，《近代史研究》，5 期（2020 年），頁 43–46。論述近代中醫對傳統技術之言論與改革之契機，可參考：皮國立，〈現代中醫外、傷科的知識轉型——以醫籍和報刊為主的分析 (1912–1949)〉，《故宮學術季刊》，36.4（2019 年），頁 61–120。

㈠華佗不是中國人？

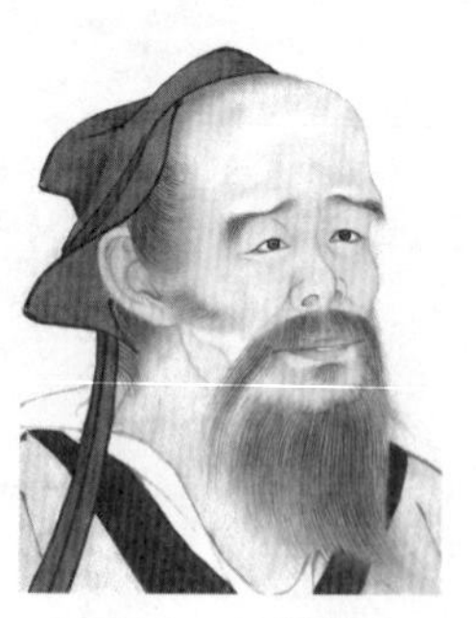
圖 1–1　華佗

過去歷史學者，有不少懷疑華佗根本就是個「外國人」。最有影響力的說法是史家陳寅恪（1890–1969 年）論證華佗為印度人之說，也有歷史學者認為他是波斯、西域一帶的人士。另一種說法更激烈，認為歷史上根本沒有華佗這個人，因為不管在《後漢書》或《三國志》的記載中，針對體內臟腑之病，華佗可以「以酒服麻沸散，既醉無所覺，因刳破腹背，抽割積聚。若在腸胃，則斷截湔洗，除去疾穢，既而縫合，傅以神膏，四五日創愈，一月之間皆平復」。[2] 論者抨擊，現代醫學的「麻醉」和醉倒、昏迷根本是兩回事；而剖開身軀，血肉模糊之處，如何能夠維持醫者的手術視野，並正確判斷病灶之所在？又如何可以控制手術後的感染？這些都是大問題，故論者認為以當時的技術，根本不可能對胸腹內部進行手術。不過，站在歷史的真實與客觀性來說，很難說整篇故事都是虛假杜撰之說，因為這個假設若成立，古史豈不是可以「一筆勾銷」，丟入茅坑之內？[3]

2 范曄，〈華佗傳〉，《後漢書》（臺北：鼎文書局，1981 年），卷八十二，頁 2736。以下未標示之《後漢書》皆 1981 年版本。

3 李建民，〈失竊的技術——《三國志》華佗故事新考〉，《古今論衡》，15 期（2006 年），頁 3–16。

筆者認為，從《後漢書》中介紹華佗「兼通數經」，與沛相陳珪欲舉孝廉等事蹟來看，[4]華佗應非「外國人」。原因是要能兼通中文、獲得地方官員的重視，這樣的外國人除非從小就在中國生長，或至少在當時中國邊境生長，才能熟悉中國文化、語言、經典。而若真是如此，精熟印度或西域當地的外科技術，就更加不可能。而且，若是華佗神技為「獨有」、「異類」，則又何以見容於當時社會？史書何以不直接載其方技乃出自域外？於此皆可證明華佗非「外國人」。

若根據傳世文獻所徵，不少當代歷史學者認為華佗的故事有其合理性，例如推斷為中國上古時期出土的人骨，即有受過「開顱手術」的跡象，[5]而 1991 年中國考古工作者在新疆鄯善縣一個村落，挖掘出一具男性乾屍，距今約二千五百年，其腹部即有刀口，並以粗毛線縫合，至少證實當時是有開腹記錄的，華佗與傳世文獻中的神奇外科手術，應非虛構。再舉《史記．扁鵲倉公列傳》所載：「上古之時，醫有俞跗，治病不以湯液醴灑，鑱石撟引，案抏毒熨，一撥見病之應，因五藏之輸，乃割皮解肌，訣脈結筋，搦髓腦，揲荒爪幕，湔浣腸胃，漱滌五藏，練精易形。」[6]其中「訣脈結筋」就

4 范曄，〈華佗傳〉，《後漢書》，卷八十二，頁 2736。

5 于賡哲，〈被懷疑的華佗——中國古代外科手術的歷史軌跡〉，頁 83–84。

6 司馬遷，〈扁鵲倉公列傳〉，《史記》（臺北：鼎文書局，1984 年），

是處理血管和軟組織的損傷，「揲荒爪幕」則是剖開、拉開胸腹的大網膜，直探內臟。舉一個上古時期在腹部的疾病，見於史書者有「伏梁」一病。漢代的《武威漢代醫簡》有「治伏梁裹膿在胃腸之外方」。[7]而《素問．腹中論》則記載：「裹大膿血，居腸胃之外，不可治，治之每切，按之致死。」[8]可見「伏梁」乃腹部產生腫塊而疼痛之疾患，[9]極可能是腹部的腫瘤。[10]從文字上來看，這是一個相當難治的疾病，不過顯然古人已對其有一定的外在觀察，但看起來當時對於這種腫瘤病的處理，不是用外科手術；極可能是古人也許有切除腫瘤的舉措，只是顯然效果不佳。若退一步推論，《史記》也沒有記載古代手術的「成功率」，但至少可以證明古代應該有解剖探究身體內部之行為，並施用外科技術，應該是毫無疑問。況且，《後漢書》或《三國志》的文字記載中，也沒有說華佗之術拯救無數人的性命，古書所引的例子，是在說明

卷一〇五，頁 2788。

7 張延昌，《武威漢代醫簡註解》（北京：中醫古籍出版社，2006 年），頁 123。

8 郭靄春主編，《黃帝內經素問校注語譯》（北京：人民衛生出版社，1996 年），頁 241–242。

9 張顯成，《先秦兩漢醫學用語匯釋》（成都：巴蜀書社，2002 年），頁 97。

10 蔡承翰，〈由《黃帝內經》及《難經》出發探考伏梁之源〉（林口：長庚大學傳統中醫學研究所碩士論文，2015 年），頁 72–75。

華佗可以操持這項神奇的技術，而非指成功率或治癒率很高。這一點，下面的例子更可以說明。

㈡神醫也有治不好的病

幾乎沒有研究者注意到華佗的另一項絕技，而又能證明華佗之事為真的故事，就是華佗善於治療寄生蟲病的技術。《後漢書》記載了兩則故事：有一天，華佗在外行走，看見一個罹患「噎塞」的病患，狀甚痛苦，似乎有什麼東西卡在食道中。華佗便對病人說：「前面路邊有賣餅的人，他用的萍齏（一種浮萍製成的酸菜）甚酸，你向他要來三升喝下，病就會好。」病人聽了之後照辦，喝下之後，果然從嘴中吐出一條蛇來。隨後，那位病人便把蛇掛在車上等候華佗，希望能再遇到這位恩人。當時華佗的小兒子正在門外玩耍，看見病人後，請他進來華佗家，對這位病人說到：「您的車邊掛了一條蛇，一定是見到我家老爸了。」這位病人覺得半信半疑，進到屋內一看，看到華佗家中牆壁上掛著十多條蛇，才知道華佗的醫術奇妙。[11]這段故事顯示華佗非常懂得「治蛇」，那從病患口中吐出的蛇，到底是什麼生物呢？筆者認為，從病患口中不太可能吐出真的蛇，合理的解釋應該是像蛇一樣的寄生蟲。這個故事不是偶然，同樣在《後漢書》中記載另一

---

11 范曄，〈華佗傳〉，《後漢書》，卷八十二，頁 2737。

則故事，就是廣陵太守陳登忽然罹患了胸中煩悶之症，說不上來到底是什麼病，臉部常常發紅、食慾不佳。他找了華佗來幫他把脈，華佗說：「先生是胃中有蟲，將成為內疽，這是吃多了腥物的緣故。」於是華佗為其煎製藥湯二升，讓陳登喝了兩次；不久，竟然吐出約三升的蟲。這是什麼蟲呢？史書描述這些蟲都有紅色的頭，蠕蠕而動，後半節還看得出像是生魚膾的形狀，活跳跳的。吐出蟲後，陳登的病況立刻轉好。但華佗卻說：「這病過了三年後還是會發作，到時若遇上良醫才可得救。」三年後，陳登的蟲病果然復發，當時華佗不在，陳登就死了。[12]其實細心的讀者，若通讀華佗的歷史故事後就可發現，華佗料病如神，診斷精準，但很多疾病其實都沒能治好，包括這則在內，而且不少病患最後都死亡了。故後世只用「神奇」來觀其技術，是不準確的，不少疾病華佗仍是無能為力。

這則故事顯示，華佗善於治療體內的寄生蟲病，但卻無法完全治好，即使身懷絕技的華佗，也只能緩解寄生蟲病的症狀。華佗授其徒弟樊阿的「漆葉青黏散」，藥方組成與功效為「漆葉屑一升，青黏屑十四兩，以是為率。言久服，去三蟲，利五藏，輕體，使人頭不白」，其中「去三蟲」即指該方乃治療寄生蟲之專方。[13]不過，陳登最後在發病時，無人有

12 范曄，〈華佗傳〉，《後漢書》，卷八十二，頁 2738。

能力可協助其治療疾病，最終病發身亡，顯示當時醫者並沒有能力根治體內的寄生蟲，很多人都是帶病延年。接下來的疑問是，他們吐出來的蟲到底是什麼？根據會蠕動、很像蛇或生魚的外型來看，現今所知長達二十公分以上者，有條蟲、蛔蟲二種寄生蟲較符合史籍所載。而鉤蟲大約一公分左右，血吸蟲肉眼也可見，但卻小於一公分，應該都不具蛇的外表，也不可能如史籍所載，掛在牆壁上展示。

㈢古人的蟲蟲危機

若再根據出土的古屍來印證，則可以更清楚華佗處理的疾病到底是什麼。中國科學技術大學科技史與科技考古系的研究人員，曾透過新石器時代河南省漯河市賈湖遺址挖掘時收集的「腹土」來進行分析鑑定，發覺土內即有蛔蟲卵、鞭蟲卵和條蟲卵，代表古人普遍受這幾種寄生蟲侵害。[14]而兩湖地區的戰國楚墓古屍上發現的寄生蟲，距今也已二千三百

13 范曄，〈華佗傳〉，《後漢書》，卷八十二，頁 2740。

14「腹土」指人死亡埋在土內的屍身，日漸腐化後，土壤會下壓、填滿原來屍體的空間，在腹部周邊的土壤，即稱為「腹土」。隨著屍體腐爛，腹腔內的物質會逐漸滲入周圍土壤中，腹腔內所含的寄生蟲卵也就隨之進入人體腹部之中，取該位置的土壤來進行分析，則可分析古屍生前所罹患之寄生蟲疾病。引自：張居中、任啟坤、翁屹、藍萬里、薛燕婷、賈楠，〈賈湖遺址墓葬腹土古寄生物的研究〉，《中原文物》，3 期（2006 年），頁 86–90。

多年，發現有肝吸蟲、蛔蟲、鞭蟲等蟲卵。[15]這些歷代出土的古屍，身上同時存有二、三種寄生蟲的情況，實屬常見。最知名的例子，莫過於1972年在湖南省長沙市馬王堆一號漢墓出土的女屍「辛追夫人」（約西元前三世紀–前186年），她是西漢吳氏長沙國丞相利蒼的妻子。該女屍出土時的場景頗令人震撼，她身高154公分，體重34公斤，雖在地下沉睡了二千一百多年，但外型保存完整，皮下組織柔軟且仍有彈性，關節尚可活動，是世界考古史上較少見的「濕屍」，通常我們看到的都是乾屍，例如木乃伊。1972年的12月，中國總理周恩來（1898–1976年）批准對女屍進行解剖與研究，有一說是為了給當時身體已處在退化中的毛澤東尋找康復之法，不過這也只是傳言，但確實在當月於湖南省博物館二樓展廳內進行解剖，由年僅四十歲的外科醫師彭隆祥主刀，在當時引發很大的關注。經解剖後發現，辛追夫人患有心臟血管疾病、膽結石、全身性動脈硬化，右上肺有結核病灶，右前臂曾經骨折，在直腸和肝臟內則有鞭蟲、蛔蟲、蟯蟲和血吸蟲感染之跡象，比較嚴重的還是血吸蟲病。從病症推斷與解剖發現，其食道、胃及腸內有甜瓜子多顆，死亡時間應在夏天，可能是吃了生冷甜瓜後引發膽絞痛，由此誘發冠狀動脈痙攣，導

15 雷森、胡書儀，〈湖北省江陵縣馬山磚廠一號戰國楚墓古屍發現寄生蟲卵〉，《寄生蟲學與寄生蟲病雜誌》，第二卷第1期（1984年），頁8。

致心臟衰竭或嚴重心律不整而猝死。[16]如此看來，她的死因可能和寄生蟲無關，但她身為貴族，身上竟然有如此多的寄生蟲寄生，那麼可以想見當時社會寄生蟲病流行的嚴重性。可見華佗傳記中陳登之死因，可能也不是單一種「蟲」所導致的，因為當時人的肚子內，或許都有數種寄生蟲「寄居」，單看歷史文獻，不一定能夠明確判斷哪種蟲才是真正致命的因素。[17]

事實上，就漢代文獻所見，對寄生蟲描述的文字實在不少。王充（約 27–97 年）在《論衡 · 商蟲》篇就寫到：「人腹中有三蟲」，而且「三蟲食腸」。《神農本草經》則載「天門冬」和「薏苡仁」兩藥可殺滅「三蟲」。根據學者研究，《諸病源候論》內有「三蟲候」，所謂「三蟲」即長蟲、赤蟲和蟯蟲。當中的「長蟲」就是蛔蟲，是一歷史悠久的人體寄生蟲，在新石器時期的遺址中已發現此蟲。現代醫學觀察，寄生於人體內的蛔蟲一般為數十條，嚴重者可併發膽道蛔蟲病，出現腹痛、嘔吐、吐出蛔蟲的症狀。

寄生蟲不僅來自衛生條件差的環境，也與飲食習慣有關。古人在對飲食的觀察中，已歸納出人類吃的某些肉，或某些

---

16 可參考：湖南醫學院主編，《長沙馬王堆一號漢墓古屍研究》（北京：文物出版社，1980 年），頁 201–213。

17 李友松，〈中國古屍寄生蟲學研究之綜述〉，《人類學學報》，三卷 4 期（1984 年），頁 407–411。

牲畜內臟中，可能藏有寄生蟲，例如《金匱要略・禽獸魚蟲禁忌并治》內載：「牛肉共豬肉食之，必作寸白蟲。」以及「牛肺從三月至五月，其中有蟲如馬尾，割去勿食，食則損人。」[18]而秦漢之人喜食生魚生肉，同書可證：「食生肉，飽飲乳，變成白蟲。」這個白蟲古人又稱「血蠱」，即寸白蟲，一般認為就是條蟲。[19]又記載：「羊肉不可共生魚、酪食之，害人。」[20]可見古人確實頗多食用生魚、生肉之習慣，這將使得感染寄生蟲病的可能性大為提高，包括華支睾吸蟲、條

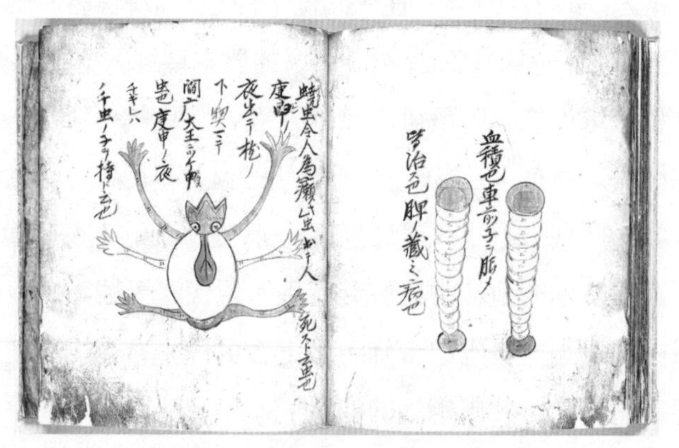

圖 1–2　日本《針聞書》中描繪的「腹蟲」圖（茨木二介元行繪於1568 年）

---

18 以上二段引自：何任主編，《金匱要略校註》（北京：人民衛生出版社，1990 年），頁 243。

19 何任主編，《金匱要略校註》，頁 198–200。

20 以上一段引自：何任主編，《金匱要略校註》，頁 244。

回蟲圖　寸白蟲圖　赤蟲圖

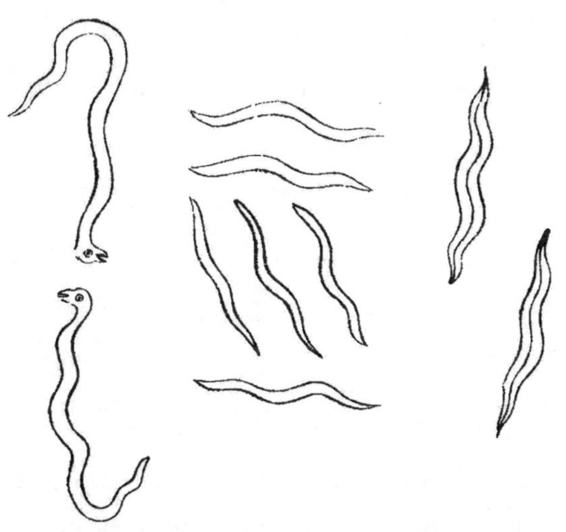

圖 1–3　明代周履靖《夷門廣牘》中回（蛔）蟲圖、寸白蟲圖、赤蟲圖

蟲、蛔蟲、蟯蟲、鞭蟲在內。[21]此外，即便不吃生肉，烹煮不當，或是肉類和魚類沒有全熟，一樣有感染風險，例如：「牛羊豬肉，皆不得以楮木、桑木蒸炙，食之令人腹內生蟲。」可見這些肉即使經過烹煮，也可能還有寄生蟲，大概肉切得太大塊，即使經過炙烤，肉塊中間仍無法達至全熟，吃下去就可能感染寄生蟲。[22]

---

21 彭衛，〈漢代女性的身體型態與疾病〉，《浙江學刊》，6 期（2009 年），頁 30–41。

22 何任主編，《金匱要略校註》，頁 243。

㈣「吐蛇」病的真相

再談到 1975 年的知名案例，湖北江陵鳳凰山出土的男屍遂少言〔死者葬於漢文帝十三年（西元前 167 年）〕，身上發現有日本血吸蟲、鞭蟲、中華肝吸蟲（又稱華支睪吸蟲）、條蟲（時人稱寸白蟲）等四種蟲卵。同樣的，前三種都極為細微，不可能具有「蛇」的形態，只有條蟲可能長至五十公分至一公尺左右，現代仍可見寵物吐出條蟲的報導。[23]古代即有：「多食牛肉，則生寸白。」的記載，也有典籍記載吃牛肉、喝白酒，就會罹病，這大概是指吃到不乾淨或未熟之牛肉而感染；不過，不光是吃未熟的牛肉會感染，吃到未熟的豬肉，也可能感染「豬肉條蟲」，在古屍鑑定報告中很難判斷到底是哪種條蟲，但古人多稱為「寸白蟲」。[24]因為條蟲的白色節片會脫落，隨著糞便被排出人體外，肉眼即可見「寸白」，故以此定名。[25]該蟲的品種與學名，還值得進一步探究，非本文所能全然分梳，例如有一種曼氏裂頭條蟲，曾廣泛流行於中國南方省分，病患多為飲用未經處理的水，比如郊區溪澗，

23 例如：橘貓乖乖嘴裡噴出超長條蟲嚇壞獸醫　夏日抗蟲開始啦！ > ETtoday 寵物雲 > ETtoday 新聞雲。引自 http://pets.ettoday.net/news/1165384，擷取日期：2023 年 6 月 8 日。

24 湖北省西漢古屍研究小組編，《江陵鳳凰山一六八號墓西漢古屍研究》（北京：文物出版社，1982 年），頁 173–174。

25 更多論述可參考：蕭璠，〈關於歷史上的一種人體寄生蟲病：曼氏裂頭蚴病〉，《新史學》，6.2（1995 年），頁 45–65。

或食用未煮熟的生蛙肉、淡水魚、蛇肉乃至雞肉等，將帶有幼蟲的水或生物吃下肚。而湖北江陵鳳凰山的古屍陪葬品中有牛肉塊，可說明死者嗜食牛肉，但隨葬品中也有多具乳豬骨骼，故亦有學者推測古屍體內的蟲卵為鏈狀帶絛蟲，即曾廣泛流行於中國的豬肉絛蟲。[26]有意思的是，寄生蟲作為一種慢性病，在當時中國已相當嚴重，一位西漢的人身上竟然有這麼多寄生蟲。不過，根據病理報告，殺死這位男性的疾病卻是胃潰瘍合併胃穿孔，導致急性腹膜炎、全身廣泛性出血而死。寄生蟲並沒有直接殺死這位男性，亦或者說寄生蟲還來不及導致患者死亡；而是作為「間接」的病因，患者因寄生蟲長期寄生而導致肝硬化，影響身體凝血機制，最後導致內出血更為嚴重，加速了這位患者的死亡。[27]

華佗醫案中所吐之蟲，也有可能是蛔蟲。在東漢張仲景所編著的《金匱要略》內就有記載：「問曰：病腹痛有蟲，其脈何以別之？師曰：腹中痛，其脈當沉，若弦，反洪大，故有蚘蟲。」蚘的異體字其實就是「蛔」，故其症狀之述，即在論述蛔蟲。又同一卷有記載：「蛔蟲之為病，令人吐涎，心

26 魏德祥、楊文遠、馬家驊、胡文秀、黃森琪、盧運芳、謝年鳳、蘇天成，〈江陵鳳凰山 168 號墓西漢古屍的寄生蟲學研究〉，《武漢醫學院學報》，3 期（1980 年），頁 1–6。

27 湖北省西漢古屍研究小組編，《江陵鳳凰山一六八號墓西漢古屍研究》，頁 215–216。

痛，發作有時，毒藥不止，甘草粉蜜湯主之。」根據中醫學家何任的解讀，此「粉」可能是指鉛粉，「不止」二字，代表它只是暫時充當殺蟲藥，日後仍會「發作有時」，可見東漢末年的張仲景，也無法處理該病，和華佗的狀況一樣。另一段條文記載：「蛔厥者，當吐蛔。令病者靜而復時煩，此為藏寒，蛔上入膈，故煩，須臾復止，得食而嘔，又煩者，蛔聞食臭出，其人當自吐蛔。蛔厥者，烏梅丸主之。」細審這段文字，明確指出蛔蟲是會被吐出來的，而其後出方「烏梅丸」，一般也認為不是殺蟲，而是溫補脾胃，反而是要保持身體氣血穩定，與蛔蟲和平共存。所以當時面對這種寄生蟲病，醫者是無能為力的。[28]雖然生蟲這件事並不會導致立刻死亡，但古人也觀察到「食膾（生肉），飲乳酪，令人腹中生蟲，為瘕」，[29]體內的寄生蟲還會導致腹內的積聚與腫塊等疾患，在當時仍屬於難治之病。

由上可知，極可能華佗能夠達到緩解，卻無法真正治好寄生蟲「吐蛇」病，即絛蟲或蛔蟲。多項考古資料也證實，古人罹患寄生蟲疾病的情況相當嚴重，當時的人們都只能「帶病延年」。或許從另一個角度看，經過上面的梳理，華佗的故事雖然令後世感到奇異獨特，但並未失去其合理性，而且可

---

28 何任主編，《金匱要略校註》，頁 198–200。

29 以上三段引文，引自：何任主編，《金匱要略校註》，頁 252。

能是當時日常疾病之縮影，由此又可反證其史事為真。二十世紀中期後，由於藥物之發達，直接減少人們感染嚴重寄生蟲病的危險，臺灣地區從 1950 年代開始，就已開始對國民小學教育之幼童進行投藥，當時學童感染蛔蟲或蟯蟲的比率高達六至八成，生活困苦的衛生環境，迫使當年許多小孩健康得不到良好的照顧，嚴重寄生蟲感染造成的營養不良、體重不足、全身消瘦，讓小孩的肚子看起來大大的。而自 1971 年

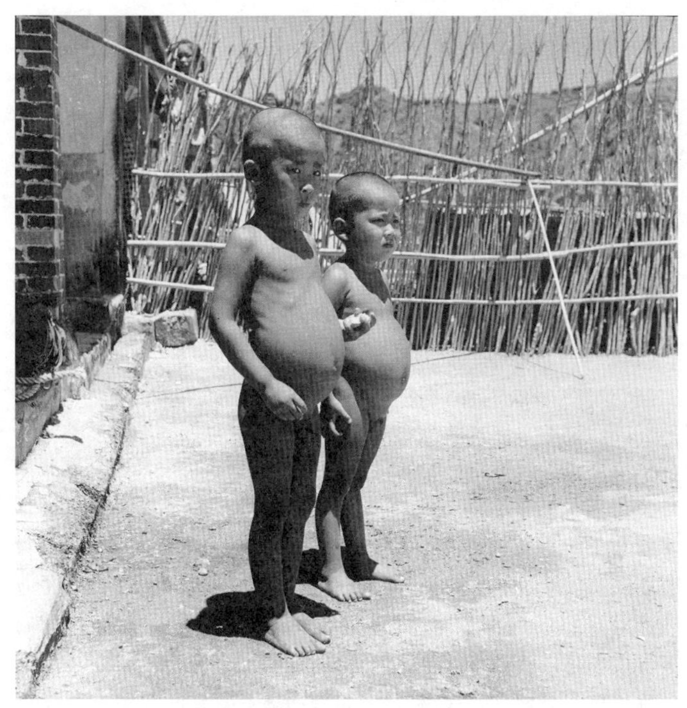

圖 1–4　1950 年代臺灣農復會拍下因環境衛生惡劣，使小孩子嚴重感染寄生蟲，營養不良、全身消瘦卻肚子鼓脹貌。

起，更針對全省國小學童進行每年兩次全面性篩檢防治計畫，到 1986 年為止，全臺腸道寄生蟲盛行率從 73% 下降至 0.19%。[30]再加上衛生觀念進步，包括飲用水煮沸、食物烹調技術改變，人們感染寄生蟲病的機率已經降低許多，即使感染，也比較少見「吐蟲」這樣可怖的景象了。[31]

---

30 引自：皮國立、楊善堯，〈「臺灣衛生醫療體系的建置與發展」檔案教學資源素材集編輯委託服務案〉成果報告書，臺北：國家發展委員會檔案管理局，2022 年。計畫成果已上傳至國家發展委員會檔案管理局——檔案支援教學網 > 臺灣衛生醫療體系的建置與發展 > 公共衛生的建設 > 寄生蟲 (archives.gov.tw)，擷取日期：2023 年 6 月 19 日。

31 筆者據本篇進行較為延伸性的研究，也可一併參考。收入：侯嘉星，《物種與人類世：20 世紀的動植物知識》（臺北：前衛出版社，2023 年），頁 37–54。

二

如何感知「身體內長的東西」?
——古代婦女的下腹腔腫瘤

現代婦女常受各種子宮肌瘤的困擾，我身邊就有不少親人或朋友動過這類手術。子宮肌瘤屬於婦女生殖系統、子宮內外之癌變，更是中老年婦女的殺手。筆者一位高中同學，即因罹患該類癌症，不到 40 歲即離世，讓人相當感傷。對醫療史和疾病史的研究，往往基於現實問題而出發，研究歷史難以、也不應該脫離現實。[1]若回到沒有西醫器械的古代中國，在沒有現代儀器的幫助下，醫者是如何診療這些婦科疾病呢？近代西醫傳入中國後，人們紛紛進行中西醫比較，遂有「中醫長於內科，西醫長於外科」之說。這是因為與西醫對比下，古代中醫雖有解剖行為，但多是偶一為之；抑或像魯迅（1881–1936 年）所說，作為一種虐待犯人的心態來進行，並非以科學概念為前提，或用嚴謹之步驟來操作，遂難

1 李永圻、張耕華，《呂思勉先生年譜長編》（上海：上海古籍出版社，2012 年），上冊，頁 609。

以累積或創新生理學知識。[2]不過，令研究醫史者難以理解的是，既然沒有常規的解剖與觀察活動、更沒有先進的儀器，像是超音波、電腦斷層等醫學影像科技，那麼為何古代中醫仍能了解或描述「身體內長的東西」呢？人類的身體內很可能會長出各種不正常的東西，包括惡性、良性的腫瘤、膿瘍或結石等等，要了解這些知識，恐怕不是一篇小文章可以處理的，不妨先把眼光轉向過去學界比較少關心的婦女史，來看看古人如何描述婦女的生理與病狀，還有如何「看見」那些身體內的不正常肉瘤。

㈠女人為何比男人容易生病？

為什麼要以歷史上的女性為主體，來觀察疾病呢？古人已經發現「婦人感病倍於男子」，這是女性特殊的生理構造所導致的。宋代醫書《女科百問》（1220年）內指出：「夫婦人者，眾陰之所集，常與濕居，十四以上，陰氣浮溢，百想經心，內傷腑臟，外損姿容，惡血內滿，氣脈耗竭。」可見當時醫者對女性身體之觀察，乃充滿陰氣、濕氣等負面因子，而且又有「百想經心」的特質，對外界各種情感的刺激非常敏銳，常受俗事「操煩」或「想太多」的困擾。而女子的各

---

2 魯迅，〈病後雜談〉，《且介亭雜文》，收入《魯迅全集》（北京：人民文學出版社，1996年），第六卷，頁166。

種情緒反應，例如：「大抵婦人以其慈戀、憎愛、疾妒、憂恚，染著堅牢，情不自制，所以為病根深，療之難痊（痊癒），故倍於男子之病者此也。」[3]頗符合古人所謂「七情」傷身之理論，尤傷女子，此乃其疾病多於男性的最主要原因。《女科百問》還指出，婦人容易受到驚嚇，那是因為《內經》云：「血氣者人之神，血既不足，神亦不定，所以驚怖。」[4]這個論點已設想女子容易「血虛」，而導致情緒上的波動，這些論述都指向女子情緒反應較大，故容易罹患各種疾病。又由於女性下體有「開竅」，所以外界能夠傷害女性的因子，能隨時侵入女性體內，造成婦女之疾患，例如：「或行步風來，便利於懸廁之上，風從下入，便成十二痼疾。」古人認為，「風」為百病之長，而女性下體有「開竅」，故想像風氣無所不入，遂導致各種疾病。故言女性疾病的問題，又多又雜，皆因婦女生理特性所致。

其中，在身體內那些看不見的病灶，最容易罹患的大概就是婦科的各種良性與惡性腫瘤。若只以良性的腫瘤（肌瘤）來看，大約四十至五十歲之女性發病率最高，可達50–77%之多，而且很多人恐怕是未檢查而沒有被列入統計，[5]想必

---

3 宋・齊仲甫，《女科百問》，收入：裘吉生主編，《珍本醫書集成》（上海：世界書局，1936年），第八冊，頁2。

4 宋・齊仲甫，《女科百問》，收入：裘吉生主編，《珍本醫書集成》，第八冊，頁15。

這個數字一定更高，而這還不包括惡性腫瘤之統計。所以，這些需要透過精密儀器才能診斷或被看見的病灶，古人是如何覺察與描述的呢？從目前相關的婦科學史研究來看，至少從漢代以來，古人就逐漸累積知識，以女性的月經與下體分泌物來判斷，只要子宮內外器官有「長東西」，大部分女性都會有月經量大的症狀，嚴重者稱「崩漏」、「漏下」，下體外顯則有血液淋漓不止的狀況。而若流出各種顏色、具有腥臭味的分泌物，古人則稱之為「帶」，以其外觀如條狀之帶而得名。這些症狀[6]只要伴隨腹部有堅硬、脹滿，甚至澎隆之外在樣態，皆可推測可能體內長了東西，而且西晉的王叔和就已指出，此症狀在當時較為難治。[7]

㈡「經期不能吃冰」的由來

崩漏、漏下、帶等皆屬於從外顯症狀來判斷體內的狀況。不過，古人未必都會將這些症狀歸咎於體內的肌瘤，反倒是

5 臺灣婦產科醫學會編制，〈子宮肌瘤臨床指引〉，引自：http://imohw.tmu.edu.tw/idohtmu/wp-content/uploads/2013/04/12%E5%AD%90%E5%AE%AE%E8%82%8C%E7%98%A4%E8%87%A8%E5%BA%8A%E6%8C%87%E5%BC%95.pdf，擷取日期：2023 年 6 月 8 日。

6 張志斌，《古代中醫婦產科疾病史》（北京：中醫古籍出版社，2000 年），頁 344–347。

7 晉・王叔和，《脈經》（上海：商務印書館，1940 年），頁 188。

有些疾病名稱，確實就是直接描述體內的塊狀積聚。例如古人便用「癥瘕」來描述女子腹內的包塊，而外部觸診則有所謂的腫塊或腫脹現象，這應該是古人觀察的第一步。《內經》和《神農本草經》內已有許多描述，《素問》也有：「任脈為病，男子內結七疝，女子帶下瘕聚。」[8]特別是與男子對照，男性有所謂的「內結」，就是指體內有結塊。此外還有許多別稱，包括癥瘕積聚、疝瘕、血瘕、伏腸等病名。

在以「瘕」為主的病名中，例如「石瘕」就是生於子宮之內，其成因為「寒氣客於子門，子門閉塞，氣不得通，惡血當瀉不瀉，衃（赤黑色瘀血）以留止，日以益大，狀如懷子，月事不以時下，皆生於女子，可導而下」。[9]明代醫家張志聰(1616–1674年）認為，女子受外界寒氣所擾，從陰道灌入，導致胞宮（子宮）內的血無法正常排泄，所以累積成塊，故可以用藥將病理積塊導引而出來作為治療手段。換句話說，要避免子宮長東西，就不可以讓寒氣侵襲子宮，這可能就是現代醫者呼籲女性要避免在生理期喝冷飲的理由之一；其次是經血要排乾淨，不然「瘀積」就容易產生肌瘤。另有一「腸

---

8 郭藹春主編，〈骨空論第六十〉，《黃帝內經素問校註》，（北京：人民衛生出版社，1993年），下冊，頁717。

9 清．張志聰，《黃帝內經靈樞集註．第五十七．水脹》，收入：曹炳章主編，《中國醫學大成》（上海：上海科學技術出版社，1990年），卷七，頁11。

覃」之名，在漢代醫籍《靈樞》內就有記載：「歧伯曰：寒氣客於腸外，與衛氣相搏，氣不得榮，因有所繫，癖而內著，惡氣乃起，瘜肉乃生。其始生也，大如雞卵，稍以益大，至其成，如懷子之狀，久者離歲（筆者案：病程長的，可能帶病數年之久），按之則堅，推之則移，月事以時下，此其候也。」[10]其形大如雞卵，似乎是從肚子內腫脹物的形態來加以描述，代表最早在漢代經典醫書內容成形前，人們可能已透過解剖活動來觀察過身體內部。至清人尤怡（1650–1749年）的《醫學讀書記》中，更清楚地解釋這類疾病，他認為「覃」是一種瘜肉的蔓延，不容易治療，並且承襲《靈樞》的說法，都透過推論而知「覃」在身體內的形質，不過目前在文獻中卻缺乏醫者看到布滿瘜肉之子宮和腸子的記載。今人認為這個描述可能是指卵巢癌，[11]因為子宮和腸壁組織相連，癌腫非常容易蔓延轉移至其他臟腑，只是古人難以解釋這樣的關聯性，而是用經驗歸納出論述。另一些可能的病名，包括在魏晉南北朝時《集驗方》指出的：「婦人臍下結堅，大如杯升，月經不通，寒熱往來，下痢羸瘦，此為癥氣，不可治。」可見這類腹部結塊之疾病，在婦科中多屬難治的症狀。

---

10 清・張志聰，《黃帝內經靈樞集註・第五十七・水脹》，收入《中國醫學大成》，卷七，頁 10。

11 于莉英主編，《江蘇古代醫家治療腫瘤經驗集粹》（北京：科學出版社，2019 年），頁 170–171。

另外一個常被提及的病名是「積聚」，多指肉瘤、腫塊，發生在女子身上則多為肌瘤、婦科癌症這類病症。[12]

㈢從症狀「想像」疾病

從漢代到魏晉南北朝幾個重要的發現，看出古人可以透過身體外部觸診和病人的主訴來推斷那些 「身體內長的東西」，包括肌瘤、惡性腫瘤、囊腫等等。首先，醫者描述了病患的胎動感，但用手觸摸時卻是冰冷的，真的胎動則是溫熱的，這在觸感上就傳達了一種死寂感；其次，月經若不正常，停經又有漏下的狀況，就是癥瘕積聚，因為胎動的停經不會漏下，此處就牽涉到醫者對外部視覺的感知、患者對身體感的描述與醫者的觸感，便是醫者綜合判斷腹內「看不見」病灶的技術。[13]以治療而言，唐代是一個顯著的分界，自此之後，對於「身體內長的東西」，不再只是症狀的描述，還有相當多關於治療的藥方出現。宋代《女科百問》就有：「積聚者，繇（由）陰陽不和，腑臟虛弱，受其風邪，搏於腑臟之氣所為也。」故有「鱉甲丸，治小腹中積聚，大如七八寸盤面，上下周旋，痛不可忍。」[14]這是一例，尚有更多奇怪的

---

12 張志斌，《古代中醫婦產科疾病史》，頁 72–73。

13 張志斌，《古代中醫婦產科疾病史》，頁 109。

14 宋・齊仲甫，《女科百問》，收入：裘吉生主編，《珍本醫書集成》，第八冊，頁 45–46。

病名，值得梳理。信手拈來，例如唐宋醫書皆有「鬼胎」之說，指婦人下體流出類似蛇蟲狀、蝦卵狀、雞蛋狀的物體，伴隨類似豆汁和白膏的分泌物，有學者認為類似今日所言的「葡萄胎」，但也不排除是肌瘤類的贅物掉出。[15]

如同前述，還有一些古籍內的描述可以梳理，例如有異物從女子的下體流出，也可以讓醫者判斷病患體內的確有積聚之物。清代醫書《胎產新書》就指出，女子「每月經來如魚髓，雙腳疼痛，不能移動，此乃下元虛冷，更兼風邪所致，行血行氣為宜。」[16]又如若有崩漏的症狀，「經來不止，兼下牛膜一樣片色，昏迷倒地，乃血氣結聚，變成此症。症雖驚人，卻無事。」[17]可見女性下體可能會流出各種異物，包括魚髓狀或牛膜片狀的物質。甚至，女子月經來臨時還會排出像夏天食物臭穢的物質，醫者認為這是因為「血弱」，加上吃太多燥熱食物所導致。中醫對此有一生動之描述，亦即血弱身衰的女子，身上血液減少，就好像水溝不會有新水注入，缺乏流動，導致不動之血水產生腐臭物質，[18]這種對身體內

15 張志斌，《古代中醫婦產科疾病史》，頁 162–163。

16 清・靜光輪應禪師考訂，雪岩禪師纂輯，《胎產新書》，收入：裘吉生主編，《珍本醫書集成》，第八冊，頁 32。

17 清・靜光輪應禪師考訂，雪岩禪師纂輯，《胎產新書》，收入：裘吉生主編，《珍本醫書集成》，第八冊，頁 32。

18 清・靜光輪應禪師考訂，雪岩禪師纂輯，《胎產新書》，收入：裘吉生主編，《珍本醫書集成》，第八冊，頁 31。

部的想像，有時就是中醫推論病情的方式。

其實以現代醫學的角度來看，子宮內的東西，包括肌瘤，確實會從陰道口滑出，清代醫書上也有這樣的記載，例如：「經來不止，忽然下肉胞三五個，如雞子大，其軟如絮，用刀割開，肉似石榴子，其婦昏迷，亦不妨，用十全大補湯，五帖即安。」[19]這個「肉胞」是什麼？不得而知，有沒有可能是肌瘤呢？臨床上肌瘤確實可能從下體「掉出來」，這實在是令人吃驚的狀況。[20]不過，肌瘤掉出來仍舊會和子宮組織沾黏在一起，所以還是必須要切除，才可能針對類似肌瘤的球狀物，解剖觀察內部。但這則史料並無手術切除的記載，所以很難判定病灶，只能從切開來像「石榴子」的描述，判斷可能是肌瘤的內核或惡性的子宮肉瘤，因對這種病症的描述相當特別，因此總是被視為奇症、怪症。

㈣中西醫對「治病」的不同思維

在治療上，宋代以後也出現更多元化的療法。宋代陳自明（1190–1270 年）撰於嘉熙元年（1237 年）的《婦人良方大

19 清・靜光輪應禪師考訂，雪岩禪師纂輯，《胎產新書》，收入：裘吉生主編，《珍本醫書集成》，第八冊，頁 32。

20 羅綺，〈感冒喘咳，下體掉出子宮肌瘤〉，《自由時報》，2021 年 3 月 11 日。引自：https://health.ltn.com.tw/article/paper/1436315，擷取日期：2021 年 10 月 10 日。

欽定四庫全書

婦人大全良方 卷七

元如彈子大茴香末十二兩鋪陰地蔭乾候外乾并
茴香收器中極乾去茴香腎餘育腸膀胱痃癖及疝
墜五膈血崩產後諸血漏下赤白並一元分四服死
胎一元皆綿灰酒下難產炒葵子四十九枚擣碎酒
煎下一元諸疾不過三服痃氣十服膈氣癥癖五服
血瘕三元當差 予族子婦病腹中有大塊如杯每發痛不可忍時子婦已貴京下善醫者悉常服有藥莫愈陳應之曰此血瘕也投黑神元三元杯氣盡消終身不復作

婦人八瘕方論第九 凡一方

十九

圖 2-1　宋代陳自明《婦人良方大全》書影

全》內，有一則醫案指出：「余族子婦病，腹中有大塊如杯，每發痛不可忍。時子婦已貴，京下善醫者悉，常服其藥莫愈。陳應之曰：此血瘕也。投黑神丸三丸，杯氣盡消，終身不復作。」[21] 可見當時已出現有效之治療方劑來治肉瘤。很特別的是，一般子宮肌瘤所導致的月經血量過多，西醫會先以止血劑來處理，但中醫卻認為，經血崩漏是一種「經脈錯亂妄行，若先用急斂之方，恐有積聚凝滯之患。」[22] 也就是說，急於止血反而會讓積聚成形，所以應該是先以導血為主，想辦法先讓月經正常化，才是正確的治療方法。另外，清代的張志聰認為前述之腸覃和瘕都是婦女病，也都可以導而下之，[23] 當然也有選擇用「桃仁煎」等一類攻伐的藥物（藥

---

21 宋・陳自明，《婦人大全良方》，收入《陳自明醫學全書》（北京：中國中醫藥出版社，2005 年），頁 86。

22 清・靜光輪應禪師考訂，雪岩禪師纂輯，《胎產新書》，收入：裘吉生主編，《珍本醫書集成》，第八冊，頁 53。

性較猛烈）來治療，將血塊和血水排出，但此法不能用於氣血虛的婦人，歷代醫者多認為攻伐之藥還是必須謹慎使用。[24]

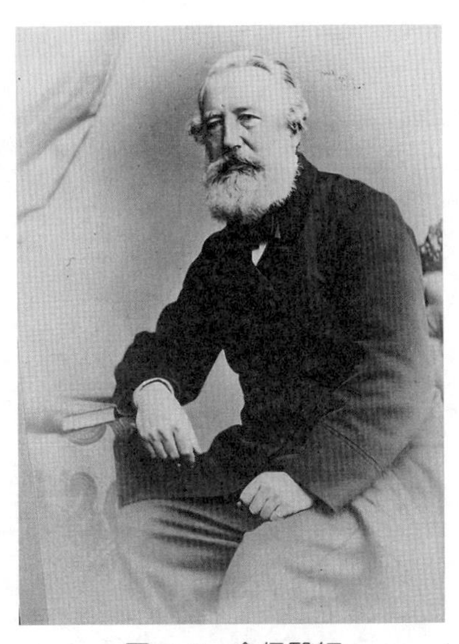

圖 2–2　合信醫師

以上談的都是中醫的療法，那麼西醫怎麼治療呢？清代咸豐年間傳入中國的合信醫書五種，大概是晚清西醫傳入最重要的文本。合信醫師（Benjamin Hobson M. B., M. R. C. S，1816–1873 年）從 1851 至 1858 年間，陸續將西方醫學介紹到中國來，並引起中醫極大的迴響。他翻譯了五本與西方醫學有關的著作，其中最後一種就是《婦嬰新說》，書內有一段話做出生動的比喻，例如傷風就會流鼻涕，大腸病就會流出混濁的排泄物，同一道理，女子若從下體流出白帶或異物，就是子宮有病。而若子宮潰爛或長「肉瘤」而流出白帶，則「危險難治」。合信在書中所談論的治法也很簡單，就是服用收斂藥，

23 清・張志聰，《黃帝內經靈樞集註・第五十七・水脹》，收入：曹炳章主編，《中國醫學大成》，卷七，頁 11。

24 于莉英主編，《江蘇古代醫家治療腫瘤經驗集粹》，頁 175。

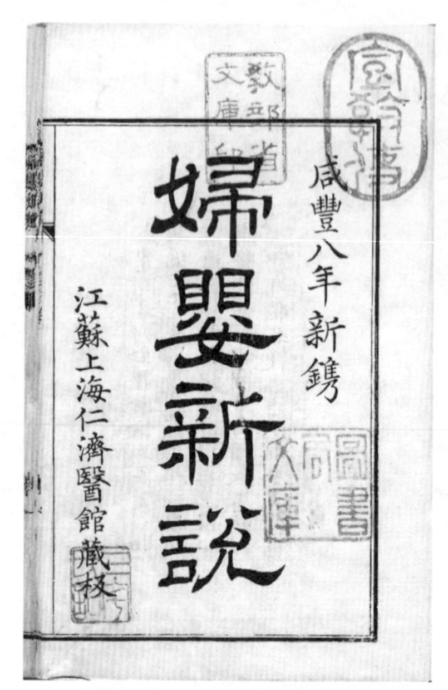

圖 2–3　《婦嬰新說》書影

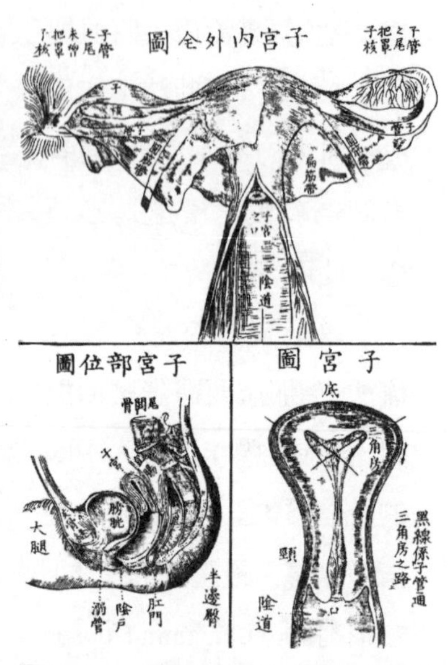

圖 2–4　《婦嬰新說》書中附有描繪詳細的子宮解剖圖

包括以白礬、兒茶、薑末或鴉片膏混合醋來服用，也可以將藥劑放入「水節」中，射入陰道治療。合信還說，「水節」是西醫才有，中醫並沒有，所以估計是類似注射器的醫療器材。只是從這段文字來看，治療體內的瘤或潰爛，當時西醫也是用保守的內科治法，而不是採用外科手術；而且從文字來看，療效有限，僅能採對症療法，而無法消除肉瘤。[25]西方醫學大概要到 1860 年代後，才有更多的醫者注意到子宮內膜的各

25 合信、管茂材同撰，《婦嬰新說》〔上海：仁濟醫館刻本，咸豐八年（1858 年）〕，頁 7b–8a。

十四、月經過多　第一次月經。往往過多。倘常常如是。則不免陷於全身貧血症狀。此症之原因。亦頗複雜。大概可分爲三期。成年時代之月經過多。基於神經系統之障礙。中年婦女之月經過多。因時常分娩及流產而起。老年期內之月經過多。恆因子宮腫瘍而起。無論在何時期之婦女。有此症者。皆不免頭痛。羞明知覺過敏。精神方面。尤易感動。是時應服鐵劑。以補血爲目的。膣腔內用涼水注入。下腹部用冰囊。腰部用溫囊。並內服緩下劑。以利其大便。倘一般療法無效。非延醫診治施行適當手術不可。

十五、月經困難　月經困難。以疼痛爲主要徵候。大抵因子宮形狀異常所致。如子宮前屈。子宮後屈。子宮發育不全。以及手術後之子宮口狹窄者。當經血排出時。非有相當壓力不可。而疼痛即因此壓力而起。故欲除疼痛。須恢復子宮之本來狀態。但此外亦有與子宮形狀並無關係者。係因思想過度所致。是名神經性月經困難。治療之法。首當注意食品。一面用鐵劑補血。一面用緩下劑通便。倘此等療法無效。亦須延醫診治。施行適當手術。

圖 2–5　《婦女雜誌》〈家政門・月經之衛生〉一文，討論到月經過多問題。

種腫瘤，研究逐漸增多。[26]

到了 1918 年，一篇《婦女雜誌》上的文章，已指出子宮的腫瘍會導致月經出血過多，頗類似今日肌瘤之描述，文中寫道若是服藥沒有效果，就要進行手術，可見當時已有外科處理的方式。[27] 1921 年，有醫者闡述子宮內膜肌瘤患者的經血中有子宮黏膜之碎片，會隨血液轉移到他處，後來證實有誤，良性的腫瘤並不會發生轉移現象。[28] 從資料上看起來，

26 史博禮（震旦大學外科臨床教授），〈子宮內膜腫瘤〉，《震旦醫刊》，十二卷 5–6 期（1947 年），頁 279。
27 真和，〈月經之衛生〉，《婦女雜誌》，四卷 12 期（1918 年），頁 6。
28 史博禮（震旦大學外科臨床教授），〈子宮內膜腫瘤〉，《震旦醫刊》，

1920年代之後，西方醫學開始進行更多外科檢查與手術，來處理子宮內的疾患，並產生更多相關的認識，包括已能分別炎性子宮附屬器瘤、一般子宮附屬器瘤（包括肌瘤）和癌瘤等等不同變化；[29]而且在1928年，子宮肌瘤屬於良性腫瘤之認識，也已被寫入婦科教科書中。[30]但當時西醫也坦言，許多狀況必須用手術切開下腹部後才能判斷，由於當時沒有腹部超音波、子宮鏡等我們現在熟知的儀器，故非得開刀才能一探內部究竟。

在1920年代，各種「瘤」引起的症狀，如月經時血崩等，若無法用保守治療來處理的患者，則會建議摘除全部的內生殖器，以免夜長夢多。經過統計，當時西方採用手術療法的病例，約占全部子宮發炎腫瘤病症的26.3%，手術死亡率大約在4.7%上下。[31]這些學說或相關手術，在1930年代傳播到中國，且有更多的婦科手術被施行。1934年，上海市立醫院的胡志遠（1908–1992年）醫師寫了一篇文章，指出由於當時尚未大量使用抗生素，許多西方醫者面對子宮或卵巢

十二卷5–6期（1947年），頁282。

29 H. RoSenbeck，俞德葆譯，〈論炎性子宮附屬器瘤用保守及手術療法之結果〉，《同濟醫學季刊》，三卷4期（1933年），頁75–83。

30 Karl Abel，俞德葆譯，〈子宮肌瘤(Myom)是臨床上一良性疾患乎〉，《同濟醫學季刊》，四卷2期（1934年），頁80。

31 H. RoSenbeck，俞德葆譯，〈論炎性子宮附屬器瘤用保守及手術療法之結果（續）〉，《同濟醫學季刊》，四卷1期（1934年），頁67–72。

的炎症與腫瘤時，都不主張拖延，以免發炎狀況無法控制，故主張應當機立斷切除子宮或其他生殖器。但胡醫師卻指出，他看到不少中國的西醫隨意切除女性生殖器，因此呼籲手術乃是為了避免炎症感染其他器官，所以必須切除炎症以外的更多器官組織，此舉將導致女性生殖器幾乎全被摘除，而終身無法生育，這對當時女性來說是很大的打擊，而且死亡率也不低，故應該慎重考慮外科手術之必要性。[32]而相對的，有不少西方醫者認為女性肌瘤不能放著不管，肌瘤雖為良性，但還是有可能導致流血過多甚至腦缺血中風等，絕不能視為「良性」就不予理會，應該手術予以切除。[33]1940年代後，除手術外，還可以用男性荷爾蒙或放射療法來治療肌瘤，但前者價格昂貴，後者則有危險，而且治療效果不佳。[34]

相對於中醫，不論是癥瘕、崩漏或積聚，乃至現今廣義認為之子宮體的腫瘤，古人皆認為是外界寒氣所導致的氣血不暢、血熱或瘀積問題；或者是飲食、房事不節，或生育過程中積累之傷害所導致的病變，但卻不會想到以先去除體內

---

32 胡志遠，〈子宮附屬器官炎手術治療之要約及適應症〉，《同濟醫學季刊》，六卷4期（1936年），479–482。

33 Karl Abel，俞德葆譯，〈子宮肌瘤 (Myom) 是臨床上一良性疾患乎〉，《同濟醫學季刊》，四卷2期（1934年），頁79–85。

34 史博禮（震旦大學外科臨床教授），〈子宮內膜腫瘤〉，《震旦醫刊》，十二卷5–6期（1947年），頁282–283。

肌瘤或腫塊為主要治療方向；[35]相反的，西醫切除腫瘤、肌瘤，正好是治療與消除症狀的最根本辦法。此處呈現了中西醫不同的思考，非常值得持續探索其近代知識和技術轉型。再加上自宋代以降，許多病因都有內轉的趨勢，也就是著重於思考身體內部之病因，[36]這其實是限制了後世醫者對體內腫瘤之想像，甚至限制進一步探索的可能。最終，其實醫者也只能透過古典知識和經驗，來「推知」體內有長東西，但對於身體內部腫瘤之形態，無法確實診斷其為良性或惡性，也無法具體描述形態，當然也就不會想出或發明那些切除或取出腫瘤的辦法，而仍是用內科服藥的方式來處理。醫療史有意思之處就在於，它告訴我們今天的醫學，特別是中醫，為什麼是這樣的發展樣態？而當西醫傳入後，中醫被逐步影響而改變，婦科知識的發明和傳衍方式改變，醫學的本體也就跟著改變了。所以讀者不必訝異於現代中醫和傳統中醫有多麼不同，而應觀察中醫如何被新技術影響，並預先規劃每一階段的發展策略，此即醫療史對於現實問題之啟發，值得進一步思索。

---

35 于莉英主編，《江蘇古代醫家治療腫瘤經驗集粹》，頁 173。

36 張志斌，《古代中醫婦產科疾病史》，頁 177–178。

三

傳統中國對「癌症」的認識

拜現代醫學日新月異之賜，人類已能治癒或控制不少古老的疾病，例如克服諸多傳染病的侵害，大概是人類在二十世紀醫學科學發展史上最令人感到驕傲的一頁。不過，仍有不少疾病讓人類感到束手無策且頭痛不已，「癌症」這個古老的疾病即為其中之一。根據 2021 年的統計，它已連續三十八年蟬聯國人十大死因的榜首，且根據國民健康署最新資料顯示，癌症時鐘持續不斷快轉，代表罹患癌症的人數愈來愈多，[1] 即便現代醫學已有各種標靶治療、基因療法、外科手術等技術進展，但癌症死亡率依舊居高不下，令人「聞癌色變」。

---

1 盧映慈，〈為什麼會得癌症？你是癌症候選人嗎？「癌症警訊圖」帶你檢視十四條癌症症狀〉，引自：https://heho.com.tw/archives/164737，擷取日期：2021 年 3 月 10 日。

㈠中醫描述的癌症

癌症並非現代人的專屬，它相當古老，傳統中醫早已對它有各種描述。根據學者張綱的考證，癌者本唸「嵒」，與「岩」之讀音和意義相同，以「疒部」加之，以示其為疾病之意。癌的原始形態即「嵒」，其實是象形字，本謂體表的惡性腫瘍，古人見其高起突出，不知其名，中間內部又潰爛至深處，外型看來就像嶙峋的山岩，故以「嵒」加「疒」而成其病名。張氏認為，西醫傳入中國後，有「炎症」一新詞，但古代中醫並沒有「發炎」之說，而且「炎」和「嵒」讀音相同，會讓人以為癌症就是發炎，所以最終「癌」症之讀音才讀成「捱」。西醫的 cancer，就是借用中醫的「癌」字來轉譯，差別在於，古代中醫只能描述體表的腫瘤，而無法有效觀察體內的癌變。[2]

一般研究多舉宋代（1170 年前已成書，現已佚失）的《衛濟寶書》，它第一次清楚定義癌症之病名。書內記載：「癰疽五發，一日癌。」可見早期中醫乃將其界定為一種外科疾病來觀察。南宋楊士瀛《仁齋直指方論》內，有更為寫實的描述：「癌者，上高下深，岩穴之狀，顆顆累垂，裂如瞽眼，其中帶青，由是簇頭，各露一舌，毒根深藏，穿孔通裡，男則

2 張綱，《中醫百病名源考・癌》（北京：人民衛生出版社，1997 年），頁 567–568。

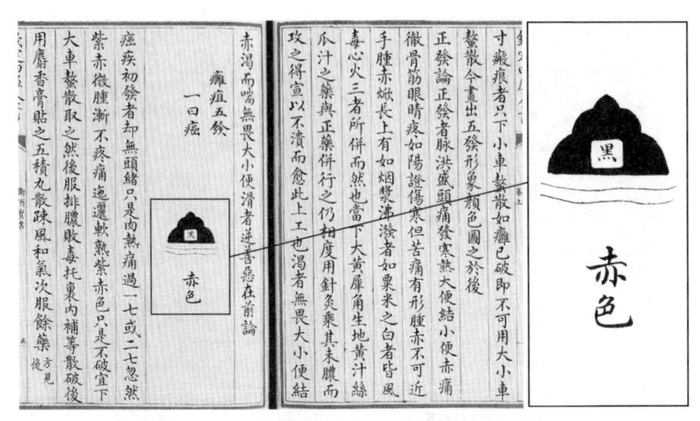
寸瘢痕者只下小車螯散如癰已破即不可用大小車
螯散今畫出五發形象顏色圖之於後
正發論正發者脉洪盛頭痛發寒熱大便結小便赤痛
徹骨筋眼睛疼如陽證傷寒但苦痛有形腫赤不可近
手腫赤焮長上有如烟漿沸潑者如粟米之白者皆風
毒心火三者所併而然也當下大黃犀角生地黃汁絲
瓜汁之藥與正藥併行之仍相度用針灸乘其未膿而
攻之得宣以不潰而愈此上工也渴者無畏大小便結
赤渴而喘無畏大小便滑者逆毒惡在前論
癰疽五發
一曰癌
癌疾初發者却無頭緒只是肉熱痛過一七或二七忽然
紫赤微腫漸不疼痛迤邐軟熟紫赤色只是不破宜下
大車螯散取之然後服排膿敗毒托裏內補等散破後
用麝香膏貼之五積丸散疎風和氣次服餘藥 方見後

圖 3–1　《衛濟寶書》中癌症腫瘤的插圖

多發於腹，女則多發於乳，或項或肩或臂，外症令人昏迷。」[3] 透過文字即可感受「癌」的外在形態與凶險之病徵。元代《格致餘論．乳硬論》則特別指出「乳癌」之成因，乃女子無法得到丈夫關愛或公婆的認可，憂怒鬱悶加上日積月累，一開始乳房內會長出「如大棋子」的良性腫塊；若情況不改變，數十年後「方為瘡陷，名曰奶岩。以其瘡形嵌凹似岩穴也，不可治矣」。有意思的是，中醫說「不可治」之意，乃指難治，而不是沒有藥醫。那要怎麼治療呢？只要在初起之時，「使心清神安」，《格致餘論》作者朱丹溪說，他曾經以「本草單方青皮湯，間以加減四物湯，行以經絡之劑」，兩個月後治好他十八歲的親戚。[4] 可見治療之外，病患心情之憂

3 張綱，《中醫百病名源考．癌》，頁 568。

4 張綱，《中醫百病名源考．癌》，頁 568–569。

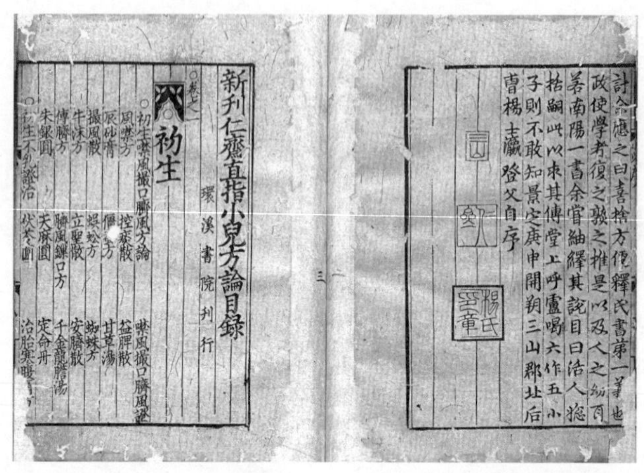
計余應之曰喜捨方便釋氏書第一義也
政使學者復之孰之推是以及人之幼再
著南陽一書余嘗紬繹其說目曰活人總
括嗣此以來其傳堂上呼盧喝六作五小
子則不敢知景定庚申開朔三山郡址后
曹楊士瀛登父自序

新刊仁齋直指小兒方論目錄
環溪書院刊行
卷之一
初生
初生噤風撮口臍風方論　噤風撮口臍風證
風噤方　控痰散　益脾散
辰砂膏　僵蠶方　甘草湯
撮風散　蜈蚣方　蜘蛛方
牛沫方　立聖散　安臍散
傅臍方　臍風鎖口方　千金龍膽湯
朱銀圓　天麻圓　定命丹
初生不乳證治　伏龍肝　治胎寒腹痛

圖 3–2　《新刊仁齋直指小兒方論》，作者楊士瀛，字登父，號仁齋，撰有多部醫學著作，後代醫書常引用他的理論、藥方。

鬱、積怒、操煩等負面情緒，都是導致癌症的原因。而初起之時，也不是沒有治療方法，但總是病患自己心情要保持愉快，才有痊癒之機。

此外，古代的「癌」也不能完全和現代的「癌」作對比，因為古代的「癌」大多是指體表可見的惡性腫瘍，而體內之癌，在今日可透過電腦斷層或核磁共振等方法來察覺，但古人卻沒有這些技術。不過，傳統中醫也並非完全沒有察覺到體內之癌，但因無法直接觀察到其具體形狀，故只能以外顯的症狀來判斷，而且不以「癌」定其病名。例如現今中醫學家認為古代的「噎膈」，多指今日的食道癌；「陰蝕」則是指子宮頸癌；「失榮」類同鼻咽癌等等。[5] 還有一種狀況，古代

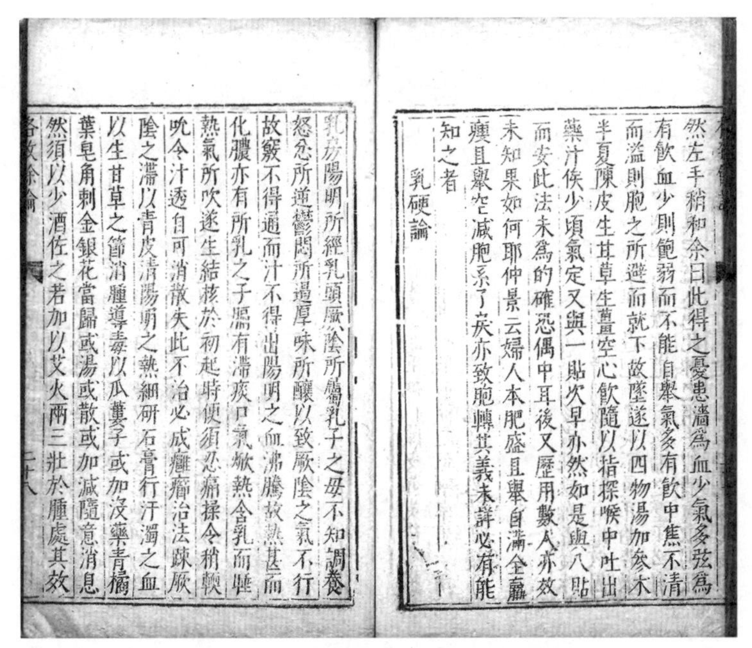
然左手稍和余曰此得之憂患濇為血少氣多弦為
有飲血少則胞弱而不能自舉氣多有飲中焦不清
而溢則胞之所避而就下故墜遂以四物湯加參朮
半夏陳皮生甘草生薑空心飲隨以指探喉中吐出
藥汁候少頃氣定又與一貼次早亦然如是與八貼
而安此法未為的確恐偶中耳後又歷用數人亦效
未知果如何耶仲景云婦人本肥盛且舉自滿全羸
瘦且舉空減胞系了戾亦致胞轉其義未詳必有能
知之者

乳硬論

乳房陽明所經乳頭厥陰所屬乳子之母不知調養
怒忿所逆鬱悶所遏厚味所釀以致厥陰之氣不行
故竅不得通而汁不得出陽明之血沸騰故熱甚而
化膿亦有所乳之子膈有滯痰口氣焮熱含乳而睡
熱氣所吹遂生結核於初起時便須忍痛揉令稍軟
吮令汁透自可消散失此不治必成癰癤治法疏厥
陰之滯以青皮清陽明之熱細研石膏行汙濁之血
以生甘草之節消腫導毒以瓜蔞子或加沒藥青橘
葉皂角刺金銀花當歸或湯或散或加減隨意消息
然須以少酒佐之若加以艾火兩三壯於腫處其效

格致餘論　二十八

圖 3–3　《格致餘論・乳硬論》書影

也不以「癌」為名，因為這類癌症沒有嶙峋如岩石的堆疊狀，例如「舌疳」、「舌菌」即指舌癌，「繭唇」則指唇癌等，[6]這些癌症多為「脾胃之火」、憂思、氣鬱等病機誘發。若從前文一路歸納下來，大致可看出憂鬱、煩躁、火氣、思慮等情緒或身心失調，或有導致體內氣血不暢之狀況，皆是罹患癌症的重要因子，可見古人已累積不少觀察癌症的經驗。

5 張綱，《中醫百病名源考・癌》，頁 570。

6 張綱，《中醫百病名源考・癌》，頁 571。

㈡孫中山之死與中西醫論爭

待至近代中國，人們對癌症之認識，開始逐漸受到西方醫學的影響。中國人第一次描述外在不良因子導致癌症發生的案例，可能出自於 1911 年《申報》的報導：「烟熏口唇、咽喉，則黏膜乾燥發紅，牙肉腫脹流血，且兩唇含烟之處易生癌症。」[7] 抽菸致癌，這應該是第一條中文史料，而從「癌症」和「黏膜」等詞彙來看，推斷其描述已受西醫影響，因為古代中醫並沒有「黏膜」之說。民國時期報刊上會刊載不少西方健康知識，例如 1919 年曾有：「治吐血、衄血（出血）、尿血、胃癌症、下痢等，均為韮之特有效能也。」[8] 則是說明韭菜有抗胃癌的功效，堪稱是西方癌症視野下的第一條食療史料。不過，總體而言，中國人對癌症認識的進展仍相當緩慢，能將西方大量新的科學研究引介至中國的，是當時少數的中國本土西醫，例如上海西醫俞鳳賓（1885–1930年）就在報刊上介紹乳癌、胃癌、腸癌，說明胃癌乃由「胃瘍」而導致；腸癌則每以便祕與便中帶血為顯著徵兆。

較為特別者，乃俞鳳賓認為很多癌症之發生都是由於外部反覆傷害而不加以治療，或忽略某些症狀，例如重傷或身體突起腫塊，日久傷處不見好轉，即為骨癌前兆；也就是癌

---

7 不著撰者，〈論烟草與衛生之關係〉，《申報》，1911 年 7 月 16 日，第 26 版。

8 呆正未艾譯，〈蔬菜之效能㈡〉，《申報》，1919 年 1 月 8 日，第 14 版。

症之起皆因小傷，不斷被刺激，就會長出腫瘤。「早治實為預防癌腫之一要法」，故在平日預防上面，俞氏認為：「癌腫之病，雖身體各部均可發生，但決不能發生於完全無恙之臟腑，亦不能侵襲康健強固之體質。必藉疾病糾纏之區域，以作其祟，可見蹉跎疏忽之，足以促成斯疾也。」[9]可見當時認為防治癌症，是要注意身體內外反覆受到的傷害，並從微恙之處覺察癌症可能發生之處。當然，憂鬱與情治不暢，仍被認為是癌症發生的重要原因，一則 1935 年的新聞報導，看上去像是一則八卦新聞，內容是轟動一時的演員林雪懷（1902–1935 年）和女星胡蝶（1908–1989 年）之戀情與婚變，最後林氏因為演藝事業、婚姻都走下坡，「憂鬱而得癌症」，可見當時一般大眾之觀念也是如此。[10]

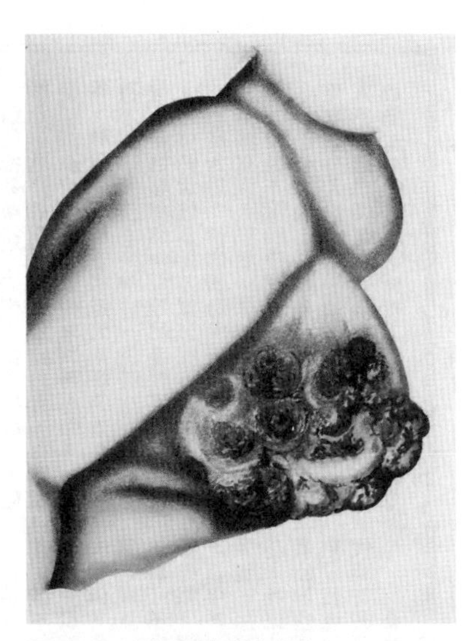

圖 3–4　乳癌的解剖圖 (*Diseases of the breast, with special reference to cancer*, 1908)

---

9 俞鳳賓，〈癌腫之預防〉，《申報》，1922 年 9 月 14 日，第 20 版。

10 不著撰者，〈胡蝶載譽將歸，林雪懷昨逝世〉，《申報》，1935 年 6 月 12 日，第 11 版。

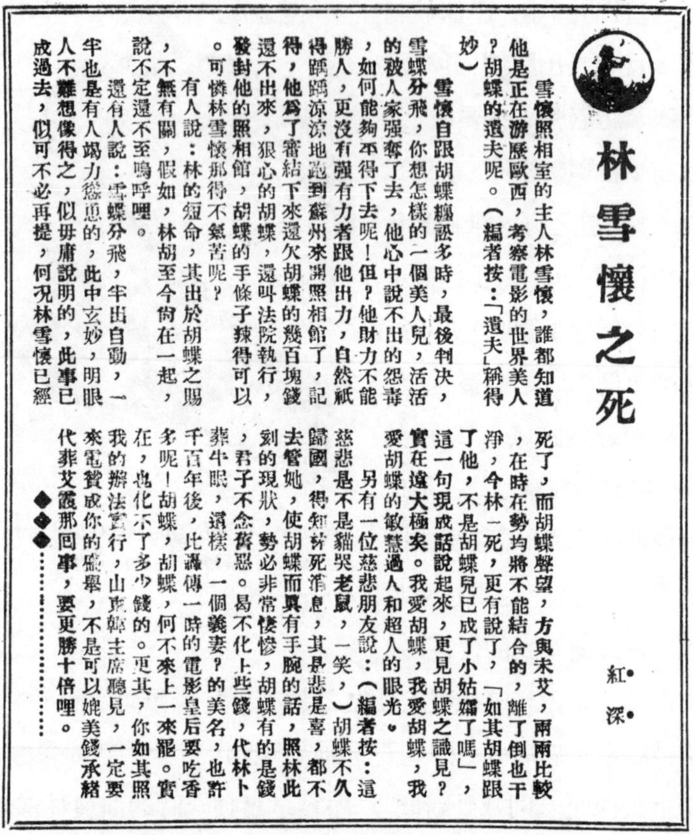

林雪懷之死

紅深

雪懷照相室的主人林雪懷，誰都知道他是正在游歷歐西，考察電影的世界美人？胡蝶的遺夫呢。（編者按：「遺夫」稱得妙）

雪懷自跟胡蝶纏訟多時，最後判决，雪蝶分飛，你想怎樣的一個美人兒，活活的被人家强奪了去，他心中說不出的怨毒，如何能夠平得下去呢！但？他財力不能勝人，更沒有强有力者跟他出力，自然祗得踽踽凉凉地跑到蘇州來開照相館了，記得，他為了審結下來還欠胡蝶的幾百塊錢還不出來，狠心的胡蝶，還叫法院執行，發封他的照相館，胡蝶的手條子辣得可以。可憐林雪懷那得不氣苦呢？

有人說：林的短命，其出於胡蝶之賜，不無有關，假如，林胡至今尚在一起，說不定還不至嗚呼哩。

還有人說：雪蝶分飛，半出自動，一半也是有人竭力慫恿的，此中玄妙，明眼人不難想像得之，似毋庸說明的，此事已成過去，似可不必再提，何況林雪懷已經死了，而胡蝶聲望，方與未艾，兩兩比較，在時在勢均將不能結合的，離了倒也干淨，今林一死，更有說了，「如其胡蝶跟了他，不是胡蝶兒已成了小姑孀了嗎」，這一句現成話說起來，更見胡蝶之識見？實在遠大極矣。我愛胡蝶，我愛胡蝶，我愛胡蝶的敏慧過人和超人的眼光。

另有一位慈悲朋友說：（編者按：這慈悲是不是貓哭老鼠，一笑，）胡蝶不久歸國，得知林死消息，其是悲是喜，都不去管她，使胡蝶而真有手腕的話，照林此刻的現狀，勢必非常悽慘，胡蝶有的是錢，君子不念舊惡。曷不化上些錢，代林卜葬牛眠，這樣，一個義妻？的美名，也許千百年後，比轟傳一時的電影皇后要吃香多呢！胡蝶，胡蝶，何不來上一來罷。實在，也化不了多少錢的。更其，你如其照我的辦法實行，山東韓主席聽見，一定要來電贊成你的壯舉，不是可以媲美錢承緒代菲艾霞那回事，要更勝十倍哩。◆◆◆……

圖 3–5　1935 年 6 月 16 日《蘇州明報》報導「林雪懷之死」，提到「林的短命，其出於胡蝶之賜，不無有關」。

民初最大的癌症新聞，大概就屬 1925 年初孫中山罹患肝癌的消息，透過報刊傳遍全國，一般民眾開始認真理解「癌症無藥可醫」這件事。《申報》記載孫中山的病況：「病理檢驗已證為肝癌，現世醫對於癌症尚無治療方法，故先生之病雖一時無甚變象、然始終未能樂觀也。」[11]後來孫中山於當年 3 月 12 日逝世，報刊還報導孫中山「保存遺體」之事，不是為了要當「不朽偉人」，而是他認為當時中西醫皆對癌症束手無策，所以孫中山的遺囑就是要保存遺體，以供醫學研究。[12]不過，當時有不少中醫都投入孫的肝癌治療或提供傳統方劑，只是孫中山本人與其身邊親信不甚贊成運用中藥來治療肝癌，所以中醫只能短暫參與治療，而未發揮太多實際功效。[13]從諸般爭議中可看出，中醫不認為肝癌或癌症是絕症，而且他們在日後還抨擊西醫不讓中醫參與治療孫中山的癌症，而導致孫中山的病症最終以悲劇收場，這段故事後來不斷成為中西醫論爭時被拿出來比較的案例。

㈢從報紙看癌症

民初中西醫的諸多言論中，顯示了肝癌在當時引人注目之處。一則刊載於《申報》上談癌的小文章寫到：

---

11 不著撰者，〈報告孫中山病狀之兩電〉，《申報》，1925 年 2 月 6 日，第 14 版。

12 不著撰者，〈各路商界追悼中山大會，到者達四千餘人〉，《申報》，1925 年 3 月 23 日，第 13 版。

13 皮國立，《國族、國醫與病人：近代中國的醫療和身體》（臺北：五南圖書，2016 年），頁 58–96。

自從過去的黨國元老胡漢民氏，鬧著高血壓症後，民間比較有飯吃，少事做的人們，也紛紛的跟著起了血壓過高的疑心病。人人一時留意著叫醫生們仔細地量量血壓；為未雨綢繆之計。社會上一般人們於無形中增加了一樁普通的衛生常識。跟著這個症候，有同樣的作用也引起人們一時的視聽與相當的注意的，是肝癌一症。這是新近軍政人物外交名家黃庸白先生，為了他喪失生命的惡魔。不健忘的人們，也應該還記得革命導師，黨國元勛的孫中山氏，在革命尚未成功之秋，也是被肝癌奪去了他環寶似的生命。大人物患大症雖似合乎邏輯！可是實際上並不怎樣稀奇。自平民以至於上等人，準大人等等之患肝癌或其他癌症而致命者，一年中正不知有多少，不過沒有引起人們注意與視聽的力量和機會而已。症因人顯！也是癌症的有幸與有不幸了。單就黃先生病時，診斷將定已定之際，中西醫者，為著診治而發生的空頭論戰，筆墨官司，真也夠熱鬧而奇妙。可惜藥石無靈，黃委員終於病與人終，撒手西歸，只落得了一個肝癌的診斷。[14]

14 小卒，〈談癌(一)〉，《申報》，1937年1月5日，第24版。

這段話顯示新疾病透過大眾媒體，讓人們更加注意健康的重要性，但是確診也只是確診而已，還是無藥可醫。當時這位作者根據西方的一些報告，已能分析出一些癌症的類別和成因，例如先天性的，但當時還未有基因的概念，只說有些小孩較容易罹癌。另外是本身組織的不健全（如傷口修復能力差、反覆發炎、免疫力低下，導致反覆細胞分裂而可能產生細胞變異）或衰敗，包括硬化或反覆的刺激或潰瘍等等。比較特別的是作者引用日本人的報告，發現癌症，特別是肝癌，在中國和日本人身上並不算罕見，盛行率（患病率）很高，而東方人更容易得到消化系器官的癌腫，在當時已有討論。[15]但總體而言，有關疾病的新知識仍然相當不足，故有人論述：「在科學昌明的今日，癌症的常識在中國還不很普及，又不得不感到可憐。」[16]可見當時對癌症的調查和預防之報導相當不足。

雖然人們慢慢知道癌症是怎麼回事，但對多數中國人來說，很多類型的癌變仍是屬於「新病」，一般人並不清楚怎麼治療。1927 年，還有人在報紙上刊登啟事，說他的夫人由中西醫士診斷，都斷定罹患子宮癌，他希望有祖傳祕方或海內外名醫，若可以幫忙，請寄信到報館來，他可以親自登門拜

15 小卒，〈談癌㈢〉，《申報》，1937 年 1 月 19 日，第 17 版。
16 蓬六，〈漫談「癌症」〉，《申報》，1943 年 4 月 6 日，第 5 版。

訪，可見其症之棘手。[17]而西醫在當時普遍不信任中醫，自是不待多說，在治療癌症的路上，西醫引頸期盼的是新的西藥。例如 1930 年代後，激素療法盛行於中國，有醫學報告指出「荷爾蒙」可以治療癌症，還有人指出吃維他命補充某種營養，或許可以抗癌。當時的西方醫學界解讀癌症發生之因素，頗為盛行的學說即癌症發生之原因乃出於營養不足，所以許多抗癌法都是從「補充營養」這個層面來思考。[18]各種治療新法不斷出爐，證實人們對癌症的恐懼與日俱增，以及盡速發明特效藥之期盼。可惜，這些療法事後都被證明效用不大。[19]

在治療方式上雖收效甚微但可從另一些報導發現，人們也希望能進一步認識癌症、預防癌症。1931 年，上海女青年會舉行衛生運動會，彰顯婦女健康的重要性，其中就特別提及四十歲以上之婦女，「如遇經期過促、時見流帶而現惡味者，亟須就醫查驗，以保生命，千萬不可自誤。」[20]這是民國時期大眾媒體上少見的，重視婦女癌症的文字。人們當時

17 不著撰者，〈徵求癌病秘方〉，《申報》，1927 年 3 月 4 日，第 1 版。
18 不著撰者，〈棉子煉丸，可以療疾可以充飢，德教授施米德新發明〉，《申報》，1933 年 8 月 29 日，第 9 版。
19 不著撰者，〈癌症新療法，日人之發明〉，《申報》，1930 年 3 月 27 日，第 9 版。
20 不著撰者，〈女青年會，衛生運動會之第二日〉，《申報》，1931 年 5 月 23 日，第 16 版。

（四）社會婦科學在中國

倪保爾

「社會婦科學」者，以社會與國家之幸福爲前提，而對各階級婦女所爲之婦產科工作是也。

茲就下列各問題，加以討論卽：㈠產科學，㈡公共衛生機關，㈢節制生育，㈣非法墮胎，㈤花柳病，㈥不育，㈦絕育，㈧子宮癌。

㈠產科學　今日中國之產科教育在質與量方面，均有革新之必要。

㈡公共衛生機關　公共衛生機關，如節育指導所，婚前兩性問題指導處，產前護持診所，以及花柳及預防癌症宣傳機關等；其未設者，應卽籌設，而已設者，亦應加改良。

㈢節制生育　晚近世界各國，對於節育運動，極力推進，（演講時，放映幻燈，顯示各國節育運動之情形。）此項運動之結果，厥爲生育率減低，而死亡率亦同時減低如一方面維持生育水準，而另一方面得免人口過剩。節育運動中之

圖 3–6　1937 年 4 月 4 日《時事新報》〈社會婦科學在中國〉報導各種婦女疾病問題，其中第八項就是預防子宮癌症宣傳。

並不是刻意忽略癌症，而是許多癌症在還未確診前，病人可能就已往生了，故 1934 年，法國反癌協會還函請中華民國全國醫師聯合會，調查癌症在中國流行之情形，可惜因中日戰爭爆發，該計畫未能好好執行，全國罹患癌症的人數和比例，仍是一團迷霧。[21]

21 不著撰者，〈全國醫師聯合會執委全記〉，《申報》，1934 年 7 月 30

㈣中醫其實可以治癌症？

至於中醫宣傳自身的「治癌之光」，反倒於 1940 年後興盛起來，有些中醫甚至直指可以治癒癌症。例如有位上海中醫陳蘇生（1909–1999 年），在報紙上刊登廣告，內容是：「名醫陳蘇生，寓霞飛路尚賢坊，精岐黃術蜚聲海上，擅治疑難重症。有霞飛路三五八弄宋氏者，患子宮癌崩帶悸腫，已寢食俱艱，經陳醫診治予以祕製坐藥，不閱月而諸恙霍然，月前已遄返漢口原籍休養安息。癌症為婦人最慘之症，患者痛苦非常，此種治績，固值得注意者也。」[22]這位宋姓婦女罹患子宮癌，在運用陳蘇生自製的祕方「坐藥」（指塞入陰道或肛門的中藥）之後，竟獲痊癒。另一位中醫張霽天則在 1948 年，開始連續在報刊上打出「癌症專家」的名號，專治乳癌、胃癌、肝癌、腸癌，無論潰爛與否，服藥後皆能治癒，而且不再復發，[23]著實令人感到驚訝。中醫的治療，在西醫對癌症束手無策的年代，提供患者一線希望，而西醫也體認，必須盡快建立專科醫院展開研究與治療的工作，例如徐驚伯（1908–2001 年）醫師指出：「我國治癌人才缺乏，已擬定計劃，將該院（筆者案：即中比鐳錠治療院，位於今上海楊樹浦區）作為鐳錠及深部 X 光治療專科人才之訓練機關。如經費

日，第 14 版。

22 不著撰者，〈名醫陳蘇生治績〉，《申報》，1940 年 12 月 27 日，第 8 版。

23 不著撰者，〈癌症專家張霽天〉，《申報》，1949 年 1 月 14 日，第 1 版。

充裕，即將增設免費病床，期該院擴充為治療癌腫之中心；並擬發起防癌運動，增加國人對於癌症之認識。」可見當時少數的治癌專科醫院「中比鐳錠治療院」(1932 年成立)，已不敷使用，亟待建立專業治療中心，並增進全民對癌症的認識。[24]

值得持續追問的是，中醫到底能否治療癌症？它是中國醫療史上的一種神話式建構，還是真實且值得開發的一線生機？頗值得進一步研究。終究，說服絕望的癌症病患吃中藥，可能不太困難，但說服西醫相信中醫可以治療癌症，則相當不易。現代醫學發達，患者從癌症之檢查、發現、治療到調養，已很難完全由中醫一手包辦，要如何與西醫合作抗癌？在什麼樣的時機點介入治療、配合現代醫院整體療程之進行，已是新時代中醫不得不面對的課題。

肝胃病醫家
朱沛然發明肝癌藥

肝癌一病即中國醫籍上之所謂血臌、世近醫界尙無靈藥、先總理患此病不治、中央會有五萬元懸賞徵求特效藥之案、寓居北河南路四六五號之朱沛然醫士、係中國醫學院教授、歷年研究、從天台山發現在一種「六稜草、」醫治肝癌、臨床使用、成績奇異、「六月十四」「七月廿七」大晚報六月十六大陸報曾有消息紀載、前浙江省長呂公望氏七月間患腹脹經月、朱醫士斷爲肝臟硬化爲肝癌初徵、用該草劑服而愈、呂氏之夫人患肝病十餘載、亦以該草治之而復健康、國訊社記者汪中之夫人患肝臟、某德國醫博治四個月而病轉劇、朱醫士投以該草十餘日獲愈、近有英商公會黃學忱之姊、患肝癌臌脹、已將一年、文監師路成吉里八號吳可法之姊、亦患肝癌、西醫不效、朱醫供用此藥爲主、輔以古方下瘀血湯劑除病根、聞朱醫士擬將該草提精、並取得病家之事實證明、作成精確統計、送中央國醫館轉中央衞部付學術鑑定云、

圖 3–7　1936 年 12 月 1 日《時事新報》〈朱沛然發明肝癌藥〉報導當時醫生嘗試採用中醫古方治療癌症。

---

24 不著撰者，〈中比鐳錠院業已收回自辦，將增設免費病床期闢為治癌中心〉，《申報》，1946 年 12 月 8 日，第 5 版。

四

中醫與中國文化中的「情欲」傷身論述

許多讀者可能都注意到傳統中醫可以治療許多惱人的疾病，但卻常常忽略其實中醫的理論史中，非常重視解釋人類心理與情緒疾病之各種成因，並以之發展出一套「情欲」傷身論述。[1]就理論而言，中醫是用「喜、怒、憂、思、悲、恐、驚」等「七情」來描述人類的基本情緒和思維活動，泛指人體對外界客觀事物或現象，所做出的不同情緒反應。而「七情」之說，首見於《禮記》，經歷孟子、荀子、莊子等聖人詳論，各有發揮，例如孟子即說：「養心莫善於寡欲。」「情」與「欲」兩種概念，古人在應用上常不分明，總代表一種心理的欲念與想望，本屬正常之生理表現，但「太過」則造成德行的損害與身體的損傷。[2]而中醫承襲這些論述與

---

1 此處用「欲」而非用「慾」，因後者還有含性慾、生理需求之意，本文暫不論性慾。當然，性慾傷人之論，也同樣是古代中醫論述養生的重點，參考：皮國立，《虛弱史：近代華人中西醫學的情慾詮釋與藥品文化(1912–1949)》（臺北：臺灣商務印書館，2019年）。

文化，歷代也多有相關論述，後由宋代陳無擇（1131–1189年）結合《內經》及歷代醫家的論述，在其著作《三因極一病證方論》中首次以「七情」作為中醫重要的病因概念，[3]成為中醫極具特色的病理學說。

㈠中醫早知道「心病」難治

古人已知，傷於七情者，往往「傷於無形」，因為一時難以覺察，故等到病人患病之時，已來不及挽回。其實，歷史上不單是中醫瞭然於心，一般士人也記載了大量的相關文字，存於各類筆記小說和養生醫話著作中。例如唐代的《唐國史補》中，就記載了幾位官員罹患「心病」的情況，產生各種多疑的性格，平日總覺得有人想下毒暗害自己，頗似今日俗語所說的被害妄想症。作者李肇說：「夫心者，靈府也，為物所中，終身不痊，多思慮、多疑惑，乃疾之本也。」[4]明確指出一個人若每天存有過多疑慮和憂思，就容易罹患「心病」。有趣的是，古人呼籲避免情欲傷身的最好辦法，用今天

---

2 周淑媚，〈《黃帝內經》情志論述與文學情志療法研究〉，《中醫藥雜誌》，2期特刊（2014年），頁197–211。

3 韓漢毅，〈《內經》中有關醫學心理學問題初探〉，《南京中醫藥大學學報（社會科學版）》，第1期（2001年），頁37–38。

4 陶御風編輯，《筆記雜著醫事別錄》（北京：人民衛生出版社，2006年），頁262。

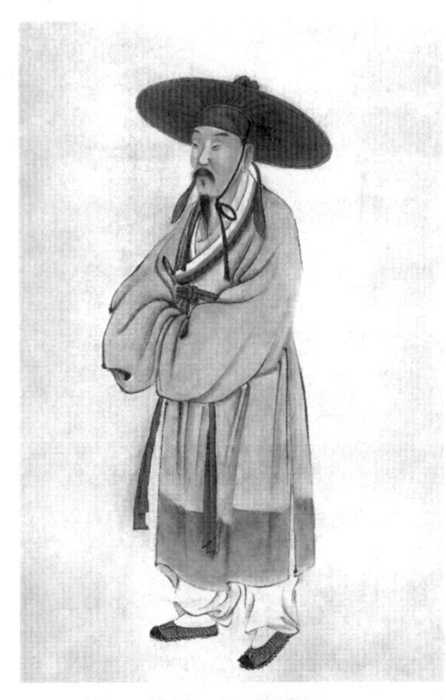
圖 4–1　陸游

的話來說，就是不要「想太多」。宋代的《鐵圍山叢談》內，記載了一則故事：「嶺右（筆者按：嶺南）僻且陋，而博白在嶺右又甚焉。惟其僻陋而甚，故俗淳古則多長年，動八九十歲不為異也。大凡人本壽，顧嗜欲思慮損之爾。」[5]作者記下當時尚屬偏遠邊區之嶺南一帶的情況，民眾因思慮欲望不多，所以多能享高壽；作者認為，純樸有古風的地區，其居民往往可享健康長壽，就是因為物質欲望的要求不高，反而能靜心養生。

古人也說，人類起心動念即產生「情欲」，宋代陸游（1125–1210 年）的《老學庵筆記》指出：「從舅唐仲俊，年八十五、六，極康寧。自言少時因讀《千字文》有所悟，謂『心動神疲』四字也，平生遇事未嘗動心，故老而不衰。」[6]

5 陶御風編輯，《筆記雜著醫事別錄》，頁 262–263。
6 陶御風編輯，《筆記雜著醫事別錄》，頁 699。

陸游的意思是，人們一旦啟動思慮，就會感到疲憊，若要求養生，要做到凡事盡量「不經心」，就能達到老而不衰的境界。明成祖（1360–1424 年）有一次和臣子論養生之道時，也說「人但能清心寡慾，使氣和體平，疾病自少」。[7]同為明代的謝肇淛（1567–1624 年）在《五雜組》內則言：「思慮之害人，甚於酒色。富貴之家，多以酒色傷生；賢智之人，多以思慮損壽。思慮多則心火上炎，心火上炎則腎水下涸，心腎不交，人理絕矣。」[8]這邊點出除了「酒色」傷人外，過度的思慮也會傷人，前者可謂有形之傷，而思慮實屬無形，無法評估，外人也無法覺察，只有自己最清楚，感受最深。故清代名醫葉天士才會有「情志之鬱，藥難霍然」的感慨，[9]一般病不難治，難治的竟是憂思心病。而謝肇淛所說的「人理」，可以解讀為是生理的、心理的，意思是「思慮過度」將導致體內百病叢生，外在表現則行事乖違、有違常理，最後就會成為一「怪人」、眾人眼中的精神疾患者。

㈡讀書真的會傷身

前述所謂有錢人多為酒色所傷、讀書人則為思慮所傷之

---

7 陶御風編輯，《筆記雜著醫事別錄》，頁 630。

8 陶御風編輯，《筆記雜著醫事別錄》，頁 263。

9 葉天士，《臨證指南醫案》，收入：黃英志編，《葉天士醫學全書》（北京：中國中醫藥出版社，1999 年），頁 170。

觀察，放到現代也依舊適用。酒色有形之傷，筆者之前寫過一本《虛弱史》，曾略加論述，[10]故此處僅針對讀書思慮傷身一事，再進行梳理。學者雷祥麟曾經指出一個有趣的現象，就是很多上班族開會一整天，明明坐了一天沒有勞動，卻往往感到疲憊不堪，[11]這是怎麼回事呢？其實就是過於思慮而導致傷身、疲倦。元代的《佩韋齋輯聞》記載：「精太用則竭，神太役則疲。學者非天才敏贍，乃欲敝精勞神於文字中，往往亦足致疾。」也就是從事文字工作的人，容易傷神、傷精，導致罹患各種疾病。他又引《北史．文苑傳．李廣》所指，北齊文宣帝高洋（526–559 年）繼位的時候，命大臣李廣掌理文書工作，結果李廣用心過度，以至於「恍惚不樂，後數日遇疾，踰年而死」。另一個例子是南宋時一位叫倅秦奎的人，他努力寫文章，用心過度，結果突然罹患未知疾病，「字皆不復識，亦不能書」，沒過多久也猝逝了。[12]這幾個故事，都顯示古人似乎能夠覺察，用功讀書、寫作等都是好事，但其實過於專注反而多會「傷身」。筆者在青少年時期，周遭同學乃至鄰居小孩，總會有些怪人，大人最常見的解釋法，就

---

10 皮國立，《虛弱史：近代華人中西醫學的情慾詮釋與藥品文化(1912–1949)》。

11 雷祥麟，〈你曾勞而不倦嗎？兼論積勞成疾的體驗與疲勞量表〉，《科技、醫療與社會》，第五輯（2007 年），頁 257–261。

12 陶御風編輯，《筆記雜著醫事別錄》，頁 265。

是他們因讀書壓力太大或讀書讀到腦筋壞掉了。那時大學聯考壓力相當大，但我一直不懂，讀書怎麼會導致「腦筋壞掉」呢？於今思之，或許古人就已如此認為，而且這是在生活中，最真實不過的身體觀了。

到了近代例子更多，晚清名臣曾國藩（1811–1872 年）就認為自己的天資不錯，無奈自嘆「體氣本弱，耳鳴不止，稍稍用心，便覺勞頓。每自思念，天既限我以不能苦思，是天不欲成我之學問也。」可見曾氏認為自己身體虛弱，一旦用功、勞累，即會產生各種不舒服的症狀，因此感到懊惱。曾氏告訴他的弟弟，提到：「吾人第一以保身為要，我所以無大志願者，恐用心太過，足以疲神也」。他常哀嘆自己身體不好、不耐疲勞而且無法專心，以致於無法好好做學問。[13]

㈢「中庸」是一種養生態度

當然，追求欲望與情感上的滿足，同樣傷身，例如民國時期重要的史學大師顧頡剛，平日勤於寫作，又攬了許多行政事務，還兼有發展學術的雄心壯志，此即是學術事業上的欲望。他是一律己甚嚴之人，對自己所做之事期望很高，[14]

---

13 曾國藩，《新譯曾文正公家書》（臺北：三民書局，1986 年），頁 39–40。

14 顧潮，《歷劫終教志不灰：我的父親顧頡剛》（上海：華東師範大學出版社，1997 年），頁 224。

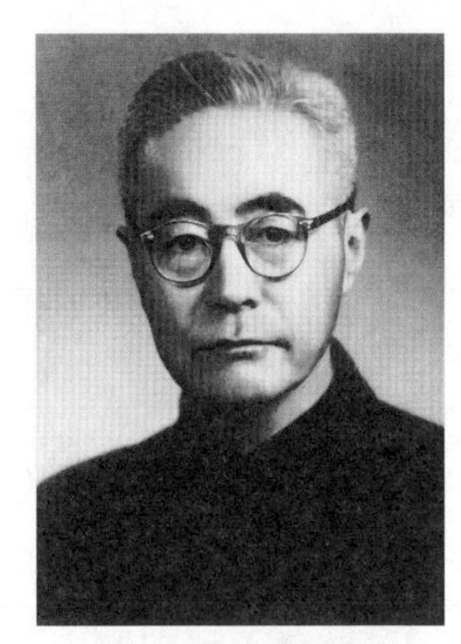
圖 4–2　顧頡剛

甚至自己做讀書寫作課表（計畫），記錄在每天的日記內，規定自己每週的上午、下午、夜間各要做什麼事，只有週一晚上的外出洗浴和週日下午的遊覽、晚上的休息，能算是休閒，其他時間都忙於寫作、編書、讀書、點校等事務，真可謂百年前的學術工作狂。[15]有一天，他凌晨三點鐘起床後就無法入睡，連續寫作三篇文章，接連工作十二小時到下午四點。顧氏說他那四天內發了兩篇期刊專號的專門論文，老婆說他「不要性命」，太拚了。[16]這樣用功的人，應該給予鼓勵嗎？但這種工作狂的身體往往不好，顧氏就是個活生生的例子。他常覺得疲倦、虛弱，想睡覺，無法做事；[17]生活中常感到腳痛、腰痠、體軟，最後自我批評「這樣子下去，真是頹廢的人了！」[18]有時工

15 顧頡剛著，《顧頡剛日記 1913–1926》，第一卷，1924 年 4 月 11 日，頁 475。

16 顧頡剛著，《顧頡剛日記 1913–1926》，第一卷，1925 年 5 月 28 日，頁 622。

17 顧頡剛著，《顧頡剛日記 1913–1926》，第一卷，1922 年 8 月 7 日，頁 262。

18 顧頡剛著，《顧頡剛日記 1913–1926》，第一卷，1922 年 8 月 4 日，頁 261。

作過度，疲累感一湧上來，竟然完全不能做事，「食量減少，後腦涔涔作痛。」[19]如此才知事態嚴重。顧氏一輩子都受神經衰弱之苦，還有高血壓和心臟問題，最終死於腦溢血。

是以人生在世，思慮欲望皆不可過度，則可免於傷身，達到延壽之目的。中國文化講究的是「中庸」之態度，凡事皆不能太過，每當觸及人事的方方面面，則更會談論「節制」與「禁忌」，不懂的人往往以文化保守論批評之，其實不然。讀完此篇，特別是身處在忙碌不堪、人事紛擾的現代人生活中，若能把中醫放回中國傳統文化中來理解，就能知道中國人所謂「節制」一切情欲的重要性，做到「其心澹然，無所營求，故能培壽命之源」，[20]進而達到防病的目的。節制情欲既是一種生活態度，也同樣是一條歷久彌新的養生法則。

---

19 顧頡剛著，《顧頡剛日記 1913–1926》，第一卷，1925 年 10 月 3 日，頁 668。

20 陶御風編輯，《筆記雜著醫事別錄》，頁 701。

五

中國「血」字的身體觀與醫療史

2022 年 4 月 28 日，我和蘇上豪醫師接受電視臺採訪，一起談論東西方醫學對血液的看法和當中的醫藥文化故事。說實在，上電視實在講得不過癮，因為很多細節無法在短時間內和盤托出，所以希望能整理出來以饗讀者。

㈠血的多變樣貌與針灸、刮痧

在中國醫學史上，最早成書以律定氣血性質的醫書，就是《黃帝內經》。它講究氣血循環，即陰陽循環，氣為陽、陰為血，所以中醫理論中補氣與補血會分開來看，但陰陽和氣血都是一樣的，互相依存，無法分開，所以一般又常說「氣血雙補」。氣血是生命的根本，也是精神、思考靈敏與行動敏捷之基礎。[1]甚至有醫者認為：「治病之要訣，在明白氣

1 清・唐宗海，《傷寒論淺註補正》（臺北：力行書局，1993 年），卷二，頁 181。

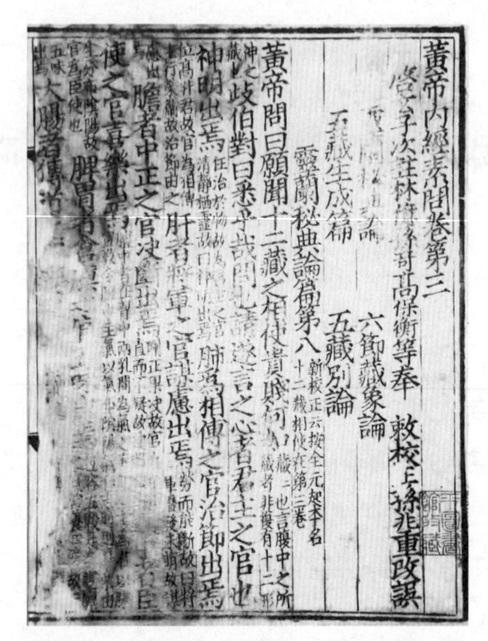
黃帝內經素問卷第三

啓玄子次注林億孫奇高保衡等奉敕校正孫兆重改誤

靈蘭秘典論　六節藏象論

五藏生成篇　五藏別論

靈蘭秘典論篇第八

黃帝問曰願聞十二藏之相使貴賤何如

岐伯對曰悉乎哉問也請遂言之心者君主之官也

神明出焉　肺者相傅之官治節出焉

肝者將軍之官謀慮出焉

膽者中正之官決斷出焉

使之官喜樂出焉

脾胃者倉廩之官

大腸者傳道之官

圖 5-1　中國最早的醫書《黃帝內經・素問》書影（1115-1234 年間）

血。」[2]意思是所有診斷疾病的基礎，就在於明瞭氣血的興衰與消長，其重要性不言可喻。明代醫者李時珍（1518-1593 年）則說明：「血猶水也。水穀入於中焦，泌別熏蒸，化其精微，上注於肺。流溢於中，布散於外。中焦受汁，變化而赤，行於隧道，以奉生身，是之謂血，命曰營氣。」[3]中醫認為，

2 清・王清任，《氣血合脈說》，收入《醫林改錯》（臺北：力行書局，1995 年），卷上，頁 26-27。

3 明・李時珍編著，《本草綱目》，收入《李時珍醫學全書》（北京：中

胃消化食物（古人常稱「水穀精微」）後，會把精華的物質送至脾臟，脾臟再將津液送至心、肺、頭目，以貫達與營養全身，這是身體內的「精液」，[4]也是「血液」，可以透過身體的經脈來榮養五臟，[5]可見在中國古代認為精與血是同一類物質。另外，李時珍也說：「汗出於心，在內則為血，在外則為汗。故曰奪汗者無血，奪血者無汗。」[6]可見汗和血也是同一物質，若熟悉中國醫學文化的人就可以知道，在中醫理論中，「大汗淋漓」絕對是不好的，任何治療法，包括運動在內，只要達到微微出汗即可，好似華佗教導他的學生吳普時說：「人體欲得勞動，但不當使極耳。」[7]這個「極」就是過度，凡事都不宜過度，運

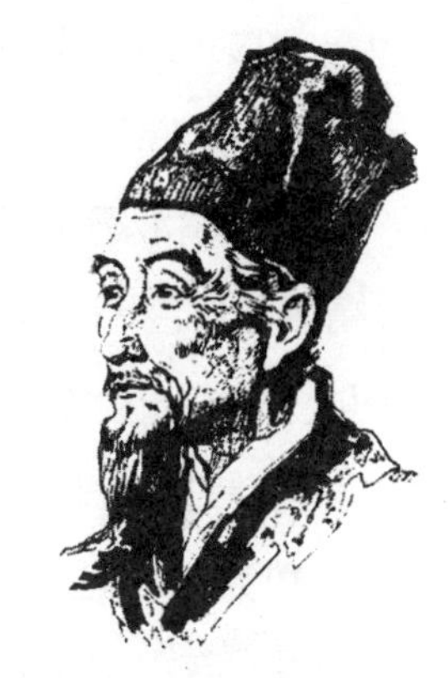

圖 5–2　明代醫者李時珍

國中醫藥出版社，1996 年），頁 1230。

4 劉渡舟（1917–2001 年）指出，中醫學認為人體內有一種重要物質叫「津液」，實際上它包括了血液、精液、髓液、汗液、唾液等等，皆可統稱之為「津液」，血液、精液在這樣的概念之下，可以說是同一種物質的不同顯現。引自：https://kknews.cc/health/rrv666x.html，擷取日期：2023 年 6 月 10 日。

5 鄧鐵濤，《鄧鐵濤醫集》（北京：人民衛生出版社，1995 年），頁 74–75。

6 明・李時珍編著，《本草綱目》，收入《李時珍醫學全書》，頁 1232。

動也是一樣，取乎中道，方為中國養生文化的精髓。

不過，坊間俗語也有言：「一滴精十滴血。」似乎精血雖為一體，但精液還是更為珍稀寶貴。不過怪的是，血液是紅色、精液是白色，兩者是一樣的東西嗎？在古人的想法中，正如上述，血的顏色本來就是會變化的，李時珍即指出：「仙家煉之，化為白汁，陰盡陽純也」，李時珍認為這是「精靈之極也」，[8]可見白色的精比紅色的血液更為精純吧。而女子有月經，一月一次，男子有嗎？其實男子也會有，所謂「營氣之粹，化而為精，聚於命門」、「血盛則精長，氣聚則精盈。」[9]青春期常有「夢遺」，古人則稱精出，彷彿與女子月經一樣，都是一段時間排出體外，故才會定義精、血本為一體。

血液是非常珍貴的，中醫的理論重視氣血循環，遇到問題通常會以補血補氣為主，但若遇到氣血或邪氣屬於「實」與「熱」時，則常使用針灸的技術來放血，加以緩解。當然這套技術到清代以後，針灸技術因未能有更好的發展，遂逐漸於正統醫學中沒落，而在民間則轉為興盛；至於上層階級，因為身體髮膚受之父母的保守觀念，身體並不能隨意讓人觸碰，更何況針刺？故大部分的情況是貴族、儒醫是不能接受

---

7 南朝宋・范曄，〈華佗傳〉，《後漢書》（臺北：鼎文書局，1981年），卷八十二下，頁2739。

8 明・李時珍編著，《本草綱目》，收入《李時珍醫學全書》，頁1230。

9 明・李時珍編著，《本草綱目》，收入《李時珍醫學全書》，頁1231。

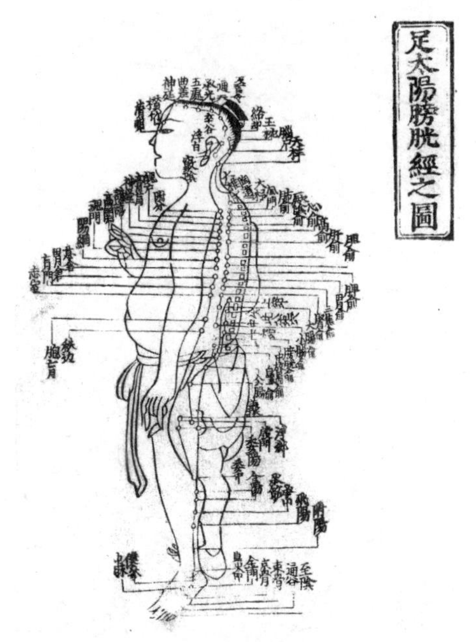

圖 5–3　十四世紀的穴位圖，針灸是用針刺入穴位的一種療法。

放血這件事的。

我們從中醫典籍中可以看到，以前中醫認為放血乃外科之事，是地位低下很不入流的行為，只有江湖郎中才會施作，那些理論和西方類似，認為氣血堵住，故藉由針灸與拔罐將毒血放出來，讓氣血恢復平衡與潔淨。最顯著的一個例子就是「挑痧」，特別是清代的人認為人身上若有痧，則會引發昏厥、腹部絞痛甚至傳染病，必須刮除。方法就好像今日刮痧那樣，但嚴重者則要用針挑破身上的痧，用放血的方式去除它。至晚清後，有不少人認為罹患霍亂就是一種「發痧」，所

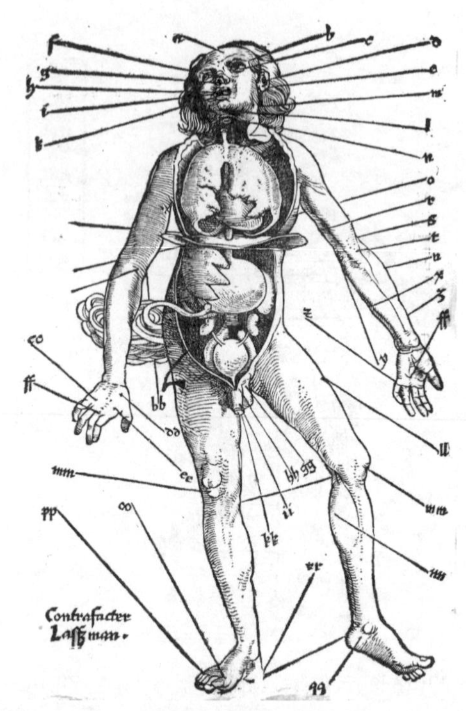

圖 5–4　放血點示意圖，西方在古希臘時期，就有放血療法的論述。

取締挑痧匠
（趙樹奎）

前日本刊上登載着一段新聞，大概說一個挑痧匠替挑痧，將他治死了。挑痧匠是剃頭司務兼做的，他們對於醫學上沒有智識，不過將提耳膜的針，在人身上胡亂刺一囘罷了；但是一般平民却趨之若鶩，但是犯發痧和霍亂吐瀉的，經過挑痧之後，就無法挽救了。（西醫也不能挽救。）

在青天白日旗幟之下，豈可以容着一般庸醫殺人的挑痧匠，來胡亂的殺人；最好請國民政府下令取締挑痧匠，禁止替人家挑痧，一方面多設立時疫醫院，施行注射，那末疫癘自然會減少了。

圖 5–5　《民國日報》1927 年 7 月 29 日〈取締挑痧匠〉報導提到，平民在染疫時仍找挑痧匠進行醫治，卻常常因此致死，因此投報者希冀政府能夠下令取締。

以也用挑痧的方式來治療病患，當時西醫認為非常不可思議。對西醫而言，對付霍亂最好的方式就是注射防疫針，他們驚駭於中國人的治療方法，1926 年有一則報導指出：「華界居民，患疫而來院求治者，大都經過挑痧，因此施救時手術上極感困難，蓋一經挑痧，血絡停滯，注射鹽水，經過針眼，鹽水由針孔流出，以致施救無效而死者，頗不乏人云。」[10] 可見那些全身都是孔洞的人，皆為挑痧所誤。

㈡東方與西方對血的迷信

血液在中國文化史上也有其神祕性。在《莊子．外物》篇，有一則血液幻化的故事稱為「萇弘化碧」。故事的主人翁萇弘（?–西元前 492 年）是一個剛正不阿、精忠報國的勇士，是周朝的賢大夫，畢生精力都用於扶正周室，恢復周王朝的統治，他也是孔子的老師。但是他的能力被諸侯嫉妒，遭到諸侯陷害與暗殺。臨死前，他自知劫數難逃，就囑咐僕人將他的血收藏好，三年之後再取出。三年後，有人將藏有他生前「血」的匣子取出，發現萇弘的血已經變成一塊晶瑩剔透的碧玉，所以後人會說忠臣的血是碧血，心則是紅色的，故稱「碧血丹心」。[11]

---

10 上海申報館編輯，〈昨日時疫消息——滬城時疫概況〉，《申報》，1926 年 8 月 1 日，第 13 版。

11 水渭松注譯，《新譯莊子本義》（臺北：三民書局，2012 年），頁不過，中國人更害怕「精盡人亡」，中國古典小說中的鬼，也大多是吸精鬼而非西方的吸血鬼；東方電影中的鬼怪，「倩女幽魂」中醜陋的姥姥，或美若天仙的小倩，都有用美色誘人再吸取男子精元、元陽的形象，可見不論是失精或失血，都代表一種危及生命的恐懼。同時，經血被認為有各種象徵，宗教意義上的汙穢和神異最為顯著，例如李時珍指出：「女人入月，惡液腥穢，故君子遠之，為其不潔，能損陽生病也。煎膏治藥，出痘持戒，修煉性命者，皆忌之，以此也。」[12]這裡的「不潔」並非不衛生，而是具有宗教上不潔、汙穢的意思；此外，李時珍又說：「《博物志》云：『扶南國有奇術，能令刀斫不入，惟以月水塗刀便死。此是穢液壞人神氣，故合藥忌觸之。』此說甚為有據。」[13]顯示經血雖然汙穢，但卻有神奇的魔力，可以破壞陽剛正氣，說白話就是有點「邪」。

其實在西方文化裡，血液也有一種魔力。蘇上豪指出：古羅馬人認為角鬥士是充滿勇氣和力量的人物，他們的血具有魔力，能讓人充滿活力，而且還迷信愈年輕的血液愈好。[14]中世紀的人們也相信這套理論，死刑犯被劊子手砍頭之時，

422–423。

12 明．李時珍編著，《本草綱目》，收入《李時珍醫學全書》，頁 1230。

13 明．李時珍編著，《本草綱目》，收入《李時珍醫學全書》，頁 1230。

14 蘇上豪，《暗黑醫療史》（臺北：方寸文創，2015 年），頁 84。

民眾會搶著拿麵包去沾血吃。其實在中國也差不多，人體集日月精華於一身，血是最珍貴的藥物，才會讓人聯想到以人血為藥。魯迅就諷刺，清末民初還有人拿饅頭沾人血來吃，深信可以治療肺癆。[15]

血液既然為生命之元素，又與精液高度雷同，那麼中國人怎麼將補血連結至養生行為，甚至是透過飲食來補血、補精以增加健康呢？文章篇幅有限，但我們可以著眼於離我們較近且非常重視補養的歷史時代，就是社會風氣較為糜爛、奢華的明清。

㈢經血引起暗殺與駕崩

先講明代皇帝的例子，第一位就是明世宗嘉靖皇帝（1507–1567 年），他在位初期進行大改革，讓明朝走向強盛，史稱「嘉靖中興」，但據說他後期開始沉迷於道教方術，追求長生不老，聽信道士說用「秋石」、「紅鉛」可延年益壽。秋石是童子尿熬成的液體，紅鉛則是處女經血。為了獲取大量紅鉛，嘉靖皇帝命令年輕宮女，只能飲早晨的露水，服食桑葉，保持身體潔淨，更逼迫宮女服下催經生血的藥物，讓她們的經期提前，還導致大量出血，被折磨而死。有位名叫楊

15 皮國立，《國族、國醫與病人：近代中國的醫療和身體》，頁 166–169。

金英的宮女不堪姐妹們繼續遭到虐待，就密謀暗殺皇帝，史稱「仁寅宮變」。可惜在暗殺時，宮女們太過慌張將麻繩打成死結，誤使繩圈無法收緊，結果只令嘉靖帝昏迷而未斃命，隨後宮女們即遭到宮內侍衛逮捕，參與者幾乎都被處死，端妃曹氏、寧嬪王氏更被寸磔（凌遲）砍割後，銼屍梟示，毀壞其屍體，可謂極刑。[16]

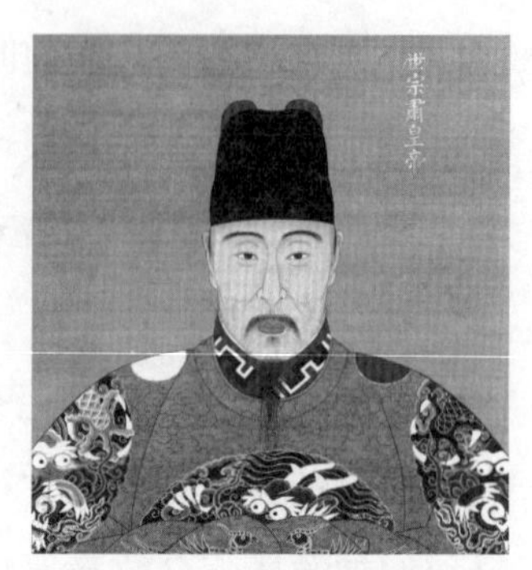

圖 5–6　明世宗

其實，並沒有直接的證據可以說明，這些宮女是因為一直被強迫取經血而痛苦不堪，最後導致宮廷事變。能夠確定的是，世宗崇尚道教與方術，[17]寵信邵元節（1459–1539 年）、陶仲文（1475–1560 年）等道士，迷信房中神仙、追求長生不老之術，大臣知道世宗喜好此道，紛紛諂媚獻方獻符，只為取得世宗信任，朝綱遂至敗壞。[18]正史隱晦此事，反而在《萬

16 參考：中央研究院歷史語言研究所校勘，《明實錄・世宗肅皇帝實錄》，卷二六七（臺北：中央研究院歷史語言研究所，民國五十五年），嘉靖二十一年十月二十一日，頁 5284。清・張廷玉等撰，《明史・列傳二・后妃二》，卷一一四（北京：中華書局，1974 年），頁 3531–3532。

17 清・谷應泰著，《明史紀事本末》（上海：商務印書館，1949 年），八冊，卷五十二，頁 1–12。

18 清・張廷玉等撰，《明史・列傳一百九十五・佞倖》，卷三七〇，頁

曆野獲編》記載，邵、陶等人進獻「紅鉛」給世宗，再含「真餅子」——初生嬰兒口中的那口血，稱之為「上藥」，來矇騙、取信於皇帝，後來相繼者才又進秋石、燥熱之藥讓世宗進補，[19]所以並沒有資料顯示是皇帝直接控制這群宮女，強取她們的經血，而可能是這些江湖道士的主意。

那麼，為什麼會迷信女性的月經可以治病呢？[20]從李時珍的《本草綱目》中可以略知一二，他說女子月經，在《素問》中叫天癸，「女子，陰類也，以血為主。其血上應太陰，下應海潮。月有盈虧，潮有朝夕，月事一月一行，與之相符，故謂之月水、月信、月經。經者常也，有常軌也。天癸者，天一生水也。邪術家謂之紅鉛，謬名也。」[21]此處李時珍先定義了月經的各種說法，但最後一句話卻說，以「紅鉛」來稱呼月經者，是不倫不類的邪術家所為。李時珍的《本草綱目》成書於萬曆年間（1578 年），可見當時從宮廷到民間都有一股服「奇藥」、「異藥」來進補的歪風。李時珍補充說：

7894–7898。

19 清．沈德符，《萬曆野獲編》（北京：中華書局，1997 年），上冊，卷十八，頁 469–471。

20 漢唐時期的說法，可參考：李貞德，《女人的中國醫療史——漢唐之間的健康照顧與性別》（臺北：三民書局，2008 年），頁 283–304。

21 明．李時珍編著，《本草綱目》，收入《李時珍醫學全書》，頁 1230。

> 今有方士邪術，鼓弄愚人，以法取童女初行經水服食，謂之先天紅鉛，巧立名色，多方配合，謂《參同契》之金華，《悟真篇》之首經，皆此物也。愚人信之，吞咽穢滓，以為祕方，往往發出丹疹，殊可嘆惡。按蕭了真〈金丹詩〉云：一等旁門性好淫，強陽復去采他陰。口含天癸稱為藥，似恁洳沮枉用心。嗚呼！愚人觀此，可自悟矣。凡紅鉛方，今並不錄。[22]

可見「紅鉛」就是經血，還要是少女之初經，李時珍寫這段話時是相當氣憤的，江湖術士甚至還有一套理論來愚弄別人：

> 取童女交媾，飲女精液；或以己精和其天癸，吞咽服食。呼為鉛汞，以為祕方，放恣貪淫，甘食穢滓，促其天年。吁！愚之甚矣，又將誰尤？[23]

而且他大罵這是愚人服藥，什麼童男童女精液的事，荒誕不經，乾脆在書內不寫也不記載具體的使用方法了。用女性經

22 明．李時珍編著，《本草綱目》，收入《李時珍醫學全書》，頁 1230。
23 明．李時珍編著，《本草綱目》，收入《李時珍醫學全書》，頁 1231。

血調和男子的精液服用，真是令人詫異。從這些怪異的舉措，顯見當時真有不少人是採取此道來追求長生與健康。

經血雖然今日視來頗為不倫不類，但李時珍還是有寫下經血的治療功效，例如他引隋代《梅師方》的記載：「熱病勞復：丈夫熱病瘥後，交接復發，忽卵縮入腸，腸痛欲死。燒女人月經赤衣為末，熟水服方寸匕，即定。」[24]也就是治療發燒、感染一類的疾病後，又碰觸女色，縮陽入腹，疼痛難耐。大家可能看過周星馳演的電影「鹿鼎記」(1992年)，裡面談到縮陽入腹要用針刺大椎穴，但其實服用磨碎的女人月經布即可，不知此方成效如何？可以確定的是，李時珍比較不鼓勵吃「人身上的東西」來治病。他舉陳藏器（681–757年）所指：人血可以治「羸病患皮肉乾枯，身上麩片起，又狂犬咬，寒熱欲發者，並刺血熱飲之」。[25]但李時珍認為萬萬不可，一來人的身體怎麼能忍受刺血之痛呢？而且用來潤燥或治狂犬咬傷之藥太多了，何必獨用人血？李時珍說：「虐兵、殘賊，亦有以酒飲人血者，此乃天戮之民，必有其報。」[26]而用自己的血來治療自己，李時珍倒還可以接受，他說：「吐血不止：就用吐出血塊，炒黑為末。每服三分，以

---

24 明．李時珍編著，《本草綱目》，收入《李時珍醫學全書》，頁1230。
25 明．李時珍編著，《本草綱目》，收入《李時珍醫學全書》，頁1230。
26 明．李時珍編著，《本草綱目》，收入《李時珍醫學全書》，頁1230–1231。

麥門冬湯調服。蓋血不歸元，則積而上逆；以血導血歸元，則止矣。」或言：「衄血不止，《聖濟總錄》：用白紙一張，接衄血令滿，於燈上燒灰，作一服，新汲水下。」[27]也是以自己的血止血的概念。另有用產婦自己的血來治療血暈，例如他引《普濟方》所陳：「產乳血暈，取釅醋，和產婦血如棗大，服之。」[28]這些是少數李時珍認為可以用「血」來治療的病症。

《千金方》記載瘰癧腫毒，可用女人精汁頻頻塗之來治療，[29]可見精汁是可以治病的，至於什麼是女人精汁，筆者在此不好意思言說，全賴讀者想像吧。我們還可以從明末謝肇淛的《五雜組》中，完整窺見李時珍不想寫的事，書內記載：

> 醫家有取紅鉛之法，擇十三、四歲童女，美麗端正者，一切病患殘疾，聲雄發粗，及實女無經者，俱不用，謹護起居；候其天癸將至，以羅帛盛之，或以金銀為器，入磁盆內，澄如硃砂色，用烏梅水及井水、河水攪澄，七度曬乾，合乳粉、辰砂、乳香、秋石等藥為末，或用雞子抱，或用火煉，名紅鉛丸，專治五勞、七傷、虛憊、羸弱諸癥。又有煉秋石法，

27 明．李時珍編著，《本草綱目》，收入《李時珍醫學全書》，頁1231。
28 明．李時珍編著，《本草綱目》，收入《李時珍醫學全書》，頁1231。
29 明．李時珍編著，《本草綱目》，收入《李時珍醫學全書》，頁1231。

> 用童男女小便，熬煉如雪，當鹽服之，能滋腎降火，消痰，明目，然亦勞矣。人受天地之生，其本來精氣自足供一身之用，少壯之時，酒色喪耗，宴安鴆毒，厚味戕其內，陰陽侵其外，空餘皮骨，不能自持，而乃倚賴於腥臊穢濁之物，以為奪命返魂之至寶，亦已愚矣。況服此藥者，又不為延年祛病之計，而藉為肆志縱欲之地，往往利未得而害隨之，不可勝數也。滁陽有聶道人，專市紅鉛丸。廬州龔太守廷賓時多內寵，聞之甚喜，以百金購十丸，一月間盡服之，無何，九竅流血而死，可不戒哉！[30]

《五雜組》除了說明「紅鉛」的製法外，還介紹了當時頗為流行、明世宗也會服用的「秋石」，這些奇藥，其實都是運用經血或童男童女的大小便，加上中藥與食補品（例如引文談到的「雞子抱」）所製成，雞子抱其實就是雞的一對睪丸，包含周邊組織。綜合上面各品製成藥物，而且竟然還有專門的人在販賣，可見當時是一門好生意。根據筆者對民國初年的補身、壯陽藥品的考察和中醫自身的解釋，這些藥食都含有大量的荷爾蒙，除了增加體力外，也會使性慾旺盛。[31]此外，

30 明．謝肇淛著，章衣萍校，《五雜組》（上海：中央，1935 年），下冊，卷十一，頁 138。

31 皮國立，《虛弱史：近代華人中西醫學的情慾詮釋與藥品文化

這些合成的紅鉛、秋石等藥，裡面也含有大量金屬礦物，謝肇淛指出：

> 金石之丹皆有大毒，即鐘乳、硃砂，服久皆能殺人，蓋其燥烈之性，為火所逼，伏而不得發，一入腸胃，如石灰投火，煙焰立熾，此必然之理也。唐時諸帝如憲、文、敬、懿之屬，皆為服丹所誤。宋時張聖民、林彥振等皆至發瘍潰腦，不可救藥。近代張江陵末年服丹，死時膚體燥裂，如炙魚然。夫煉丹以求長生也，今乃不能延齡，而反以促壽人，何苦所為愚而恬不知戒哉？蓋皆富貴之人，志願已極，惟有長生一途，欲之而不可得，故奸人邪術得以投其所好，寧死而不悔耳，亦可哀也。[32]

歷史上服丹藥致死之人，不計其數，有不少皇帝也因為喜好服丹藥而猝死，謝肇淛深刻指出了這樣的事實，但民間使用這些藥物的風氣依然很盛，這當然還是與明代以降補養之風熾盛有關，這也難怪謝肇淛會說明，這些藥物表面上都是補身的，但實際上卻是提供給皇帝或富人縱慾之用。謝氏

(1912–1949)》，頁 276–310。

32 明・謝肇淛，章衣萍校，《五雜組》，下冊，卷十一，頁 139。

的話彷彿警世鐘，希望敲醒世人，不要再誤服金石丹藥來養生。不過，一般都知道，後來的明光宗朱常洛（1582–1620年）即位後，與鄭貴妃等八位美女夜夜笙歌，體力不支，不斷服用各式春藥、補藥，當中也包括了大臣李可灼進獻的「紅丸」，應該百分之百就是紅鉛丸，結果一服就暴斃，史稱「紅丸案」。而另一個廣為人知的例子，則是雍正皇帝的暴斃，可能也是服丹藥補養過度所致，[33]甚至雍正也會服用人蔘、鹿茸等補藥，和秋石、鉛丹等等。[34]這些明清的宮廷奇案，都顯示這類補藥在歷史進展中所產生的重大影響。

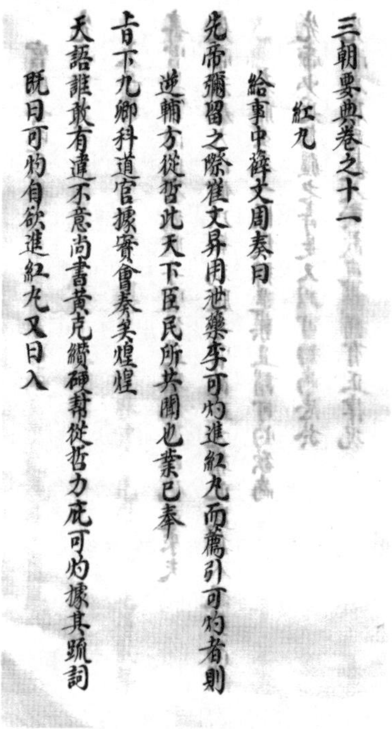

三朝要典卷之十一
紅丸
給事中薛文周奏曰
先帝彌留之際崔文昇用泄藥李可灼進紅丸而薦引可灼者則
逆輔方從哲此天下臣民所共聞也業已奉
旨下九卿科道官據實會奏矣煌煌
天語誰敢有違不意尚書黃克纘硬幫從哲力庇可灼據其疏詞
既曰可灼自欲進紅丸又曰入

圖 5–7　《三朝要典》中提到紅丸案遭魏忠賢扭曲，用以誣陷東林黨人。

33 楊啟樵，《雍正帝及其密折制度研究》（上海：上海古籍出版社，2003 年），頁 257–285。

34 馮爾康，《雍正傳》（北京：人民出版社，1995 年），頁 514–551。

㈣古代春藥的原料

前文多次提及的「秋石」，李時珍指出：王公貴族認為喝血喝尿的實在太不衛生，所以江湖方士遂以「人中白」設法煉成秋石。其實「人中白」就是尿垢的結晶，清代《本草備要》（1694 年）記載：「以蒙館童子便桶，山中老僧溺器刮下者尤佳。」[35]把尿桶中的尿垢刮下來煉製，就是秋石的原料。李時珍再加以解釋：「葉夢得《水雲錄》，極稱陰陽二煉之妙；而《瑣碎錄》乃云秋石味鹹走血，使水不制火，久服令人成渴疾。蓋此物既經煅煉，其氣近溫。服者多是淫欲之人，借此放肆，虛陽妄作，真水愈涸，安得不渴耶？況甚則加以陽藥，助其邪火乎？惟丹田虛冷者，服之可耳。」[36]可見該藥確實有其效果，要用童男童女的尿來提煉更好，「秋石還元丹：久服去百病，強骨髓，補精血，開心益志，補暖下元，悅色進食。久則臍下常如火暖，諸般冷疾皆愈。久年冷勞虛憊甚者，服之亦壯盛。」[37]具有強健身體、旺盛氣血之功用，只可惜當時服用此藥的人，有一大類只是「淫欲之人，借此放肆」（李時珍解釋得恰到好處）。秋石雖不及取紅鉛之慘無人道，但感覺也是不衛生至極。《本草備要》中還說，當時有專

35 清．汪昂，《本草備要》（重慶：重慶大學出版社，1996 年），頁 276。

36 明．李時珍編著，《本草綱目》，收入《李時珍醫學全書》，頁 1227。

37 明．李時珍編著，《本草綱目》，收入《李時珍醫學全書》，頁 1227。

門的店在賣秋石，是用鹽和乳汁製成，所以香香鹹鹹的，有一種吃法就是拌在食物裡吃，來碗秋石拌飯，大補氣血，[38]但感覺有點不舒服。

求壯陽、求春藥，務求於房事極樂，似乎古今皆然。古人為求子之需，多方講究，[39]索求過度則情有可原。沒想到至明代以降，奢華淫靡之風熾盛，遂有這麼多誤謬之事顯現。謝肇淛說：

> 金石無論，即兔絲、杜仲，一切壯陽之劑，久服皆能成毒發疽。《老學庵》所載可見。至於紫河車，人皆以為至寶，亦不宜常服此藥。醫家謂之「混元球」，取男胎首生者為佳。《丹書》云：「天地之先，陰陽之祖。乾坤之橐籥，鉛汞之匡廓，胚胎將兆九九數足，我則乘而載之，故謂之河車。紫，其色也。」此藥雖無毒，而性亦大熱，虛勞者服之，恐長其火；壯盛者服之，徒增其燥。夫天地生人，清者為氣，濁者為形，父精母血，凝合而成，氣足而生，致寶具矣。胞衣者，乃臭腐之胚果，血肉之渣滓，故一旦瞥然脫胎下世，猶神仙之委蛻也。人生

38 清・汪昂，《本草備要》，頁 275–276。
39 李貞德，《女人的中國醫療史——漢唐之間的健康照顧與性別》，頁 11–53。

> 已棄之物，寧復藉此而補助哉？況聞胞衣為人所烹者，子多不育，故產蓐之家，防之如仇。惟有無賴乳媪，貪人財賄，乘間竊之，以希厚直耳。夫忍於夭殤人子以自裨益，仁者且不為也，而況未必其有功，而徒以靈明高潔之府為藏汙納穢之地也。[40]

除了上述所提及者，還包括紫河車（包衣、胎盤）和一般中藥的壯陽回春藥物，基本上是骯髒、臭穢之物，而且多服還會導致上火、成毒發疽等後遺症。這些人身上的物質或壯陽藥，確實有功效，但世人往往多服、誤服，不能療疾卻反致其病，再加上人道、汙穢等因素，故建議不要服用。

㈤人食人骨可乎？

人類身體上所化生之物，莫不由父母先天之精血化成，難怪《三國演義》中描寫曹營的武將夏侯惇在被射瞎一隻眼睛後，會將插入眼中的箭簇和眼球一起拉出，大叫「父精母血，不可棄也」，然後將整顆被射穿的眼球放進嘴巴吞服後，再把敵將曹性殺掉。[41]而除了先天的精血所化，後天脾胃所消化而成的氣血，也能促進生長，可以說人全身上下長出來

40明・謝肇淛著，章衣萍校，《五雜組》，下冊，卷十一，頁139–140。

41明・羅貫中，《三國演義》（上海：上海古籍出版社，1989年），上冊，頁158。

的東西（組織），都是天地精華之所薈萃。可是如前文所述，喝人血、吃人肉，乃世間最慘烈之事，人皮肉骨當然也都不在李時珍認為「可食」的範圍內，更何況談療病呢？故李時珍說：「《神農本草》，人物惟髮髲一種，所以別人於物也。後世方伎之士，至於骨、肉、膽、血，咸稱為藥，甚哉不仁也。」[42]意思是只有頭髮才能算是藥，其他大部分的「人藥」都很殘忍。

舉例來說，由於沒有安葬、祀奉的屍體會化為厲鬼，為生人帶來疾病甚至是瘟疫，危害人間，故古人即有掩骨之習俗；[43]閩、臺等地，則有收集戰死、病死而孤獨無依的骨骸入祀，成為義塚、萬聖爺、眾聖爺、百姓公等孤魂信仰。雖然主要的功能有預防疾病、防範厲鬼作祟等因素，但這些舉措也顯示了自古所流傳下來的仁義道德。[44]但另一方面，卻有人採用人的骨頭來治病，李時珍批評說：

> 古人以掩暴骨為仁德，每獲陰報；而方伎之流，心乎利欲，乃收人骨為藥餌，仁術固如此乎？且犬不

---

42 明．李時珍編著，《本草綱目》，收入《李時珍醫學全書》，頁 1220。

43 參考：林富士，《中國中古時期的宗教與醫療》（臺北：聯經出版公司，2008 年），頁 409–410。

44 林富士，《孤魂與鬼雄的世界——北臺灣的厲鬼信仰》（臺北：臺北縣立文化中心，1995 年）。

食犬骨，而人食人骨可乎？父之白骨，惟親生子刺血瀝之即滲入。又《酉陽雜俎》云：荊州一軍人損脛。張七政飲以藥酒，破肉去碎骨一片，塗膏而愈。二年餘復痛，張曰：所取骨寒也。尋之尚在床下，以湯洗綿裹收之，其痛遂止。氣之相應如此，孰謂枯骨無知乎？仁者當悟矣。[45]

李時珍所謂即古人所說「骨有知」，骨頭是有感應的，[46]那又怎麼會有人拿骨頭來做藥呢？

又例如「人膽」，李時珍說，在戰場上，據說有人用人膽汁敷金瘡（傷），非常有效，但這是戰場救急之法，緊急時無害於人理；但就偏偏有人喜歡殺人後取人的膽，和酒一起飲用，說是會讓人變得勇敢，這在當時明代軍中流傳甚廣，李時珍稱之為「軍中謬術，君子不為也。」[47]又，清末革命黨人起事，徐錫麟在1907年7月刺殺安徽巡撫恩銘，恩銘身中六槍，但都非致命傷，反而是給西醫開刀剖腹，挖來挖去卻找不到子彈，想像最終應該是失血過多或痛死的吧。徐錫麟失敗後慷慨赴義，被審訊後依法砍頭、剖心，心臟被挖出放在恩銘的屍體前祭拜，恩銘的衛隊則把徐錫麟的肝拿來烹煮

45 明・李時珍編著，《本草綱目》，收入《李時珍醫學全書》，頁1233。
46 李建民，《方術・醫學・歷史》（臺北：南天書局，2000年），頁3–24。
47 明・李時珍編著，《本草綱目》，收入《李時珍醫學全書》，頁1235。

吃掉，說是味道好極了。[48]可見吃人的肝膽，其來有自，或許除了壯膽，也有報仇的意味，當然也可能只是為了好奇或貪吃。

最不該也是李時珍抨擊最烈的，就是吃人肉了。李時珍認為，中醫「本草」這門學問，必須嚴肅認真的來看待，沒有一定的文化素養，唸了以後就容易害人。他考證，在張杲（1149–1227 年）《醫說》內記載，唐代開元年間陳藏器著《本草拾遺》載人肉可以療羸瘵（瘦弱病痛），自此記載後，民間多仿效割股。不過早在此之前，就已經有割股、割肝來吃以求療病之人；[49]至陶宗儀（約 1329–1412 年）《輟耕錄》記載：「古今亂兵食人肉，謂之想肉，或謂之兩腳羊，此乃盜賊之無人性者。」可見古代此類慘事史不絕書。李時珍批評：「父母雖病篤，豈肯欲子孫殘傷其支體，而自食其骨肉乎？」說人肉可以治病的人，真是愚民。李時珍接著又在醫書中說了一個故事：

---

48 馮自由，《革命逸史》（北京：金城出版社，2014 年），下冊，頁 756–761。

49 其來龍去脈可參考：邱仲麟，〈不孝之孝——唐以來割股療親現象的社會史初探〉，《新史學》，6.1（1995 年），頁 49–94。邱仲麟，〈人藥與血氣——「割股療親」現象中的醫療觀念〉，《新史學》，10.4（1999 年），頁 67–116。

> 何孟春《餘冬序錄》云：「江伯兒母病，割脅肉以進。不愈，禱於神，欲殺子以謝神。母愈，遂殺其三歲子。」事聞太祖皇帝，怒其絕倫滅理，杖而配之。下禮部議曰：子之事親，有病則拜托良醫。至於呼天禱神，此懇切至情不容已者。若臥冰割股，事屬後世。乃愚昧之徒，一時激發，務為詭異，以驚世駭俗，希求旌表，規避徭役。割股不已，至於割肝，割肝不已，至於殺子。違道傷生，莫此為甚。自今遇此，不在旌表之例。嗚呼！聖人立教，高出千古，韙哉如此。[50]

這則故事當然是說明吃人肉療病，或藉由不正當、不正常手段來傷害生命，求取痊癒希望的荒謬，但意外地彰顯出明太祖朱元璋（1328–1398 年）通情達理，不昧於迷信與舊俗，表現他明辨是非、人倫的一面。

㈥「血餘、仙人酒」返老還童天地久

對於人身體上可以被用來做藥的物質，與血液最有關係的，莫過於頭髮了。[51]李時珍蒐集歷代治驗，說到：「髮者，

---

50 明．李時珍編著，《本草綱目》，收入《李時珍醫學全書》，頁 1236。

51 林富士，〈頭髮、疾病與醫療：以中國漢唐之間的醫學文獻為主的初步探討〉，《中央研究院歷史語言研究所集刊》，第 71 本第 1 分

血之餘。埋之土中，千年不朽，煎之至枯，復有液出。誤食入腹，變為癥蟲；煅治服餌，令髮不白。」[52]點出了古人對頭髮的認識。由於頭髮被稱為「血餘」，所以能治療血液的疾病，「補陰，療驚癇，去心竅之血」。若跟「頭垢」混在一起燒灰存性（燒成灰燼，存其藥性），名曰「還精丹」，可以令頭髮不白，只是有點噁心。畢竟用人身上的東西做藥，今日感覺頗不可思議。還有陶弘景說的一則故事，說是老媽媽要為兒子做荷包蛋，竟然加了一撮父親的亂髮在蛋汁中攪拌，然後放下油鍋煎，滿滿父親的愛與味道，兒子吃了以後，果然能「去痰熱，療百病。」[53]又有一方，用自己的頭髮洗淨，再以川椒混合製藥，用酒吞服下，可以讓「髭髮長黑」，李認為這些都是「補陰」的效驗。而頭髮也有止血的功效，包括鼻血不止、肺疽吐血、小便出血、舌上出血等等，都可以用頭髮燒成灰，吹入鼻孔內或內服，發揮止血功用。[54]

另外一種人身上的物質可以做藥、與血液有關，而又不會傷天害理、戕害人命的，就是「人奶」。人奶又稱「仙人酒」，是一相當正向且代表養生、長壽的名稱。李時珍指出：「凡入藥並取首生男兒，無病婦人之乳，白而稠者佳。」[55]

（2000 年），頁 67–127、229–235。

52 明・李時珍編著，《本草綱目》，收入《李時珍醫學全書》，頁 1221。

53 明・李時珍編著，《本草綱目》，收入《李時珍醫學全書》，頁 1222。

54 明・李時珍編著，《本草綱目》，收入《李時珍醫學全書》，頁 1222。

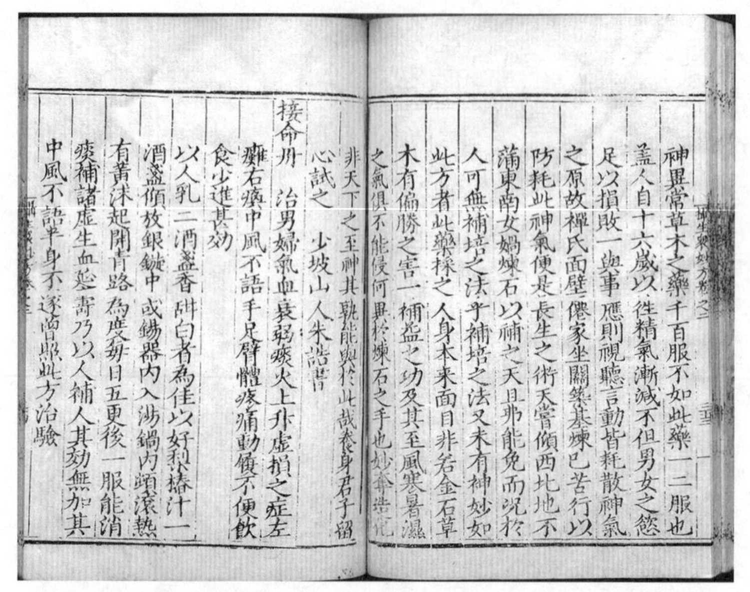
神異常草木之藥千百服不如此藥一二服也蓋人自十六歲以往精氣漸減不但男女之慾足以損敗一與事應則視聽言動皆耗散神氣之原故禪氏面壁儒家坐關築基煉己苦行以防耗此神氣便是長生之術天嘗傾西北地不滿東南女媧煉石以補之天且弗能免而況於人可無補培之法乎補培之法又未有神妙如此方者此藥採之人身本來面目非若金石草木有偏勝之害一補益之功及其至風寒暑濕之氣俱不能侵何異於煉石之手也妙奪造化

非天下之至神其孰能與於此哉養身君子留心試之　少坡山人朱諾書

接命丹　治男婦氣血衰弱痰火上升虛損之症左癱右瘓中風不語手足臂體疼痛動履不便飲食少進其效

以人乳二酒盞香甜白者為佳以好梨搽汁一酒盞傾放銀鏇中或錫器內入湯鍋內頓滾熱有黃沫起開青路為度每日五更後一服能消痰補諸虛生血延壽乃以人補人其效無加其中風不語半身不遂曾服此方治驗

圖 5–8　《攝生眾妙方》卷二「補養門」中，有關人乳的記載。

取奶竟然還有所講究，要第一胎生男孩、無病婦人的奶才是最好的，感覺也是對女性的另一種規範。明代另一本醫書《攝生眾妙方》也記載：「每日五更一服，能消痰補虛，生血延壽。此乃以人補人，其妙無加。」[56]對照前述，能喝上人乳，當然不需靠前述吃人肉、喝人血來養生延壽，感覺較為可行。

不過，李時珍也說出一項負面的，有關人奶的玄機，他說：「方家隱其名，謂之仙人酒、生人血、白朱砂，種種名

55 明．李時珍編著，《本草綱目》，收入《李時珍醫學全書》，頁 1229。
56 明．李時珍編著，《本草綱目》，收入《李時珍醫學全書》，頁 1229。

色。蓋乳乃陰血所化，生於脾胃，攝於沖任。未受孕則下為月水，既受孕則留而養胎，已產則赤變為白，上為乳汁，此造化玄微，自然之妙也。」可見人乳和血液、經血都是一樣的物質。讀到這裡讀者一定會有一個聯想，那何必取經血來補養呢？乾脆喝人乳就好了。沒錯，但君子好生，可謂取乳要有道，李時珍又抨擊「邪術家」的舉措，可見明代社會上充斥著這類人物，他說這類「妖人」會找童女來「嬌揉取乳」，偽造「反經為乳」之謬論，巧立名目來欺騙世人，王法應該予以誅殺。[57]令人不解的是，「童女」應該怎麼擠都不會有奶，所以應該這樣解讀史料：當時的人拿著奶謊稱是童女身上取來的，藉以誆騙無知者上當，以謀取暴利。

以上所言雖是妖人之行不足取，但李時珍還是肯定人奶的功效，包括人奶可以補五臟，令人們「肥白光澤、美麗」，陶弘景則曾說：漢代官至宰相的張蒼（西元前 252–前 152 年）活到一百多歲，據說他年紀大牙齒掉光了，靠著妻妾一百多人提供人奶來服用，才能活至百歲，而且身體肥胖得就像葫蘆一樣，完全沒有老人蛋白質流失的問題，可見人奶有養生長壽之功效。[58]故李時珍總結其效果：「清晨能飲一升餘，返老還童天地久。」[59]晚清慈禧太后也深明此理，據說她從御

---

57 明・李時珍編著，《本草綱目》，收入《李時珍醫學全書》，頁 1229。

58 明・李時珍編著，《本草綱目》，收入《李時珍醫學全書》，頁 1229。

59 明・李時珍編著，《本草綱目》，收入《李時珍醫學全書》，頁 1229。

醫那邊得知人乳有如此妙用，所以也幾乎每天喝人乳，甚至一喝就是五十年。[60]

㈦滴血認親不是在水裡

關於人血，另一個有趣的議題就是「滴血認親」。許多古裝劇例如「甄嬛傳」、周星馳的電影「九品芝麻官」，都常出現這些橋段，許多民眾看著有趣，但卻不知背後來歷。滴血認親在古代稱為「滴血辨」或「合血法」，憑藉血液認親的辨法，最早源於魏晉南北朝，在宋代相關文獻已有記載。辨法與電影演的有所不同，電影裡是先刺破手指將試驗者的血滴到碗裡，看血液是否融合，來判斷兩人是否具有血緣關係的技巧。宋慈（1186–1249 年）綜合前代各種法醫驗屍之法，撰寫《洗冤集錄》這部中國古代法醫的必讀教科書，[61]其中即有記載「滴骨親」法，其言：「某甲是父或母，有骸骨在，某乙來認親生男或女，何以驗之？試令某乙就身刺一兩點血，滴骸骨上，是親生，則血沁入骨內，否則不入。」[62]在古代，

---

60 黃箭鋒，《中國皇妃美容術》（新北市：心經典文化，2011 年），頁 189–190。

61 有關古代的法醫史，可參考：賈靜濤，《中國古代法醫學史》（北京：群眾出版社，1984 年）。該書在近代以來的意義，則可參考：張哲嘉，〈「中國傳統法醫學」的知識性格與操作脈絡〉，《中央研究院近代史研究所集刊》，44 期（2004 年），頁 1–31。

62 宋・宋慈著，高隨捷、祝林森譯注，《洗冤集錄譯注》（上海：上海

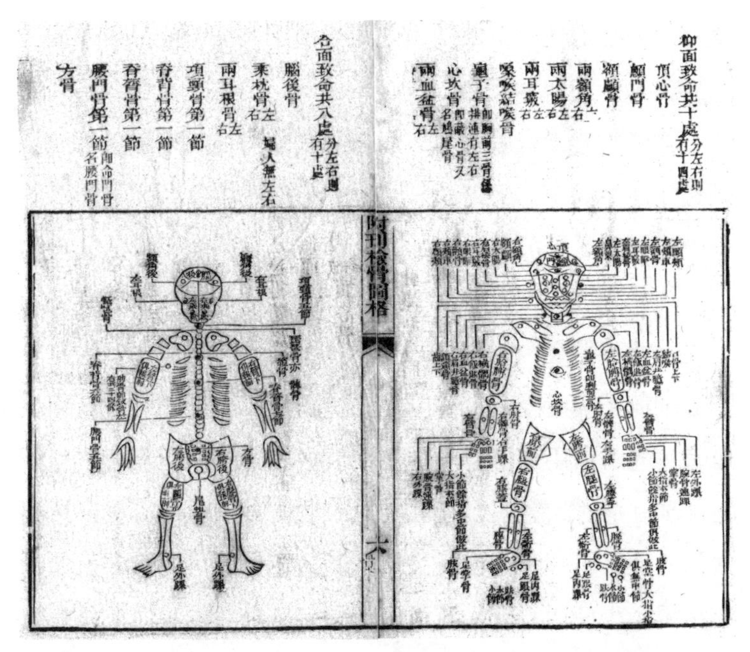

圖 5–9　《補注洗冤錄集證》原著宋慈，清代阮其新補注。

還有一種情況會需要認親，就是掃墓。因為古代的墓葬形式多為土葬，墳墓修築不若今日牢固，底層民眾更是如此，先人墳墓若遭大雨、洪水沖刷侵蝕，屍骨很容易外露，無法分辨，所以這時「滴骨法」就可以發揮作用，將生者的血滴在死者的骨頭上，若有血緣關係，血會被吸進去，那就可以確定是自己的親人；或有一說是頭髮能吸附於骨頭上，當父母墳地不知在何處時，後代子孫用自己的頭髮拉在地上拖，頭

古籍出版社，2014 年），頁 81。

髮被土地吸附住，下面即是先人骨骸，此法可能來自頭髮乃血液之延伸的觀念。[63]

就時代先後次序來看，滴血認親較可信的來源，應該是滴骨法演變而來。在文獻中，正式成書於 1742 年的《律例館校正洗冤錄》已清楚記載「滴血辨」，[64]在傳統滴骨法之後寫到：「親子兄弟，或自幼分離，欲相識認，難辨真偽，令各刺出血，滴一器之內；真則共凝為一，否則不凝也。但生血見鹽醋則無不凝者；故有以鹽醋先擦器皿，作奸矇混。凡驗滴血時，先將所用之器當面洗淨，或於店鋪特取新器，則其奸自破矣。」[65]此處點出後世所認知之滴血認親，其實為後出之法，而且已經積累很多識破作假的伎倆，可見民間可能也已積累不少使用經驗。有意思的是，該書認為滴血法仍存有很多疑慮，只有孫子可以驗祖先，較為準確。至於有一說夫

---

63 江紹原，〈（二十二）拖髮滴血試驗法〉，《語絲》，101 期（1926 年），頁 351–356。

64 有關該書成書年代之考證，可參考：陳重方，〈清《律例館校正洗冤錄》相關問題考證〉，《有鳳初鳴年刊》，6 期（2010 年），頁 441–455。至於該書在清代的應用，則可參考：陳重方，〈《洗冤錄》在清代的流傳、閱讀與應用〉，《法制史研究》，25 期（2014 年），頁 37–94。

65 清・律例館輯，《律例館校正洗冤錄》，北京大學圖書館電子資源〔律例館校正洗冤錄(一)：清・律例館輯：Free Download, Borrow, and Streaming: Internet Archive，擷取日期：2022 年 7 月 20 日〕，頁 37a。

妻的血滴在一起也會融合，但該書卻指出，夫妻的父母不同，故無法靠血液來驗證；至於抱錯孩子，因為這個孩子每天喝另一位「假媽」的人奶生長，所以滴血法未必可以驗出「真媽」。另外，血滴入碗中，若滴下的血液距離太遠，血球容易破裂，也很難融合，所以該書認為，使用這種方法必須小心謹慎才是。[66]

平心而論，影響傳統滴血認親之判斷準確的因素太多，古人也不是不知道。例如容器太大導致兩滴血不能接近，或於水中加入鹽或醋，則兩血融合甚易。不然就是在水中滴一滴油，則兩血不能融合，古人已有這些觀察。滴血認親的原理是父母與子女同根，「同氣相求、氣血相應」，而且孩子乃受父母「血氣滋化」而成人型，故兩者血液可以融合，本為常理；[67]不過，正史上的論述並不多，倒是民間史料的筆記小說、報紙記載不少，例如《閱微草堂筆記》或晚清的《益聞錄》等等。《益聞錄》刊載了一則 1894 年的判例，說是家住在浙江省舟山市定海廳的一名鄔姓男子，家中聘請一女傭，後來女傭意外懷孕，婆婆和媳婦都覺得有異狀，懷疑鄔男和女傭有姦情，於是鬧上法庭。後來官府擇日請鄔男和女傭，

---

66 清・律例館輯，《律例館校正洗冤錄》，北京大學圖書館電子資源，頁 37b。

67 高思潛，〈滴血研究〉，《紹興醫藥學報星期增刊》，94 期（1921 年），頁 5。

帶著生下的女嬰一起來官府，進行滴血認親，結果鄔男和女嬰的血液果然能相容，官府遂判定鄔男和女傭確實通姦，用竹板、荊條抽打鄔男一千下，女傭也被抽打背部二百下。[68]

不過，在1934年北平大學醫學院的一次實驗，徹底推翻滴骨法的科學性，這則實驗報告指出，不管何種禽獸之血，滴於人骨上都會滲入，沒有任何鑑別力，並正式刊載於《法醫月刊》上。[69]而民國時期的人也已樂觀相信，血液科學的進步終能釐清人類對於血統判定的諸多困惑，解決各式血統糾紛所導致的民事問題。[70]隨著科技的進步，靠血液來認親，也已不再是困擾現代人的問題了。

68 不著撰者，〈識姦滴血〉，《益聞錄》，1418期（1894年），頁508。
69 不著撰者，〈第十九例〉，《法醫月刊》，8期（1934年），頁99–105。
70 J. P. Rateliff，〈滴血驗親新法〉，《書報精華》，30期（1947年），頁51。

食與藥：從養生到衛生

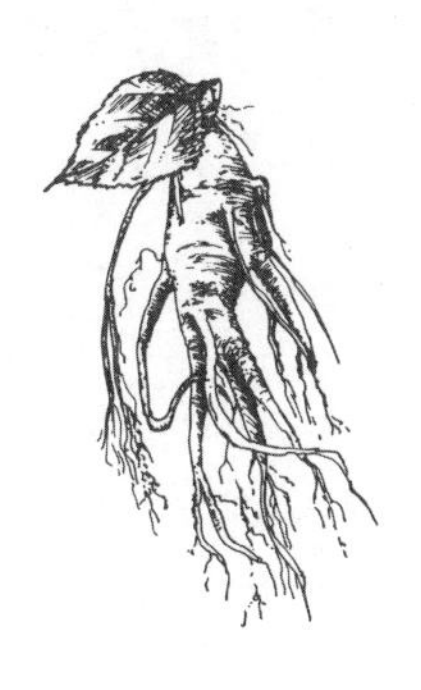
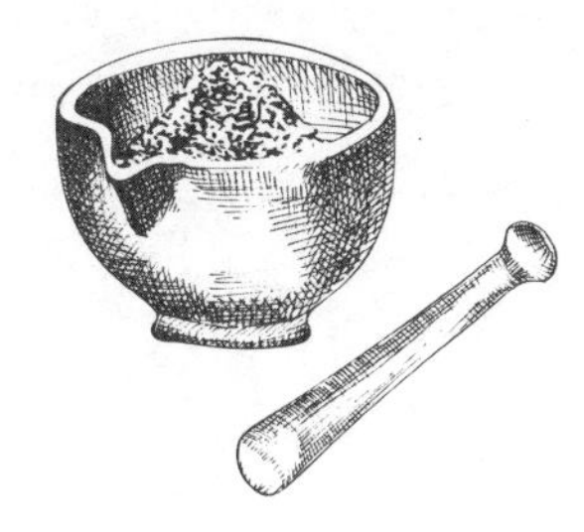

六

古代老人怎麼過好生活？
——清代《老老恆言》的養生智慧

現今，老年化、高齡化社會似乎已是全球化的趨勢，目前臺灣正面臨高齡化的危機，各類長照議題相當熱門。根據統計，我國自 2018 年起已進入高齡社會，老年人口比率達 14.56%（三四三．四萬人）；2026 年又將邁入超高齡社會，老年人口比率將達 20.8%（四八八．一萬人），也就是每五位臺灣人就有一位老人。照這樣的發展，2061 年老年人口比率將持續升高至 41.9%（七一五．二萬人），預計我國老化程度將成為全世界第二名，並超越韓國、日本及香港等地。[1]在可預見的未來，老年疾病與各種慢性退化疾病，不但將折磨老人，也會造成年輕人的生活壓力與日常照顧上的困擾。作為一位歷史工作者，不能不對社會現狀有所反思，並尋求古人智慧，一方面增進我們對「老人」的理解，一方面也思考可

1 楊晉瑋、陳星諭、陳俊良、楊賢鴻，〈臺灣中醫對於長期照顧患者的生活品質及心率變異之療效評估〉，《中醫藥雜誌》，29.1（2018 年），頁 42–43。

能的應對方法。

古代中醫與文人已有重視老人健康的相關書寫，但是總不成體系，原因是古代的老人並不算多，就清代的統計來看，在沒有戰爭、饑荒的影響下，扣除早夭的嬰幼兒，人口平均壽命大約是六十二歲左右，七十歲以上的老年人口只占總人口約 2%，人口結構不能算「太老」，未造成嚴重的社會問題。[2]不過，我們還是可以從歷史中探求蛛絲馬跡，汲取古人智慧。中國第一本老人養生專著，是北宋陳直所撰寫的《奉親養老書》（1085 年）。[3]根據陳秀芬的研究，在晚明文人所撰的養生書中，以壽親、養老為名的書籍最引人矚目。[4]這些作品的始祖就是陳直的《奉親養老書》，[5]經元代大德年間鄒鉉的續增，改名為《壽親養老新書》（1307 年）。《四庫全書

---

2 劉翠溶，〈清代老年人口與養老制度初探〉，收入：郝延平、魏秀梅主編，《近世中國之傳統與蛻變：劉廣京院士七十五歲祝壽論文集》（臺北：中央研究院近代史研究所，1998 年），頁 259–281。

3 皮國立，〈北宋「老人」的食療與養生內涵——以《奉親養老書》為核心的文獻分析〉，《史匯》，24 期（2020 年）。

4 陳秀芬，《養生與修身：晚明文人的身體書寫與攝生技術》（臺北：稻鄉，2009 年），頁 34–35。

5 諸家記載此書名不一，本文採日．岡西為人考證，《文獻通考》、《宋志》均作《奉親養老書》，而明代諸家則寫成《養老奉親書》，應以前者為正確，「養老奉親」之名應為元代重刊時的題名。《四庫提要》反以《文獻通考》倒置書名，乃錯誤之見解。引自：岡西為人，《宋以前醫籍考》（北京：人民衛生出版社，1958 年），頁 472。

總目提要》認為明代高濂的養生書《遵生八牋》中的〈四時調攝牋〉內容，即多本於《奉親養老書》，[6]足見該書對明清時期的壽親、養生書籍影響甚鉅。

本章要和大家介紹的，則是古代老人養生學的集大成著作，時代稍微晚些，是由清代曹庭棟（1700–1785年）在七十五歲時所撰寫的《老老恆言》。該書引用書籍遍及經史子集三百零七種，必有其可觀之處。曹氏最終活到八十六歲，應可視為一位「長壽老人」。該書出版於乾隆三十八年（1773年），乃用一位老人的觀點，娓娓道出日常生活中，老人需要注意的養生事項。

永樂大典卷之一萬一千六百十八　十四　巧

老　壽親養老書二

壽親養老新書壽親養老之事著於諸儒記禮之書備矣然自後世觀之則猶有未備焉者何也二帝三王之世風氣渾淪人生其間性質醇厚故能平血氣於未定方剛之際全筋力於欲衰將老之時人子之愛其親因其康強加以奉養為之安其寢處時其甘旨娛其耳目心志即可使之燕佚怡愉全生而益壽則禮經所載謂之備可矣後世大樸日漓真元日散七情為沴六氣乘之壯或夭傷老宜尪弱孝子慈孫服勤左右寢膳調娛之外尤不能不惟疾之憂而求之禮經則不過曰痛癢抑搔而已若秦越人過邯之所為醫曾未見之者錄顧得謂之備歟孝哉陳令尹通能紬是書於千數百年之後而特詳於醫藥治療之方凡為四時調攝食治備急合二百三十有三焉斯亦備矣吾鄉先哲太師文靖鄒公之曾孫敬直翁鉉推老老親親之念紬繹是書有[illegible]猶恨其說之未備也則又廣集前脩嘉言懿行奇事異聞與夫藥石膳羞器服之宜於佚老者釐為三卷而

圖6–1　《壽親養老新書》收錄於明代《永樂大典》

㈠高齡舉人的失眠解方

曹庭棟是清乾隆年間的舉人，生性恬淡，曾被舉官而堅

6 清・永瑢、紀昀等，〈子部十三・醫家類五〉，《四庫全書總目提要》，卷一三〇（北京：中華書局，1995年），頁2096–2097。

辭不就，於經史、詩文、詞章、考據等學問皆有所鑽研。他的家境優渥，所以生計方面可說不虞匱乏，故能潛心學問；日常生活就是寫作、彈琴、畫蘭竹、寫書法，相當愜意，這已經點出了一個重要的養生重點，亦即人生要能恬淡自適，做自己喜歡的事，方為長壽之根基。他認為，上述日常的休閒其實都是和情志、養心神，對身體健康非常有幫助。曹庭棟不是一位中醫，他在《老老恆言》中的觀點，其實是一種生活經驗的匯集與感言，而且多以居家生活為主，可見老年人多是以「居家」形態生活，以照顧自己的生活起居為重點。全書沒有「人子」的視角，更無呼籲讀者要孝順，這與中國近世以來很多養老的論述不同，其實反映的是另一種思維：老年人不要奢望子女幫忙，養生要靠自己，自己要去追求健康，故書內不特別強調「孝道」。[7]筆者覺得頗為實際，這樣的想法就是在避免「久病床前無孝子」的情況，自己的身體健康，終究還是只能靠自己來看顧。

曹庭棟關注的面向非常廣泛，首先是關於睡眠障礙，這恐怕是現代人的普遍問題。一般老人睡得少，容易醒，那該怎麼辦呢？曹庭棟認為睡覺前「以清心為切要」，要把一切思慮、計謀、擔憂全部放下，方能有好的睡眠。此外，睡覺最

7 本文所引原文皆引自：清・曹庭棟，《老老恆言》（長沙：岳麓書社，2005 年），頁碼不一一標出，僅列重要者。

好能向右側睡，這在佛家叫做「吉祥睡」，這其實是有科學根據的，因為左側臥睡會壓迫到心臟，容易不舒服，所以右側睡是較好的選擇。而最差的睡姿則為仰睡，他說古人已有言教：「寢不屍」，屍體都是平躺仰臥的，所以是犯了大忌。而睡覺時不要開燈，因為「目不外眩，則神守其舍」，能安心睡覺。亮光會阻礙睡眠與體內激素之分泌，所以曹氏所論，相當符合科學根據。此外，曹氏說「多言傷氣」，提醒人們睡覺前不要過度聊天，以免神志不安，阻礙熟睡。[8]

老人睡覺時還必須注意保暖，特重腹部，所謂「腹為五臟之總，故腹本喜暖。老人下元虛弱，更宜加意暖之」。古人的肚兜和腰彩（繫在腰間的彩巾）等衣飾配件，皆有保暖之意。至於很多人都有吃宵夜的習慣，曹庭棟認為，《內經》記載：「胃不和則臥不安。」[9]吃點東西暖暖胃是可以的，例如熱湯或薄粥，都是好的選擇，至於酒、辣椒、薑湯，則會讓氣血動散，使老人無法快速入睡，所以睡前要避免食用。曹氏認為老人不一定要戒酒，反而認為古人常在中午後喝酒，「藉以宣導血脈」，故適量飲酒有益健康，在古人的思想中就是因為可以活血。[10]而古人多喝茶，有所謂「只愁睡少夢君稀」，正是指茶對睡眠有負面影響。曹氏認為喝茶除了能解油

8 清・曹庭棟，《老老恆言》，頁 27–28。
9 清・曹庭棟，《老老恆言》，頁 29–30。
10 清・曹庭棟，《老老恆言》，頁 22。

膩外，好處並不多，甚至語帶批評，認為除了讓人臉部發黃外，還有：「茶能解渴，亦能致渴，蕩滌精液故耳。」[11]所以多喝茶並沒有益處，以現代科學來說就是「利尿」，古人則認為會將身體的津液過度排出，傷及身體、導致虛損，甚至還愈喝愈渴，是一項蠻有趣的觀察。

㈡少洗澡，住暗房

在個人清潔衛生方面，曹氏的觀點相當特別。他認為不要常常洗澡，因為洗澡會使全身毛孔張開，「令人耗真氣」；老年人也不要常洗頭，而是應該要常梳頭，避免罹患頭風，洗臉則要用熱水行血氣，用冷水洗臉只會讓皮膚暗沉無光澤。[12]這些呼籲不完全是現代話語下的「衛生」，或白話說的「乾淨」，而比較像是傳統意義上的「養生」。

至於在日常起居上，他提到早晨最好能把窗戶打開，掃除一遍，為什麼呢？因為他認為房子內不通風、缺乏清理，日久則會產生「故氣」，這種氣「同鬱蒸之氣，入於口鼻，有損脾肺」。[13]大概是指房屋久未居住，一進去都會有種奇怪的味道，我想很多人都有此種經驗，那大概就是指「故氣」吧。所以房間要常常保持通風與定期清掃，才會對健康有益。至

11 清・曹庭棟，《老老恆言》，頁 21。
12 清・曹庭棟，《老老恆言》，頁 15–16。
13 清・曹庭棟，《老老恆言》，頁 53。

於居宅的選擇，則須牢記古訓：「卑濕之地不可居」，居宅最好能墊高或鋪上木板、地毯，隔絕濕氣。日常的濕氣會傷害皮膚和脾胃，導致泄瀉之疾，而且筋骨痠痛之症，更需遠避濕氣重的居住環境。[14]若整個住宅幾乎都照不到太陽，也不適合居住，因為陰氣逼窒，更對老人健康有害。那麼，有了好宅後，老人的房間要安排在哪裡呢？古人也有講究。曹庭棟認為，老人的房間最好設置在東邊，因為蘊含「生生之氣」（筆者按：孕育與生發生命的氣），對健康有益；而住宅的西邊一般認為陰氣較重，北方則是濕氣重，兩個方位對老人的養生都有害處。最有意思的是，作者引古代陰陽家之說，所謂臥房暗則能「斂神聚氣」，亦即平日房間偏暗比較好，不能太過明亮，又引《易經》卦辭曰：「君子以向晦入宴息」，表示君子應天時晚上便要入臥房休息，皆論及晚上或陰暗之時間、空間條件，與良好睡眠之關係。

㈢做日光浴，午後少食

在飲食方面呢？古語常云：「吃飯皇帝大」，又有「藥補不如食補」之說，可見食養、食療在日常養生中的重要性。身為老人的曹庭棟，頗有獨到之看法，首先，老人的早餐不宜過於豐富，最好是早上喝熱粥一碗，「能推陳致新，生津快

---

14 清・曹庭棟，《老老恆言》，頁54。

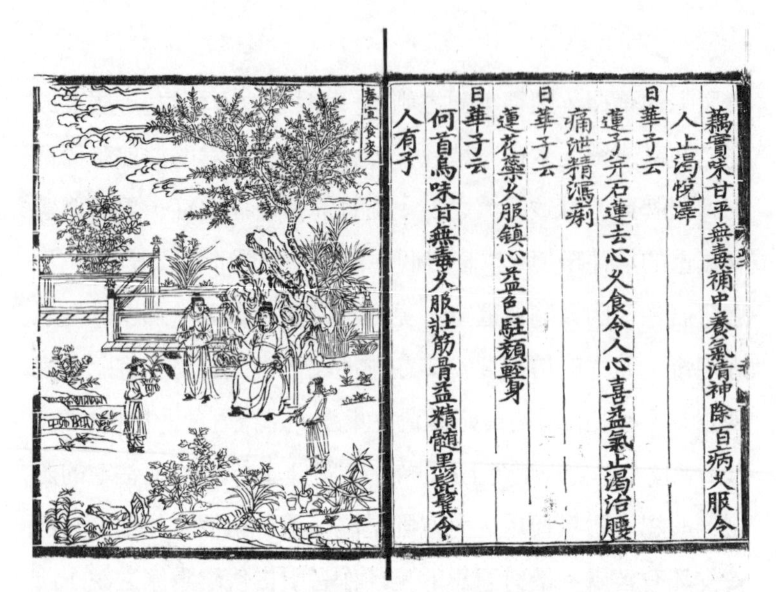

藕實味甘平無毒補中養氣清神除百病久服令
人止渴悅澤
日華子云
蓮子并石蓮去心久食令人心喜益氣止渴治腰
痛泄精瀉痢
日華子云
蓮花藥久服鎮心益色駐顏輕身
日華子云
何首烏味甘無毒久服壯筋骨益精髓黑髭鬢令
人有子

圖 6–2　《飲膳正要》為中國第一本講述飲食、營養保健的專書

胃」。吃完後，如值日晴無風，可以在南邊的窗前，背向日光而坐。《列子》所謂：「負日之暄」，讓脊樑得有微暖，能使遍體和暢，對老人之氣血有所助益，其實這就是古人所言，要重視背後最重要的「督脈」（筆者按：在人體生理學的位置就是脊椎）；[15]只要讓整個背部進行類似自然日光之「熱敷」，則氣血通暢，身體自然健康。平常飲食切忌油膩，還有「瓜果生冷諸物」更應減少食用。因為古人認為脾胃喜歡溫暖，生冷之物必傷脾胃，必須慎重。

午後必須少食，但不是像現代人「怕胖」，而是因為「日

15 李建民，〈督脈與中國早期養生實踐——奇經八脈的新研究之二〉，《中央研究院歷史語言研究所集刊》，76.2（2005 年），頁 249–313。

西而陽氣虛」，陰氣漸重，所以「午後即宜少食，至晚更必空虛」，亦即晚上要以少量進食為原則，[16]很符合現代飲食健康之準則，但理論則完全不同。在進食原則上，老人更要把握「勿極饑而食，食不過飽；勿極渴而飲，飲不過多」的原則，短時間的大吃、大喝最為傷身。曹氏還舉《道德經》謂：「五味令人口爽。」即進食的時候不能混雜太多味覺的刺激，進食總以單純、少量為原則。曹氏認為，老年人很多疾病，特別是腸胃方面的問題，只要能注意「少食」，血脈就會流暢，疾病即可慢慢康復。[17]

另外就是老年人的心情，要特別加以照護，老人自己也要有所體認，自己年事已高，喜、怒、哀、樂等情志都不要太過，以免傷身。曹氏認為，老人還是要動動腦，思考才不會枯竭，但是也不要攬太多事在身上，以免傷神勞心。與朋友聊天，「偶聞世事，不必論是非，不必較長短」，才不會傷了和氣，談論時大呼大笑，皆耗人元氣，必須加以節制。而老人脾氣較為急躁，常被子孫視為「老頑固」，其實這是生理問題所導致，所謂「老年肝血漸衰，未免性生急躁」，需於心中常抱「耐」字處之，則血氣既不妄動，神色亦覺和平，就可達到養生兼養性。這些感觸與曹庭棟個性喜安靜、不喜吵

---

16 清．曹庭棟，《老老恆言》，頁 18–19。

17 清．曹庭棟，《老老恆言》，頁 20。

鬧，交友不算太廣泛，喜歡「自得其樂」的生活體驗有關。

以上所舉，僅為《老老恆言》全書大要，事實上中醫養生學的內容，還有相當多元的風貌，值得繼續探索。[18]僅就此書所言，幾乎沒有涉及藥物治療與調養的部分，那是因為曹庭棟不喜歡服藥，他不相信醫者所開之藥方，可以完全治好疾病，他認為養生要靠自己。所以，他的觀察與建議，未及藥補與藥療之範疇，中醫還有許多藥物、食物的養生內容值得挖掘，若能將其融入現代老年醫學當中，未來應該有更好的發展契機。[19]古人常言：「家有一老，猶有一寶。」並非只是字面上的意義，而是希望世人都能警醒，注意家中老人的健康與心情，當社會上有了這樣一份溫暖與關懷，自然能減緩人們對高齡化社會的隱憂。我想，這是一種人文學者對現實的關懷，大部分的人都樂於迎接新生命，卻對漸漸老去和受病痛所苦的長輩冷漠以對，常視之為麻煩與累贅。而終有一天，你我都將變老，我們該如何孤身自處？希望本篇能給您一些啟發。

---

18 例如：曹洪欣，《中醫養生大成》（福州：福建科學技術出版社，2012 年），該書後續已出版三部，內容相當豐富。

19 洪瑞鴻、楊潤、李育臣，〈老人照護的推手——中醫〉，《臺灣老年醫學暨老年學雜誌》，12.4（2017 年 11 月），頁 236–244。

七

近代中國人追求「衛生」的故事

2020年初，新冠肺炎疫情席捲全球，起初中國大陸的疫情相當嚴峻，連帶使得各國人士歧視帶有黃種人臉孔的中國人乃至亞洲人，是「不衛生」、「骯髒」的民族。那麼，「衛生」在近代中國的樣態為何？中國人是否真的「不衛生」？或怎麼開始著手追求「衛生」的？這些疑問值得我們從歷史中來尋求解答。

歷史學界相關「衛生史」的研究相當豐富，基本共識皆為，中國人自古以來就有養生之事，追求長壽不老的渴望，古今皆同。但對於一種具有公共性的、一種由政府自上而下設計制度的「衛生」字詞，卻是近代以後才有的事。舉例來說，即使像北京這樣的大城市，在明清時給人的印象也滿是灰塵、人畜糞穢四溢，一般人走在泥濘、積水且凹凸不平的危險路面上，不但習以為常，並要習慣與臭穢的城市氣味共伴。[1]晚清著名知識分子鄭觀應（1842–1922年）曾在《盛世危言》中表示，受西方制度影響的上海租界街道，顯得寬闊

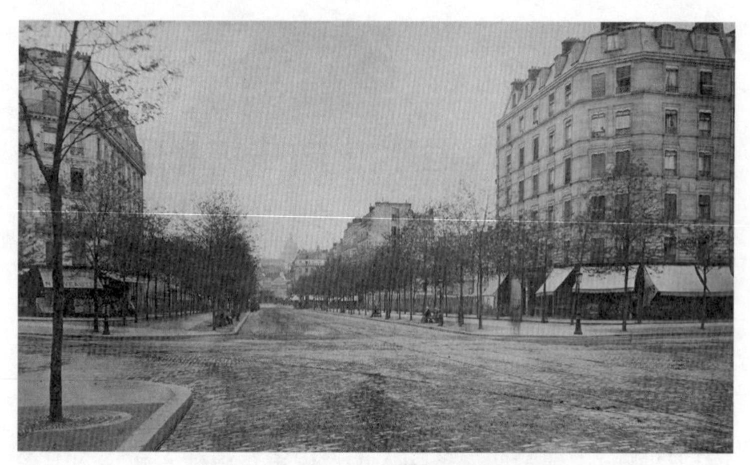

圖 7–1　十九世紀法國巴黎的街道

平整而潔淨，中國人所居住的「華界」則是汙穢不堪，舉目所見都是牲畜的糞尿和垃圾，人們可隨處便溺，這樣令人「掩鼻而過」的慘況，難怪西方人要看不起中國人了。曾經到巴黎旅遊的康有為（1858–1927 年），也見識到當時法國道路之平整、衛生，並認為中國衛生樣態與行政系統之落後，有礙國家體面與聲譽。[2]而晚清來華的外國人，更是對中國人的「不衛生」產生不少負面觀感。[3]早在十八世紀，現代之公

1 邱仲麟，〈風塵、街壤與氣味：明清北京的生活環境與士人的帝都印象〉，《清華學報》，三十四卷 1 期（2004 年），頁 181–225。

2 可參考：余新忠，《清代衛生防疫機制及其近代演變》（北京：北京師範大學出版社，2016 年）。

3 李尚仁，〈健康的道德經濟：德貞論中國人的生活習慣和衛生〉，《中央研究院歷史語言研究所集刊》，第 76 本第 3 分（2005 年），頁

共衛生觀念與設施，已在歐洲各大城市逐步施行，中國的腳步要慢了近兩百年左右，顯然無法立刻趕上歐美都市的水準。

㈠落後中國

對中國各種「不衛生」的指陳，其實都可以找出背後的一些原因。首先，即使到了 1937 年，北京內、外城公廁也只有六百二十七處，當時北京約有一百七十多萬人，平均二千七百一十一人使用一間廁所，[4]故直至 1949 年以前，在北京街上看到隨地大小便的狀況，是習以為常的；甚至地方政府在北京內城任意開挖，建立糞坑糞場，導致臭氣熏天，故而影響環境衛生。髒亂環境所孳生的蚊蠅，帶來夏季的霍亂、痢疾等疾病，[5]那些衛生硬體設施的不足與落後，絕對是中國人不衛生的元凶之一。此外，貧窮也加劇了不衛生的狀況，根據 1926 年的調查，北京郊外的一個村莊內，為了維持「基本」生活，平均每一百家就有四十四家靠借貸度日，人們全年吃「白米」不到五次的家庭，竟占了四分之三。一般人家

467–509。

4 根據其他學者研究，當時北平只有約一百五十多萬人，可能是統計上的不同，故需特別指出，若在這個基數，則是約二千四百人搶一間廁所。參考韓光輝，〈民國時期北平市人口初析〉，《人口研究》，6 期（1986 年），頁 41–46。

5 于德源，《北京災害史》（北京：同心出版社，2008 年），上冊，頁 465、473。

中所謂的蔬菜，都是以鹹菜居多，肉食更不必多談。貧窮帶來的是饑餓與疾病，對於生活沒有品質的多數民眾而言，若要談「保衛生命」，那意義可能真的是僅止於「溫飽」二字而已，活著都不容易，要怎麼能兼顧整齊清潔呢？[6]

過去的歷史教育，著重政治史、軍事史，廣大民眾的日常生活與身體狀況，少有人關注。近幾年由於醫療史、身體史、疾病史等，各種新的研究領域漸次開展，甚至所謂大眾史學的風氣，也在這幾年達於興盛，底層小人物和小歷史的書寫已蔚然成風，因此我們才逐漸知道，原來近代中國的人有很多都是病死、餓死、吸毒而死。舉例來說，上海一般家庭的嬰兒死亡率極高，甚至街頭上有許多「路倒屍」，每年都以上萬人計，他們「死無人知」，只能由慈善單位收屍，埋在城市西邊的萬人坑。如果連上海這樣進步的地區都是如此，其他地方的情況可想而知。[7]

另外一個普遍被人質疑的就是公德心問題，這與「衛生」有什麼關係呢？其實百年前的政治人物和知識分子，從來就不覺得公德心只是一種道德表現或個人修養而已，它的背後

---

6 于德源，《北京災害史》，上冊，頁468。

7 法・安克強，《鐮刀與城市：以上海為例的死亡社會史研究》（上海：上海社會科學院出版社，2021年）。美・華璋，《懸壺濟亂世——醫療改革者如何於戰亂與疫情中建立起中國現代醫療衛生體系(1928–1945)》（上海：復旦大學出版社，2015年）。

含有各種對人的外在行為表現之觀察。文人魯迅曾感慨地說：「中國公共的東西，實在不容易保存。如果當局者是外行，他便將東西糟（糟蹋）完；倘是內行，他便將東西偷完。」[8] 顯示中國人常常是「各人自掃門前雪，莫管他家瓦上霜」。費孝通（1910–2005年）也曾抨擊中國人的自私，和衛生相關的，就是他認為「掃清門前雪」還算是了不起，普通人把垃圾在門口的街道上一倒，就完事了，他抨擊：「蘇州人家後門常通一條河，聽來是最美麗也沒有了，文人筆墨裡是中國的威尼斯，可是我想天下沒有比蘇州城裡的水道更髒的了。什麼東西都可以向這種出路本來不太暢通的小河溝裡一倒，有不少人家根本就不必有廁所。明知人家在這河裡洗衣洗菜，毫不覺得有什麼需要自制的地方。」[9] 費孝通大嘆，公德心就在這裡被自私心驅走，沒有公共公德，當然也就不可能有「衛生」。

㈡由政治展開的「新文化運動」

第一位細緻觀察，並嚴厲抨擊中國人國民性中自私、不衛生、不清潔的政治人物，就是蔣介石。他認為必須以政治力量並結合軍事教育，來改革中國人的國民性。南京國民政

---

8 岳南，《陳寅恪與傅斯年》（西安：陝西師範大學出版社，2008年），頁116。

9 費孝通，《鄉土中國‧鄉土重建》（北京：生活‧讀書‧新知三聯書店，2021年），頁22。

府成立後，他在 1929 年的一場演講中表示，很多人從美國回到中國後，看到中國種種衛生不好、經濟落後的狀況，不免會大失所望，但這些現象都只是表面的、暫時的。他樂觀地對在場的美國記者說，當時已統一中國的中央政府，在未來六至八年內，可將國內的一切建設加以完善。[10]蔣介石沒有食言，幾年後，他推展了「新生活運動」，將清潔衛生和公德心的條目灌注在政治運動中，希望藉由動員人民，來全面更新中國人的國民性與衛生觀。[11]當中最為人所知的，就是國人「隨地吐痰」的惡習，1936 年，一篇在《申報》上刊登的文章，用〈吐痰如投炸彈〉當小標題，指出：「中國人最不良的習慣為隨地吐痰。」該文作者認為，機關槍手榴彈可致人於死，但隨地吐痰吐出的細菌，也會致人於死，殺傷力是同樣可怖的。[12]而蔣介石夫婦也都厭惡中國人隨地吐痰的情況，認為那就是沒有公德心，也是不能合群的表現，[13]所以蔣介石不論對國軍或是人民演講，皆反覆強調清潔衛生和不要隨地吐痰的重要性。

---

10 吳淑鳳編，《蔣中正總統檔案：事略稿本》（臺北：國史館，2011 年），第六冊，1929 年 6 月 29 日，頁 105–108。

11 日・深町英夫，《教養身體的政治：中國國民黨的新生活運動》（北京：生活・讀書・新知三聯書店，2017 年）。

12 李兆璋，〈肺癆普通講話〉，《申報》，1936 年 9 月 29 日，第 5 張。

13 高素蘭編，《蔣中正總統檔案：事略稿本》（臺北：國史館，2018 年），第二十二冊，1933 年 9 月 10 日，頁 325–326。

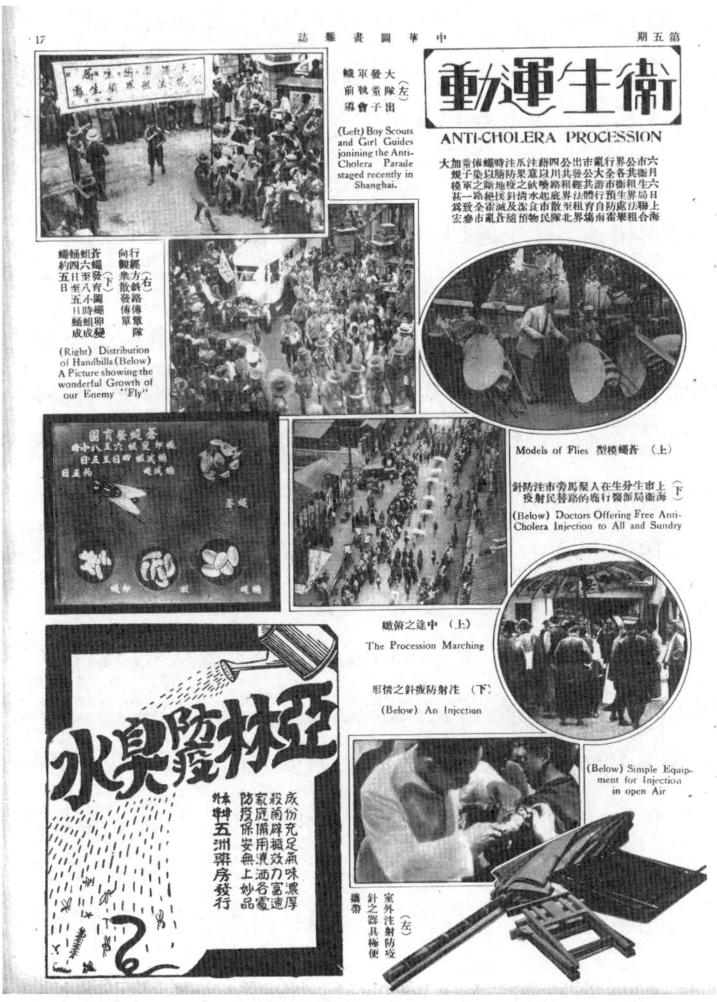

17　中華圖畫雜誌　第五期

衛生運動

ANTI-CHOLERA PROCESSION

六月六日上海市衛生局聯合公共租界法租界各界衛生處舉行全市預防霍亂大遊行自南市公共體育場出發經法租界至公共租界北四川路底散隊藉以喚起市民注意飲水食物之清潔注射防疫針及隨時隨地採滅蒼蠅斷絕霍亂傳染之路全市童子軍一致參加規模甚為宏大

（左）大隊出發童子軍執會轅前導

(Left) Boy Scouts and Girl Guides jonining the Anti-Cholera Parade staged recently in Shanghai.

（右）行經方斜路傳單隊向觀衆散發傳單

（下）蒼蠅發育圖　蠅卵變蛆六至八小時　蛆成蛹四日至五日　蛹成蠅約五日

(Right) Distribution of Handbills (Below) A Picture showing the wonderful Growth of our Enemy "Fly"

（上）蒼蠅模型　Models of Flies

（下）上海市衛生局分派醫生在行人聚臨的馬路旁替市民注射防疫針

(Below) Doctors Offering Free Anti-Cholera Injection to All and Sundry

（上）中途之俯瞰

The Procession Marching

（下）注射防疫針之情形

(Below) An Injection

（左）室外注射防疫針之器具極便攜帶

(Below) Simple Equipment for Injection in open Air

亞林防疫臭水

成份充足氣味濃厚　殺菌辟穢效力富速　家庭備用澆洒各處　防疫保安無上妙品　本埠外埠五洲藥房發行

圖 7–2　《中華圖畫雜誌》宣傳「衛生運動」的各項活動

這個時代，講衛生成了一種流行的運動，不管在軍隊還是在政府機關，小至學校、家庭，都可以是實踐「衛生」的基本單位。1928 年，南京國民政府通過《汙物掃除條例》、《衛生運動大會施行大綱》等文件，規定每年 5 月 15 日與 12 月 25 日兩天為各城市的衛生運動日，後來演變成春季衛生運動和冬季衛生運動。如此盛大之舉措，實在是因為過去的中國太不衛生。法令規範，活動第一天必須以陳列衛生標本和書畫、邀請衛生專家演講為主，希望能引起民眾對衛生運動之興趣，宣傳公共衛生知識；第二天則是衛生大掃除與遊行等活動。衛生運動甚至還透過報紙、電影、傳單等管道，來傳遞衛生知識，並希望藉此下達至一般民眾的日常生活。[14]

1930 年代中，還有廣播定時播放所謂的專家「衛生演講」，包括在「(上海) 市政府電臺」、「大陸電臺」以及「中西電臺」等頻道上，都有固定時段向民眾放送。演講者可說集一時之選，包括著名西醫李廷安（1898–1984 年）、汪企張（1885–1955 年）、顏福慶（1882–1970 年）、丁惠康（1904–1979 年）、范守淵、龐京周（1897–1966 年）等人。而且上海市商會還發出布告，與各廠商聯合刊登廣告，舉辦「國貨衛生用品展覽會」。[15]要將「國貨」商品與「衛生」概念連結在

14 余新忠主編，《清代以來的疾病、醫療和衛生》（北京：生活・讀書・新知三聯書店，2009 年），頁 358–359。

15《申報》，1937 年 6 月 1 日，本埠增刊第 1 張。

上海市商會
商品陳列所主辦
國貨衛生用品展覽會
今日下午二時開幕恭請各界觀禮
參加‧廠‧商
化妝品類
用品類
食品類
日期
地點
歡迎參觀
不收門票

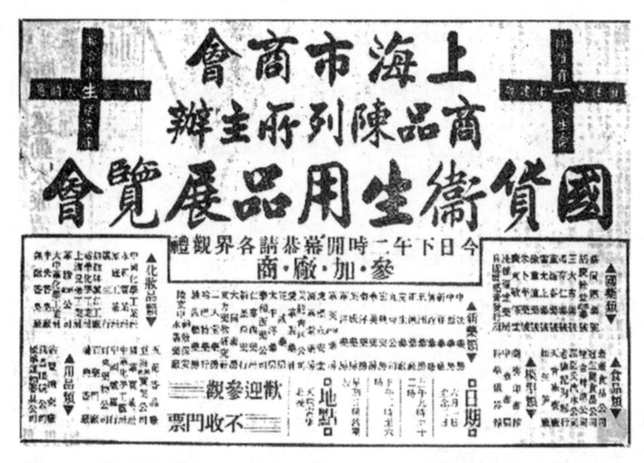

圖 7–3　《申報》1937 年 6 月 1 日宣傳國貨衛生用品展覽會之廣告

一起。「衛生」不但是一種國民信條，也成了商品和消費文化上的寵兒，我們今天所熟知的衛生衣、衛生筷、衛生杯、衛生棉、衛生紙等商品，大概都是在 1920–1930 年代間大量出現，由此可以知道「衛生」已成為當時最流行的行動準則和商品概念。

爾後，國民政府更在政治上改弦更張，希望藉由改變人們的習慣與道德，規範外在行為，使人們過著一種衛生、有紀律的生活。1934 年 2 月，蔣介石在江西南昌發起「新生活運動」，他希望從中國傳統文化中提取若干精神與思想，例如「禮義廉恥」，來建構一種政治與社會教育的氛圍。該運動包含了食、衣、住、行等基本日常生活之規範準則，內容以提倡禮貌、紀律、品德、秩序、衛生整潔等習慣為重點。蔣介石發起這個運動的目的有很多，其中之一就是要將中國打造成一個文明與現代化的國家，國人不再被外國人歧視為衰弱、未進化的民族，衛生是其中的重要條目。[16]

㈢「幼兒版」新生活運動

邁入文明國家，要從何做起呢？蔣介石認為要先從「修身」這類小事做起，因為它是治國平天下的基礎。他曾摘錄《尚書》、《易經》、《禮記》、《春秋》等經典適用於現代者，作為編輯修身課本之參考依據，可見蔣介石對古代禮節、道德之重視。他非常在意國人不衛生或自私的行為，例如他曾說「中國人最大的毛病，就是對於自己的舉止行動，絲毫不加檢點。隨便咳嗽吐痰，不但不懂得衛生，更不講究禮貌，以致為外國人鄙視」。[17]其實，蔣介石認為中國人太自私，不

---

16 研究非常多，可參考日・段瑞聰，《蔣介石と新生活運動》（東京：慶應義塾大學出版會，2006年）。日・深町英夫，《教養身體的政治：中國國民黨的新生活運動》（北京：生活・讀書・新知三聯書店，2017年）。黃金麟，〈醜怪的裝扮：新生活運動的政略分析〉，《台灣社會研究季刊》，30期（1998年），頁163–203。雷祥麟，〈習慣成四維：新生活運動與肺結核防治中的倫理、家庭與身體〉，《中央研究院近代史研究所集刊》，74期（2011年12月），頁133–177。皮國立，〈思考日記的另一角度：公衛史研究〉，呂芳上主編，《日記與民國史事》（臺北：政大人文中心，2020年），頁49–98。

17 高素蘭編，《蔣中正總統檔案：事略稿本》，第二十七冊，1934年9月17日，頁561。

是他個人的主觀，有許多知識分子都有類似的言論，已如前述。蔣介石認為，一個「現代人」必須具備「私」的修身功夫，和不影響他人健康之「公」的衛生行為。所以蔣介石才會說：「除個人私德的修養外，要注重公德、公益和公共衛生。」要造就一個現代模範國民，也是新生活最重要的條件，就是追求衛生，其外在表現就是各方面可見的「整齊清潔」。[18]

若舉兒童與青少年為例，兩類人皆為國家未來的主人翁，他們的行為準則與身體規範，是新生活運動的重點展示項目。1935 年，上海的《中華》雜誌刊出了一篇名為〈小朋友的新生活〉的短文，[19]用真人來展示日常實踐，一張頁面共刊載了十二張照片，各有不同的內涵（圖 7–4）。其中圖片左上的照片是展示有禮貌、有精神的坐姿、立正的姿勢和精神飽滿的步伐，還包括幼兒讀書、寫字的正確姿勢等等。這些圖片，包含了新生活運動的精神，也有蔣介石的個人理想在內。他早年就讀日本軍事學校，後來到日本參訪，皆體驗到日本之強盛、紀律與規範化的軍事生活，再加上蔣介石自己也帶兵，所以當他有能力可以推展內政時，很自然地就將過去的日本經驗化為政治運動的內涵。他認為，一個人坐沒坐樣、站沒站直，就是身體與精神委靡不振的象徵，一個文明人當然不

18 周美華編，《蔣中正總統檔案：事略稿本》，第二十八冊，1934 年 12 月 25 日，頁 622。

19〈小朋友的新生活〉，《中華（上海）》，31 期（1935 年），頁 32–33。

能有如此舉止。其次，這幾組圖片源於蔣介石認為中華民族是最「重禮義」、「明廉恥」的民族，日常生活應該是高尚的，但時至近代竟然反有粗野卑陋之態，這就是不講「禮義廉恥」了。[20]所以首先必須提倡「禮」，來端正品格與人心，故左下頁面所展示的，是鞠躬和接受老師物品時的正確姿勢。還有幾張照片（圖 7–4 右下），則是遇到朋友時應該行的握手禮、鞠躬禮、脫帽禮和「最敬之敬禮」等姿勢。蔣曾言：「我看到

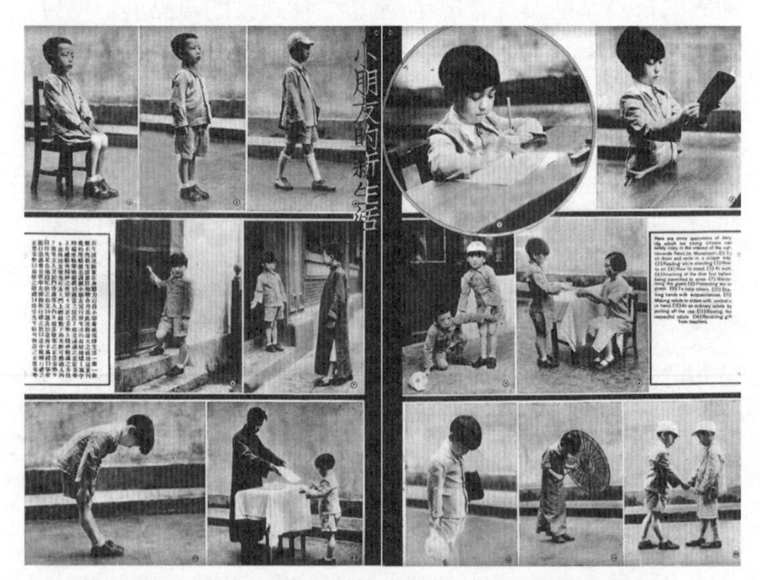

圖 7–4　上海《中華》雜誌〈小朋友的新生活〉系列圖

20 高素蘭編，《蔣中正總統檔案：事略稿本》，第二十六冊，1934 年 5 月 15 日，頁 79–80。

接文憑的幾個學生敬禮的時候，雖然內心都有十分誠敬的意思，但外表每每有動作不確實，因而失節度的地方。照敬禮的規矩，敬禮的人一定要等受禮的人兩個眼睛看到他並且答完禮之後，然後自己的手纔（才）能放下，今天就有少數的學生不是如此。」[21]這幾張圖片，可以說把蔣的意思圖像化，很清楚地展示了正確之身體行為。蔣還認為，所謂「禮義廉恥」是有順序的，沒有「禮」的人，就不會有義氣，更不可能有「廉恥」，所以像是敬禮姿勢、態度等，是做人首要之事。[22]

為什麼是外在的身體行為表現被重視呢？如此會不會流於形式主義？情況恰恰相反。因為蔣介石認為，談到「禮節」，必須同時具備心中敬意和外在行為之敬意，只把「禮」放在心中，而忽略外在行為準則，就是把事情只做一半，也是「無禮」。又因為內心世界無法覺察，第一眼給人的印象往往是外在表現，所以蔣認為行禮時頭應該彎多少度、彎下時間應當多少，都應該有一定的準則，有節度與規矩，才算「有禮」。他的話完全可以印證圖片上這些孩子的示範，是展示「禮」的身體準則。其他還包括客人進門，主人必須在旁肅立接待，以及端茶敬客的正確禮節，同伴跌倒要立刻扶起等

21 周美華編，《蔣中正總統檔案：事略稿本》，第二十四冊，1934 年 2 月 2 日，頁 250–252。
22 高素蘭編，《蔣中正總統檔案：事略稿本》，第二十二冊，1933 年 8 月 20 日與 9 月 8 日，頁 65、272–273。

呼籲，涵蓋了日常生活的多種身體規範。

這些對身體的要求，也並不是在新生活運動時才開始的，早在 1931 年 4 月，蔣介石至故鄉武嶺小學校大禮堂，對全體師生施以訓詞時就談到：「我們溪口兒童有一種不好的習慣，就是開口罵人、動手打人。你們以後切不可相打相罵，必要相親相愛。溪口人還有一種壞習慣，就是衣服不整齊、鈕釦不扣好、身手不清潔，最不好的就是口裡含了香烟在路上行走。」蔣介石認為，若能注意、做好這些細節，就可以擁有好的品行和品格，未來才可以做大事、幹革命。[23]另外，兒童象徵生命的起源、國家之希望，所以新生活運動中有不少圖像多與兒童健康、教育發展有關。例如圖 7–5 廣東曾舉辦兒童健康比賽，選出優勝的健康兒童。

這類比賽，在新生活運動後屢見不鮮，可能還與當時的衛生觀、強國強種的時代思潮有所連結。其次，圖 7–6 還可見新、舊兒童生活之比較：左邊的是過舊生活的兒童，臉龐看起來髒兮兮的，領子也沒有理整齊，東張西望；右邊過新生活的孩子，則是衣著面容整齊、清潔，眼神直視，還戴個類似軍人的帽子，胸前則別上了象徵新生活的盾牌徽章，一派正經模樣，象徵端正、紀律和希望，用今天的話來說，就是充滿正能量。

---

23 高素蘭編，《蔣中正總統檔案：事略稿本》，第十冊，1931 年 4 月 9 日，頁 413–414。

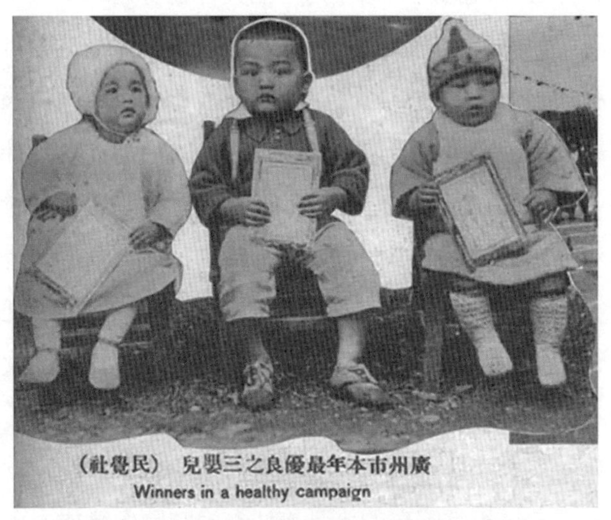
廣州市本年最優良之三嬰兒（民覺社）
Winners in a healthy campaign

圖 7–5　廣東曾舉辦兒童健康比賽獲獎兒童照

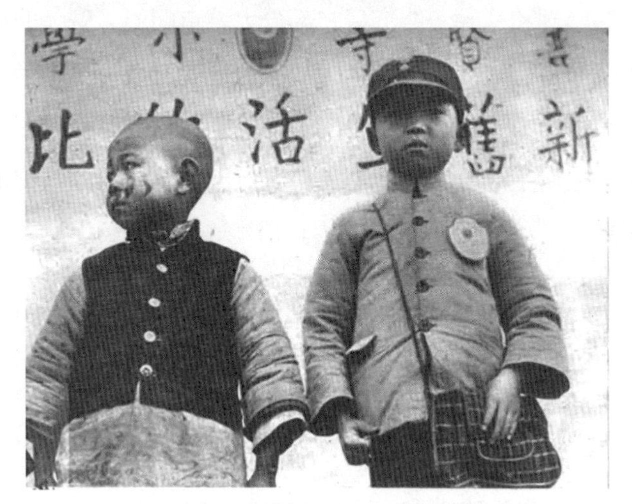

圖 7–6　新、舊兒童生活之比較

蔣介石一直認為，國人的生活與外在身體舉止常常給人一種落後、不文明的感覺，他的主張與想法，雖不免有些僵化與制式，但他卻是真心希望中國能躋身於世界文明國家之列。故他希望國民之一舉一動、一言一行，都要有精神、有規律，才配做個現代人。[24]而有研究者認為，蔣介石的「新生活運動」過於重視小地方、小細節，把清潔衛生的行動帶往「細瑣化」的發展，這確實是一個大問題，太過重視細節，是蔣介石個性上鮮明的特點。[25]但不能說他沒有抓住大時代的動向，也無法否認他洞悉了近代中國人落後的主因，試圖透過運動來全面提升國人形象的努力。[26]終究，要建立一種自覺與公德是相當困難的，且無法在短時間內達成。可惜，這樣的熱潮和運動，終究只在部分大城市開展，廣大的農村和內陸城市還來不及推動，中國的命運就已被中日戰爭和國共內戰所左右。最後，衛生的現代體制和相關商品是留下足跡了，但衛生的公共性與個人自覺，則仍待後面的歷史來持續開展。

---

24 高明芳編，《蔣中正總統檔案：事略稿本》，第十八冊，1933年1月23日，頁175–176。

25 雷祥麟，〈習慣成四維：新生活運動與肺結核防治中的倫理、家庭與身體〉，《中央研究院近代史研究所集刊》，74期（2011年），頁133–177。

26 皮國立，《國族、國醫與病人：近代中國的醫療和身體》，頁221–286。

八

談談古人如何「防疫」？

2020 年爆發的新冠肺炎疫情，著實讓全球各國傷透腦筋。臺灣也從一開始的防疫模範生，轉到 2021 年中的「破功」，再轉到 2023 年中的與病毒共存，中間實在經歷太多轉折。身處於其中的民眾，常有茫茫然明日不知又將面臨什麼變化的不安全感。處在這樣的時代，歷史學者如何自處，又將如何回應這個世界的改變呢？本篇僅是一個嘗試，藉由書寫一種科普知識，來和讀者談談古人預防傳染病的方法，談一些食物和調養方法，希望至少透過文獻的梳理，能給讀者帶來一些趣味與日常可實行又安全的防疫法。

㈠古人比你想的還先進！「清冠一號」的源頭

說起「防疫」一事，傳染病自上古時期就已肆虐人類，中國古人早有經驗，商周時期，就有不少洗手、重視用水清潔的記載，至漢朝為止，人們至少已懂得隔離、施藥等措施。然而，有很長的一段時間，人們認為山林河川、神鬼都會引發疫病，故有各式如「瘴氣」、「水毒」、「疫鬼」之說。而值得稱許的是，東漢張仲景撰寫《傷寒雜病論》，一改古代有疾病論述卻少治療藥方的窘境。他自述其宗族原有兩百多人，竟有三分之二的人都在漢末大疫中死亡，史載這次疫情之嚴重，有「白骨蔽平原、千里無雞鳴」之說，可見死亡率相當高。自民國以降，不少西醫已推測東漢的那場大疫，可能就是流行性感冒；當然也有人說是肺鼠疫，才有可能造成如此強大的殺傷力。[1]當時張仲景研求古書、蒐集醫方資料，將之寫進書內，是相當了不起的成就；其實他寫這本書也花了十年以上的時間，這段期間與其宗族親戚一一死亡的時間一致，可以推測當時他應該是找了相當多的古方來試驗，而且不可能全部有效，所以累積了長久的治療經驗後，透過刪減增補，才寫成此書，可見該書價值很高，是當時治療瘟疫的集大成著作。值得注意的是，張仲景寫作這本書長達十年以上的時間，同時還有各種瘟疫爆發，甚至面臨病毒變種的情況，只是當時沒有顯微

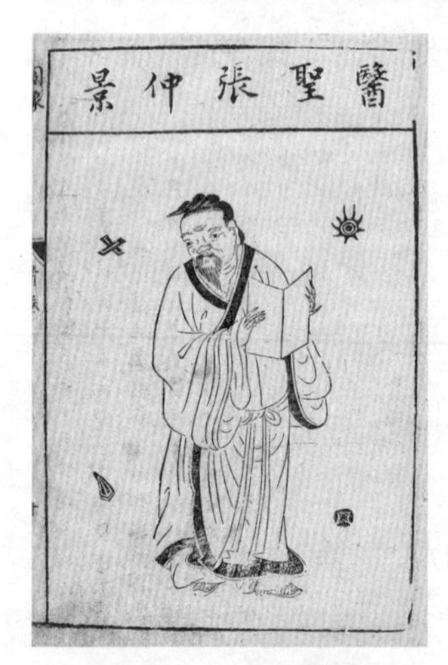

圖 8–1　張仲景畫像

1 張劍光，《中國抗疫簡史》（香港：三聯書店，2020 年），頁 42–44。

鏡；這從他辨證論治的語言和方藥的多樣性，可知他面對的絕對不只有一、二種疾病而已。因此，從這個觀察角度可以看出《傷寒雜病論》整體思想的多樣性。更重要的是，他摒棄神鬼玄學之說，開啟中醫理性辨別病證的時代，理性探索傳染病侵襲的規律與治則（中醫治療的原則），今日看來，張仲景很有科學頭腦。

當然，那時的「科學」並非現代西方科學，而是針對外界與人體之間各種「氣」的存在形態進行觀察，並推斷它與傳染病的關係，以擬定合理的治法。這套模式到了金元時期，產生很大的改變，當時中醫開始考慮各種瘟疫性質的不同，而不單以固定的古代方藥，來思考各種瘟疫的治療，例如單用北宋時期固定的「局方」思維來考慮用藥，在當時就引發一些質疑。也就是中醫開始認識到傳染病的複雜性，古人泛稱的「瘟疫」，不只是一、二種病而已，需要更為細緻地去思索不同的治療方法。這當中比較明顯的幾個例子，例如劉完素（1100–1180年）根據《素問．熱論》的理論，提出：「人之傷於寒者，則為熱病」，而且「六氣皆能化火」，多數疫病從一開始到結束，都脫離不了「火熱」這個身體感。讀者可以想像成是今日所說的「感染」和「發燒」狀態，就更好理解。自此之後，多數治療瘟疫的方劑，大多以辛涼、寒涼為主，以寒涼來剋制溫熱。[2]就好像在2020–2022年新冠疫情中一炮而紅的「清冠一號」，其創制之構想，即是參照明代張

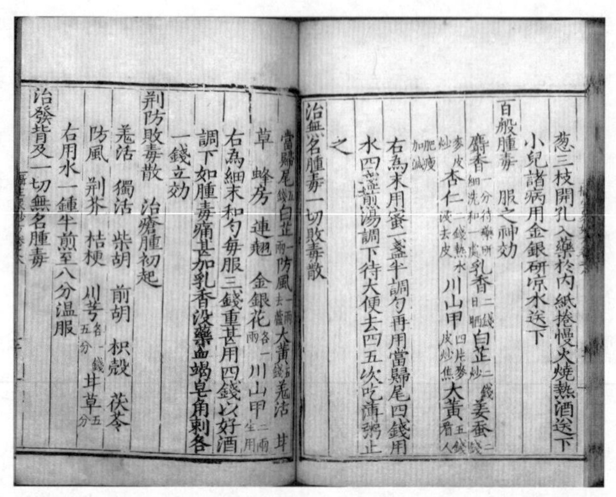

葱三枝開孔入藥於內紙捲慢火燒熱酒送下
小兒諸病用金銀研凉水送下
百般腫毒　服之神効
麝香一分(細研待藥研和一處) 乳香二錢(日曬) 白芷二錢(炒) 姜蚕二錢(麥皮炒)
杏仁一錢(湯泡去皮) 川山甲四片(麥皮炒焦) 大黃五錢
加減(肥瘦)
右為末用蜜一盞半調勻再用當歸尾四錢用
水四盞煎湯調下待大便去四五次吃薄粥止
之
治無名腫毒一切敗毒散
當歸尾五錢 白芷一兩 防風一兩(去蘆) 大黃五錢 羌活 甘
草 蜂房 連翹 金銀花各一兩 川山甲二兩(生用)
右為細末和勻每服三錢重甚用四錢以好酒
調下如腫毒痛甚加乳香沒藥血竭皂角刺各
一錢立効
荊防敗毒散　治瘡腫初起
羌活 獨活 柴胡 前胡 枳殼 茯苓
防風 荊芥 桔梗 川芎各一錢五分 甘草五分
右用水一鍾半煎至八分溫服
治發背及一切無名腫毒

圖 8–2　《攝生眾妙方》書影（明隆慶三年衡王府重刻本）

時徹（1500–1577 年）《攝生眾妙方》中的「荊防敗毒散」，性味也是偏向寒涼，所以體虛、無發燒的病患，不宜多服。

另外在金元時期的治療新思想，也開始探索人體本身的體質與瘟疫之間的關係。金元之際的醫學家李杲（1180–1251 年），除曾創立「普濟消毒飲」來治療大頭瘟（腮腺炎）外，最重要的是開始思考「內因」，即身體的狀況與瘟疫之間的關係；他強調脾胃乃後天之本，認為「內傷脾胃，百病由生」，故治病首重調理脾胃，因此被後世尊稱為「補土派」。[3] 緣於

2 王秀蓮主編，《古今瘟疫與中醫防治：千餘年華北疫情與中醫防治研究》（北京：中國中醫藥出版社，2010 年），頁 192。

3 王秀蓮主編，《古今瘟疫與中醫防治：千餘年華北疫情與中醫防治研

當時金元交戰，人民困頓流離，繼而發生大疫、死者甚眾。李杲觀察到罹患瘟疫的民眾，大部分是：「在圍城中，飲食不節，及勞役所傷，不待言而知。由其朝飢暮飽，起居不時，寒溫失所，動經三兩月，胃氣虧乏久矣，一旦飽食大過，感而傷人，而又調治失宜，其死也無疑矣。」[4] 他明確指出饑餓、勞役及精神創傷等因素，會嚴重損害人體脾胃元氣，加重瘟疫之流行。[5]

同時代的王好古（1200–1264 年），也從「陰症」來分析體質和瘟疫的關係，他認為人會罹患瘟疫，與人體腎、脾「本氣先虛」有關，此即所謂「伏陰」，用今天的話來說，大概與所謂的免疫力下降有關。所以過冷的食物，感受山嵐、雨濕霧露、霜雪，都會傷害身體之元氣，[6] 造就容易罹患傳染病的體質，正所謂「傷寒之源，非天之傷人，乃人自傷也」，而在身體之內傷中，尤以傷腎為重，故言：「人之陽氣俱藏於一腎之中，人能不擾乎？腎則六陽安靜於內，內既得以安，外

究》，頁 194。

4 陳光華、皮國立、游智勝，〈論證中國疫病史之難：以金末「汴京大疫」是否為鼠疫為例〉，《藥品、疾病與社會》（上海：上海古籍出版社，2018 年），頁 50–92。

5 鄭曼青、林品石，《中華醫藥學史》（臺北：臺灣商務印書館，2000 年），頁 294–296。

6 王秀蓮主編，《古今瘟疫與中醫防治：千餘年華北疫情與中醫防治研究》，頁 196。

無自而入矣。」[7]故他特別重視運用附子、肉桂、乾薑等溫腎藥物來調治瘟疫。

㈡中醫對疫病的多元思考

明清以降，傳染病肆虐更加嚴重，特別是自晚明至清代，包括鼠疫、猩紅熱、霍亂等疫情，更是一波波襲擊中國社會。根據《中國古代疫病流行年表》統計的數字，明代一共爆發一百七十六次疫情、清代則爆發一百九十七次疫情。若以科學觀點來看，可證明細菌、病毒皆有演化機制，更強的新興傳染病，總會隨時代變遷而變異更新。[8]幸好，此時中醫溫病學派應運而生，使得中醫治療瘟疫的方法更為多元且具備體系化。大體上此派仍多以火熱等因素為主要論述，因為多數罹患傳染病的病人都有發燒症狀。不過，其實溫病學派也不只重視傳染病中的火熱因素，例如吳瑭（1758–1836 年，字鞠通）在 1821 年京師傳染病（霍亂）流行時，民眾多吐利、腹瀉而死，吳氏發明「霹靂散」救之，就指出雖然人們多認為瘟疫是火熱為主之病機在作祟，「按《內經》有五疫之稱，五行偏勝之極，皆可致疫。雖癘氣之至，多見火證，而燥金

---

7 元・王好古，《欽定四庫全書・此事難知》（臺北：臺灣商務印書館，1983 年）第七四五冊，卷一，頁 8b–9a。

8 張志斌，《中國古代疫病流行年表》（福州：福建科技出版社，2007 年），頁 176–191。

寒濕之疫，亦復時有。著風火暑三者為陽邪，與穢濁異氣相參，則為溫癘；濕燥寒三者為陰邪，與穢濁異氣相參，則為寒癘。現下見證多有肢麻轉筋、手足厥逆、吐瀉腹痛、脅肋疼痛，甚至反惡熱而大渴思涼者。」[9]吳瑭在此就認為所謂的「寒濕」、「寒癘」等疫病屬於陰症，所以要用溫熱之藥品，急溫臟真，以扶陽抑陰，這是著眼於偏燥氣、寒疫，所以吳瑭也不是只看到火熱。《吳鞠通醫案》內另有「代賑普濟散」，吳瑭已有說明：「凶荒之後，必有溫疫，凶荒者賑之以穀，溫疫者賑之以藥，使貧者病者皆得食賑，故方名代賑也。」[10]王秀蓮等人在考察歷代瘟疫時就已指出，臨床每遇瘟毒、瘟疫流行之時，為防備大量患者急需，可先大量配製該藥以備不時之需，而若遇一般散發、數量不多之病患，則可依據每個人的狀況來做適當的配伍，靈活運用。[11]

再舉一例，則是溫病學說中重視對「火熱」因子的治療。清代中醫余霖（1723–1795 年）鑑於 1764 年瘟疫流行（可能

---

9 清・吳鞠通，《吳鞠通醫案》，收入：李劉坤主編，《吳鞠通醫學全書》（北京：中國中醫藥出版社，1999 年），頁 201。

10 清・吳鞠通，《吳鞠通醫案》，收入：李劉坤主編，《吳鞠通醫學全書》，頁 228–229。

11「代賑普濟散」的組成（桔梗、牛蒡子、黃芩、炒人中黃、荊芥穗、銀花、蟬蛻、馬勃、板藍根、薄荷、元參、大青葉、炒黑生大黃、連翹、殭蠶、射干）與意見，引自：王秀蓮主編，《古今瘟疫與中醫防治：千餘年華北疫情與中醫防治研究》，頁 208–209。

是天花），參酌天時與氣運，指出該疫是道地的熱疫，並主張用大劑量的石膏來治療。他認為傳染病「既日毒，其為火明矣」。當時北方人非常懼怕使用寒涼的藥，但是已傳聞石膏可以治療瘟疫，所以人們大量使用該藥，治癒無數罹患傳染病之人。余氏積累多年經驗，著成《疫疹一得》，並創制著名的「清瘟敗毒湯」，至今仍常為中醫們使用來對抗流感在內的傳染性疾病。該方劑內組成有生石膏、生地、水牛角（原犀牛角）、川黃連、梔子、桔梗、黃芩、知母、赤芍、玄參、連翹、丹皮、淡竹葉、甘草等藥材，多數偏性寒涼，因此許多人不太敢使用，擔心藥害，但在當時北京大疫中卻發揮極大的效用，證實余霖的觀察正確。[12]後來他重用石膏的概念，也融入至一百九十年之後，郭可明（1902–1968年）於1954–1955年間在河北省治療乙型腦炎（日本腦炎）之方劑中，就採用白虎湯、清瘟敗毒湯，並加重石膏用量，更以花粉更替知母，增加發散而不以苦寒傷胃；再以山藥代米，滋陰補脾腎，則能防止石膏之重墜與滑泄（滑洩），改善了原有的方藥組成，而達到創新。[13]由此可知，現代西醫防疫之法，包括隔離、消毒、戴口罩，這些固然是中醫應當注意的，然而中

---

12 王秀蓮主編，《古今瘟疫與中醫防治：千餘年華北疫情與中醫防治研究》，頁204–206。

13 王秀蓮主編，《古今瘟疫與中醫防治：千餘年華北疫情與中醫防治研究》，頁254–255。

醫重視個人的體質，從患者的個體情況出發，來調整藥物的組成，是中西醫之間很大的差異。中醫還觀察到瘟疫的「氣」的特性，除了依時代、季節之差異性，例如夏天多暑熱、秋天多乾燥、冬季多寒氣等等外界「氣」的偏勝，也注意到它們對人體的影響，從而界定各種瘟疫的特質，例如春天則為「春瘟」、夏季則多「暑濕」、秋季則為「秋瘟」、冬天則為「傷寒」等等，並依據這些原則來擬訂治療策略。

㈢古代防疫措施

另一本值得介紹的是劉奎的《松峰說疫》(1782年)，這本書是清代後期中醫論傳染病最為全面的醫書。作者認為，引起瘟疫的不但是一種「毒」，更訂了一個新名詞稱為「毒瓦斯」，該詞可能受到西方名詞的影響，感觸了毒瓦斯而患疫後，總以「年高虛怯之人」會比較嚴重。[14]當然，屍體與自然界之臭氣，也是引發瘟疫的重要因子，例如「凡凶年飢歲，僵尸遍野，臭氣騰空，人受其熏觸，已莫能堪，又兼之扶持病疾，斂埋道殣（路邊死者），則其氣之穢，又洋洋而莫可御矣」。[15]古人認為，未被妥善處理的無名屍非常容易導致瘟疫，必須加以重視。

---

14 清・劉奎，李順保校，《松峰說疫》（北京：學苑出版社，2003年），頁130。

15 清・劉奎，李順保校，《松峰說疫》，頁137。

他還注意到傳染病爆發與環境、生物之間的關係，例如：「試觀入瘟疫之鄉，是處動有青蠅，千百為群。夫青蠅乃喜穢之物，且其鼻最靈，人所不聞，而蠅先聞之，故人糞一拋，而青蠅頓集，以是知青蠅所聚之處，皆疫邪穢氣之所鍾也。更兼人之穢氣，又有與之相濟而行者。」[16]瘟疫既是臭氣與穢氣引起，因此古人認為可以用「香」來一物剋一物，故有配戴用中藥製成之香囊，或以焚燒、服用香藥來預防瘟疫之舉措。這幾年新冠肺炎的疫情，有許多中醫診所免費贈送各式香包，就是這個道理。另外像是用燒的香藥，劉奎推崇「雄黃丸」，組成為「明雄（一兩，研），丹參、赤小豆（炒熟）、鬼箭羽（各二兩）共為末，蜜丸梧子大。每日空心，溫水下五丸」。宣稱服用該藥可以避免染疫。另外還有用燒的煙燻法，例如「避瘟丹」，不是用口服的，而是用蒼朮、乳香、甘松、細辛、芸香、降真香（等分），「每用一丸焚之，良久又焚一丸，略有香氣即妙」，意指焚燒它能防避一切穢惡邪氣；另一方則是用「蒼朮、紅棗和丸燒之」，這種透過焚燒中藥來取得效果的作法，在書中有不少介紹。還有就是不管是碰上

16 劉奎開列的芳香類藥物如「除穢靖瘟丹」，包括蒼朮、降真香、川芎、大黃、虎頭骨、細辛、斧頭木、鬼箭羽、桃梟、白檀香、羊躑躅、羌活、甘草、草烏、藁本、白芷、荊芥、乾葛皮、山甲、羚羊角、紅棗、乾薑、桂枝、附子、鍛灶灰、川椒、山奈、甘松、排草、桂皮等等。引自：清・劉奎，李順保校，《松峰說疫》，頁137。

天行時氣、瘟疫流行，還是覺得住家「怪怪」的，可能有邪氣或不乾淨的東西，只要焚燒「降真香」，立刻就能發揮功效。比較迷信與不可思議的是，當時還是有人認為瘟疫由一位邪惡的瘟疫使者散布，所以若瘟疫爆發時，可用黃紙朱筆寫下「天行已過」四字，貼於門額上，就能趨吉避凶。此舉在今人看來頗有迷信的味道，但是在當時，還是有安慰人心的作用，所以醫書內也會對此加以記述，以回應民間需求。[17]

到了二十世紀初，西方醫學的觀念開始逐步影響中醫界的看法，在此舉一本周禹錫的《中國醫學約編十種．瘟疫約編》來解說。作者自言在1934–1935年間，江西戰禍綿延，有鑑於兵災之後必有大疫，所以編成此書。短短幾年的光景，該書已售出約五萬冊，後來經過改寫編訂，並經由中央國醫館審定後出版。[18]作者融合了空氣中的「厲毒」，並用前面提到的「毒瓦斯」來比喻病因；但他也用二十世紀初大行於中國的「細菌論」解釋。從論述來看，作者似乎是以腸胃型傳染病（極可能是霍亂）來加以論述，例如書內寫到：

> 長夏暑濕之際，屍氣濕熱，互相蘊蒸，化生毒菌，由空氣傳播，瞬息千里。人在氣交之中，無隙可避，

---

17 清．劉奎，李順保校，《松峰說疫》，頁231–232。

18 周禹錫，《中國醫學約編十種．瘟疫約編》（天津：中西匯通醫社，1941年），前言與頁1。

> 是以無論大小，皆相傳染，其病狀各人相似也。但其間亦有不病者，即經所謂勇者氣行則已，怯者則著而為病是也。其受病之始，多自口鼻而入，由氣管達於血管，將氣血凝結，壅於淋巴管上口總匯管之津門，津鬱成痰，阻痺氣機，內陷心包，淤塞血絡，靜脈鬱血而發急痧。毒菌若由循環器攻心犯腦，神經受害，則病立險，故其死最速，即西人稱之為急性傳染病也。[19]

從這段論述來看，毒菌、神經等觀念已滲入中國醫學知識系統，這些都是清代沒有的認知；但作者還是用了「屍氣」的概念，和傳統中國人對於屍體未妥善處理的懼怕，仍有一定的相關性。另外，「勇者氣行」則代表一種氣血旺盛、身體素質良好的狀態，比較不會受傳染病侵擾。

前述還有一值得梳理的概念，就是自清代到二十世紀上半葉，不少人也會說染疫是一種「發痧」，急病之時則稱「急痧」，它可能是霍亂的代名詞，但也很有可能是其他的腸胃型傳染病，甚至是指罹患流感，因此「發痧」是具有多重意義的病名。[20]不過，談到預防法，可就有點駭人聽聞了，但在

---

19 周禹錫，《中國醫學約編十種．瘟疫約編》，頁 10–11。

20 皮國立，〈中西醫學話語與近代商業論述——以《申報》上的「痧藥水」為例〉，《學術月刊》，45.1（2013 年），頁 149–164。

當時人看來可能是司空見慣的醫療行為，牽涉到前述「痧」的概念。我們聽過「刮痧」，夜市或臺灣各處的老街，也都有賣刮痧板，人人買得起，但讀者應該很少聽到「挑痧」吧。周禹錫指出，瘟疫來時又急又快，往往來不及請醫生、服藥，所以應該遵行聖人「治未病」的古訓，平日就要備著藥品，所以周禹錫提出「加味清芳辟瘟湯」，指出：「在瘟疫流行之際，預防療法，除吸入開竅救急丹取嚏，吞服防疫救急丹化毒。並自行檢查手臂彎靜脈拍痧，重者刺血，最為緊要外。猶恐瘟疫之邪潛伏深沉，不知不覺，留中待發，禍不勝言。」[21]除了吸入藥煙、服用防疫藥品外，還可以透過拍痧刺血，將瘟疫之邪放出體外。具體操作方法，清代劉奎有清楚的說明，他說：

> 針法有二，用針直入肉中曰「刺」。將針尖斜入皮膚向上一撥，隨以手擠出惡血曰「挑」。刮法有四，有用蛤殼者，有用瓷盅者，有用麻蒜者（惟刮臂用），有用銅錢者。凡刮，或蘸清水，或鹽水，或香油。余見刮瘟疫者，則用小棗蘸燒酒刮之，刮出紫疙瘩如熟椹，隨用針斜挑破，擠出血，再另刮出疙瘩挑之，刮畢挑止。……刮針穴道頸項後當中，刮一道；

---

21 周禹錫，《中國醫學約編十種．瘟疫約編》，頁 30–32。

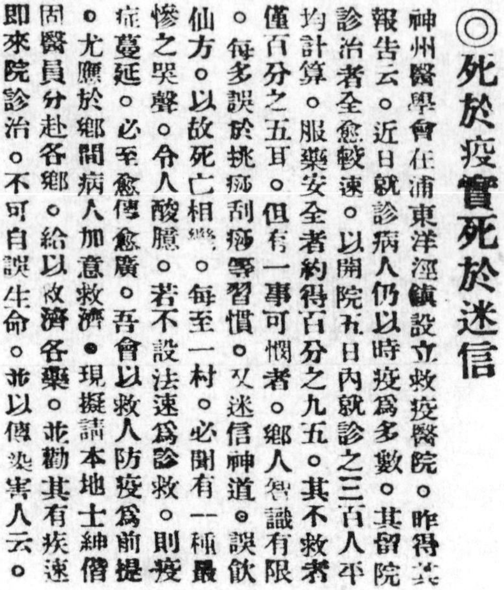

◎死於疫實死於迷信

神州醫學會在浦東洋涇鎮設立救疫醫院。昨得其報告云。近日就診病人仍以時疫爲多數。其留院診治者全愈較速。以開院五日內就診之三百人平均計算。服藥安全者約得百分之九五。其不救者僅百分之五耳。但有一事可憫者。鄉人智識有限。每多誤於挑痧刮痧等習慣。又迷信神道。誤飲仙方。以故死亡相繼。每至一村。必聞有一種最慘之哭聲。令人酸膽。若不設法速爲診救。則疫症蔓延。必至愈傳愈廣。吾會以救人防疫爲前提。尤應於鄉間病人加意救濟。現擬請本地士紳偕同醫員分赴各鄉。給以救濟各藥。並勸其有疾速即來院診治。不可自誤生命。並以傳染害人云。

圖 8–3　《民國日報》1919 年 7 月 31 日〈死於疫實死於迷信〉一文，提到鄉人因挑痧、刮痧等舊習導致染疫死亡。

兩旁左右大筋上，各刮一道；左右兩肩軟肉處（靠肩井），各刮一道；兩肩下脊背上軟肉處，各刮一道；脊骨兩旁，豎刮（自脖下至腰），各兩道；脊後脅間肋縫中軟肉處，左右各刮數道；前俠旁軟肉處，斜刮各一道；前脅間肋縫中軟肉處，左右各刮數道。每處如刮出紫疙瘩，隨用針挑破，擠血。[22]

22 清・劉奎，李順保校，《松峰說疫》，頁 131–132。

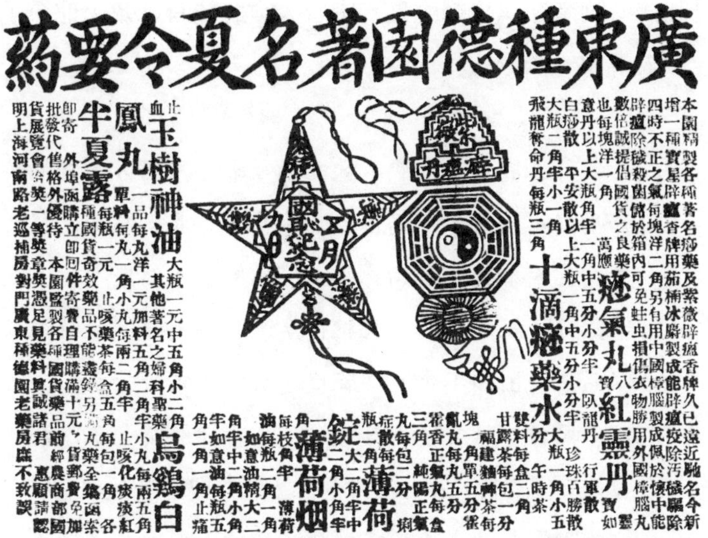

廣東種德園著名夏令要藥

圖 8–4　《民國日報》1920 年 7 月 30 日一則「夏令要藥」廣告，其中提到以「痧」為名的藥物不下三四種。

劉奎認為，當時他見到的刮挑術，常常是病人罹患瘟疫後不立刻採取行動，直至嚴重到出現譫、狂、胡言亂語等症狀時才使用，為時已晚；他認為：「初感即用此方當更善也。」也就是要趁早運用，不要拖延。而從這段史料中可以讀出，當時「刮痧」法的操作方式，與今日雷同，但是刮完之後其實還有用針挑破的動作，特別是出現紫色的腫塊，就一定要挑破放血，這個技術在今日已不被認可，因為有感染的風險，而效果又不明確。

還有一失傳的防疫法，同樣不被今日中醫所採用，那就是吐法。劉奎在《松峰說疫》中曾大讚此法有奇效，他舉了一個故事和一個方法：

> 吳又可止言邪在胸膈，欲吐不吐者方用此方，而抑知瘟疫不論日數，忽得大吐，甚是吉兆，將欲汗解也。吳太史德庵宿病胃痛，痛極則吐，偶感瘟症，十餘日，正危急間，又犯宿疾，胃口大痛，移時繼以嘔吐，困頓不止。從皆惶遽莫措，求余診視，余曰：無妨，可勿藥，有喜，不久當汗解矣。眾以余言始定。至夜，果大汗而愈。蓋吐中即有發散之意，彼觸動沉而吐者，尚能發瘟疫之汗，則湧吐之功又安可沒也耶！

隨後，劉奎指出一名為「仙傳吐法」的技術，可以治療一切瘟疫、傷寒、傷風、傷酒、傷食。其具體方法為：「飲百沸湯半碗，以手揉肚，再飲再揉，直至腹無所容，用雞翎探吐，吐後煎蔥湯飲之，覆衣取汗，甚捷。初得病用之更宜。」[23] 劉奎於書中也舉蘿蔔子、食鹽、熱童便等發吐法，都是要想方設法讓病患嘔吐，以驅逐疫病。對照今日，若到中醫診所，醫師讓病患服藥嘔吐，說是對疫病有治療效果，我想大部分

23 清・劉奎，李順保校，《松峰說疫》，頁 132–133。

病人會嗤之以鼻，大罵其論為無稽之談吧。

在各種防疫、避疫辦法中，《松峰說疫》更是集大成之作。例如，古人沒有自來水，必須取井水或河水存於家中水缸備用，在瘟疫流行之時，還可以在水缸中早晚投黑豆一大把，或用貫眾、蒼朮浸水後再飲用，也可保全家無恙。若不得已進入病家，古人當然不會戴口罩，而是用香油混合雄黃、蒼朮末，塗在鼻孔內，再用紙條戳鼻孔，誘發打噴嚏，就可以預防感染。最後，還有可噙化的「福建香茶餅」（沉香、白檀、兒茶、粉草、麝香、冰片）、「透頂清涼散」、「神聖避瘟丹」、「老君神明散」、「屠蘇酒」、「太乙流金散」、「人馬平安散」、「諸葛行軍散」等等，相關方藥非常多。[24]以上陳述可以看出古人曾經擁有豐富的防疫文化，雖與今日隔離、戴口罩的舉措大相逕庭，但卻饒富趣味。

㈣飲食調養與禁忌

在飲食方面，劉奎創造發明「金豆解毒煎」，內含金銀花、綠豆、生甘草、陳皮等藥物。在藥性分析上，他寫到：「銀花能清熱解毒，療風止渴。綠豆甘寒，亦清熱解毒之品，兼行十二經，祛逐疫毒，無微不入。」另外還有劉奎自擬的「綠糖飲」，其實就是綠豆加洋糖，聽起來就是一道美味的甜

24 清・劉奎，李順保校，《松峰說疫》，頁 231–246。

湯。他認為五穀皆可入藥，但綠豆汁功效卻罕有人知，因為「綠豆性雖清涼而不寒苦，且善於解毒退熱，除煩止渴，利小水，獨於治瘟疫為尤宜焉」。而且，他認為此方便宜且易得，「窮鄉僻壤，農家者流，以及寒士征人，倉卒苦無醫藥，用此亦可漸次汗解，即服藥者，兼服此飲，更能添助藥力，以成厥功。」真是隨手可得又經濟實惠，最適合底層民眾服用。[25]由此可見，除了服藥之外，古人還相當重視以食物調養來抗傳染病。大體來說，綜合各家說法，面對傳染病的威脅，飲食總宜以清淡為主，甚至中醫還建議，若發燒比較嚴重的時候，稍微斷食，多補充流質的飲品即可，例如炒米湯、白粥湯、藕粉，白開水、佛手露、麥芽茶，或前述綠豆湯等飲品。2020年初爆發新冠疫情時，中國大陸中醫的治療指引上，就有囑咐患疫民眾在康復時可以喝米湯上稠稠的汁液，其實就是一種傳統中醫「助津液」的舉措。劉奎還說：「食莫過飽，病時病後皆宜戒。尤忌魚肉。」痊癒後半個月，更不可食韭菜，也忌飲燒酒，日常生活不可坐車，一經震動，病況就會加劇，所以患病後宜靜不宜動，痊癒後也忌洗冷水澡，將會損害心包（心包絡，心臟外的包膜）。[26]

一般來說，傳統中醫認為猛吃大魚大肉不忌口，就會造

---

25 清・劉奎，李順保校，《松峰說疫》，頁130–131。

26 劉奎在此之後甚至有談到符咒之術，本文不多論。參考：清・劉奎，李順保校，《松峰說疫》，頁137–139。

成反覆發熱，病況不穩定，故病後第一事就是要控制口腹之慾。[27]《內經》有所謂「多食則遺，食肉則復」的道理，[28]所以有關傳染病之調養，最好能以炒米湯、鍋巴、粥湯、藕粉等代替正常飲食；用白開水、佛手露、麥芽茶等當作飲料。其他如生冷、魚肉、雞蛋牛乳、五辛惡臭之食物，都必須忌口。[29]而韭菜和燒酒皆不宜食用，因為傳染病症狀會加重，其實就是這些食物會引發體內火氣的關係。現代中醫則舉出其他一些有效的食療，例如王秀蓮統整了現代傳染病的預防法，防範日本腦炎，有用大青葉、牛筋草等煎湯，或以板藍根、金銀花煎湯；或運用鮮荷葉、冬瓜皮、菊花、滑石、甘草等煎服，以中藥替代茶飲，服用三至七天，這類食療文化就衍生出後世各式各樣的防疫茶包。對於腸病毒，藥方也差不多，但會加入去濕健脾之品，例如蒼朮、藿香、茵陳、薏苡仁等藥方。而菊花、金銀花和大青葉等藥材，則可預防流行性腦脊髓膜炎，再加薄荷、板藍根、貫眾等，則可預防流感。板藍根被認為可以預防、治療多種傳染病，該藥於臺灣

---

27 胡安邦，〈十五、飲食須知〉，《濕溫大論》，收入：陸拯主編，《近代中醫珍本集——溫病分冊》，頁 672。

28 皮國立，〈追索秦漢「食忌」的知識譜系——以熱病為考察中心〉，《中國飲食文化》，4.2（2008 年），頁 81–114。

29 胡安邦，〈十五、飲食須知〉，《濕溫大論》，收入：陸拯主編，《近代中醫珍本集——溫病分冊》，頁 672。

SARS（Severe Acute Respiratory Syndrome，嚴重急性呼吸道症候群）爆發時期（2003 年）、H1N1 新型流感疫情（2009 年）、新冠肺炎（2020–2022 年，英文簡稱 COVID-19，中文全稱為「嚴重特殊傳染性肺炎」）等疫情史中，都曾被民眾大量搶購。[30]

此外，古人在日常生活中還注意到不要觸犯某些禁忌，來輔助預防瘟疫，即使不幸得病，也能有更大的機率可以度過險阻難關。例如劉奎就指出，治瘟疫不宜見日光，也不宜見燈光，因為它們都代表「火」；睡覺時可以臥地，簡稱「就陰遠熱」，衣被也不可太暖，寧可稍薄，這個呼籲其實就是西醫所言，要注意「散熱」之意。此外，生活中不可惱怒，不可過於疲勞，更忌勞心勞力，身體動作上「宜靜不宜動」，頗似今日多休息之意。[31]傳統中醫認為，過於勞累或耽於色欲稱為「損」，會使病患正氣衰竭而無法對抗瘟疫，或讓一般人更容易罹患瘟疫，不可不慎。[32]

劉奎同樣認為，罹患瘟疫後一段時間，往往才是關鍵，必須注意調養。很多病患都不加注意，導致疾病反覆發作、病勢遷延且久久無法痊癒。例如古代的病名、古人的訓示，

---

30 王秀蓮主編，《古今瘟疫與中醫防治：千餘年華北疫情與中醫防治研究》，頁 327、351、367。

31 清．劉奎，李順保校，《松峰說疫》，頁 137–139。

32 清．戴天章，李順保校，《瘟疫明辨》（北京：學苑出版社，2003 年），頁 62。

過飽者叫「食復」，腦怒者叫「氣復」，疲於筋力者叫「勞復」，傷於色欲者叫「女勞復」等。劉奎認為，這些都是「載在經書，世皆知之」，提醒民眾要加以注意。接著，他再強化論述，認為還有幾件事是當時人們最常忽略的，必須要多加留意，他說：

> 一曰淫欲，凡人房事，必撮周身之精華以泄，氣血未充，七日未能來復，欲事頻數，勢必積損成勞，尪羸損壽；一曰勞頓，或遠行或作苦，疲弊筋力，當時不覺，將來肢體解㑊，未老先衰，其苦有莫可名言者；一曰忍飢，愈後凡有覺餓，必得稍食，萬毋強耐，過時反不欲食，強食亦不能化，是飢時既傷於前，強食又傷於後，中州敗而肺金損，則勞嗽、脾胃之病成矣。三者人多忽之，故不可不謹。[33]

劉奎警告世人，罹患瘟疫後，只要觸犯上述禁忌，再加上氣血不充足，就會導致罹患各種虛損、慢性之終身疾患，不可不慎。同樣的，清代醫家陳修園（1766–1823 年）也指出，避疫之法，「唯在節慾、節勞，仍勿忍飢，以受其氣。膽為中正之官，膽氣壯，則十一經之氣賴以俱壯，邪不能入。」

---

33 清・劉奎，李順保校，《松峰說疫》，頁 140–141。

所謂「正氣存內，邪不可干」，總以體內正氣充足，才能對抗傳染病之侵襲。[34]類似的概念，普遍存在於清代的醫書中，例如戴天章所撰述的《瘟疫明辨》（約1675年）也提到，病患若曾經歷大勞、大欲、大病、久病等病況，就稱為「四損」，將導致氣血兩虛、陰陽並竭，「正虛則邪入愈深」，[35]這類病患，更容易身亡。此論述頗合於科學，故而老人與慢性病患者，若罹患傳染病，其死亡率總較一般人為高。猶記2020年新冠肺炎爆發的第一年，各國疫情猶如海嘯般襲來，這當中如義大利就由於疫情過重而放棄老人的救治；慢性病、肥胖、心肺功能差的患者，較容易病死；2022年5月後，當我們決定與病毒共存時，飆高的死亡率大部分都是由長照機構內的老人們所承受的。但反觀美國NBA（美國國家籃球協會）球員，甚至職業運動選手，即使染疫，都極容易康復，極少出現染疫致死的現象。

目前，僅就這三年來的大疫（2020–2022年）來觀察，中醫藥在兩岸的抗疫史中都未缺席。那些西醫防疫上所重視的隔離、消毒、戴口罩等技術，都已為現代中醫所學習；而中醫累積歷代之經驗，重視人的體質，從個體出發，更加重視各類病後之調養。前述中醫善於觀察歷次瘟疫的「氣」的特

---

34 王秀蓮主編，《古今瘟疫與中醫防治：千餘年華北疫情與中醫防治研究》，頁202。

35 清・戴天章，李順保校，《瘟疫明辨》，頁62。

性，可據此以提供專門的藥物與適宜的食物，成為豐富的抗疫資源。這些歷史，或許值得未來人們加以重視，將歷史經驗進一步實驗，取得更多對抗傳染病的方法，才能幫助人類抵抗下一次可能爆發的疫情。

九

豬事大吉
——豬肉的補養與飲食史

2021年初美國豬肉正式開放進口，引發民眾質疑聲浪不斷、臺豬標章滿天飛、豬排便當漲價、瘦肉精危害爭議、萊豬〔添加瘦肉精萊克多巴胺 (Ractopamine) 的豬肉〕公投案等，一連串新聞齊出，好不熱鬧。當然美豬、臺豬雖有國籍之分，吃的東西也不太一樣，但是豬豬自有其本色，豬肉也有其特性，本篇就來蹭個豬熱度，談談另一種豬肉的飲食和健康史。

人類食豬的飲食文化，可謂歷史悠久，特別是在傳統中國社會。自新石器時代開始，許多遺址中就發現了「葬豬」的習俗，有豬頭、豬骨和豬蹄等殘存出土物；「葬豬」與墓葬文化之結合，代表當時人已有靈魂不滅之觀念，人死之後仍能和生前一樣生活，而豬則是當時最常見之家畜，也是最常被食用的肉類，故一同葬於墳墓內。[1] 至周代時，豬已是「六畜」（馬、牛、雞、羊、犬、豬）之一，另有「六獸」，野豬也

---

1 張拙夫，《中國喪葬史》（臺北：文津，民國八十四年），頁8–9。

位列其中，「獸」一旦為人類所豢養，上了日常餐桌，就成了「畜」，逐漸演變成為漢人最常食用的食材。[2]明清以來渡海來臺的閩客移民，同樣承襲了漢人喜食豬肉的傳統，至今不衰。根據 1981 年經濟部統計的歷史資料，全臺食用豬肉的總量竟然比家禽肉還要多一．五倍之多，牛肉消費量只占豬肉的 3.7%，可見豬肉對臺人飲食的重要性，[3]難怪豬肉議題在臺灣如此熱門。近年來，臺灣的食肉量增加，但唯一衰退的卻是豬肉；農委會分析，國人飲食西化，以及健康概念盛行，多以白肉取代紅肉，豬肉被替代的效應非常明顯。根據中央畜產會最新公布的 2021 年養豬統計手冊顯示， 過去八年統計，整體國人食肉量跟 2013 年相比多了十五公斤，這八年來牛肉成長 48%、雞肉增加 40%，豬肉增加 1% 幾乎沒變動。[4]多吃豬肉是臺灣人的傳統飲食習慣，少吃豬肉則是飲食西化或健康觀念的影響，那麼，豬肉和養生、健康有什麼關係？本篇以傳統中醫藥的概念來進行分析。一個直觀的印象是，不管所謂的冬令進補或坐月子，都需要「吃補」，但補養的肉

---

2 明．李時珍編著，《李時珍醫學全書》，頁 1140。

3 林茂，〈食米消耗量遞減顯示的意義〉，《民生報》，1981 年 3 月 1 日，6 版。

4 國人食肉板塊再變動　吃牛肉、雞肉增　唯豬肉消費衰退 > 生活新聞 > 生活 > 聯合新聞網。引自：http://udn.com/news/story/7266/6605554，擷取日期：2023 年 6 月 14 日。

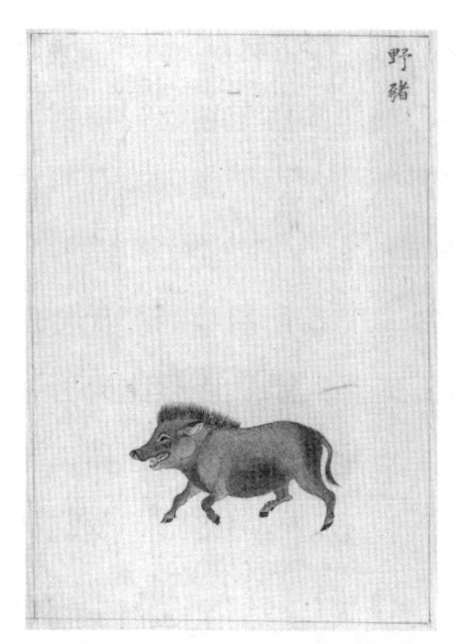

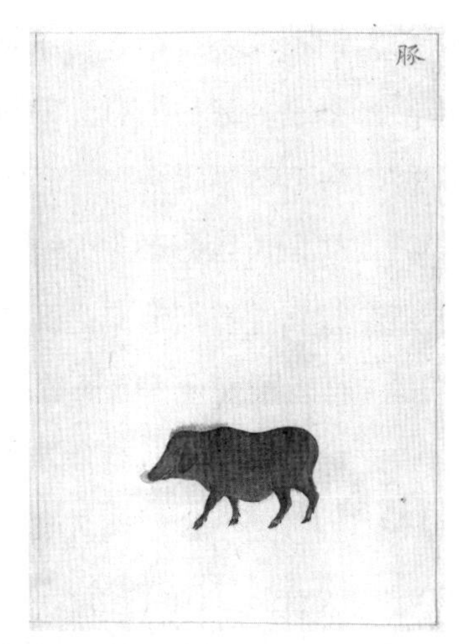

圖 9–1　明代文俶《金石昆蟲草木狀》描繪豬及野豬的圖繪（明萬曆四十五年至四十八年彩繪底稿本）

品或湯品，往往都是雞湯、牛肉湯、薑母鴨、羊肉湯，很少有聽到吃「豬肉湯」來補養。此說正確嗎？豬肉在古人乃至近代的醫書描述中，到底是怎麼形容的呢？

㈠李時珍：豬肉有毒

明代李時珍的《本草綱目》，可說是一部集中藥學大成之著作，他參考了相當多古代的醫書，綜合各家見解並提出自己的看法，從中可以看到不少歷代對豬肉與疾病關係之描述。李時珍對「豬」這個動物的描述相當有意思，他觀察到豬在當時已有很多不同的品種，而且「水畜而性趨下，喜穢也」，就是指豬不愛乾淨，頭總是低低的不會往上抬。他認為，人類養豬作為主要食物與畜產動物，是因為豬具有「食物至寡，甚易畜養之，甚易生息」的特質，簡單說就是豬吃得少但肉卻長得快，容易賣錢，具有經濟價值的意思。而古人「藥食合一」的思想相當發達，論食物知識，很少單論吃法和味道，還須注意其性質與健康之關係。就李時珍所引述的歷代文獻來看，豬肉雖安全，但多數品種卻有「小毒」，而豬頭肉更是毒中之毒。李時珍沒有多做解釋，但是總體而言，吃豬肉缺點不少，包括「凡豬肉久食，令人少子精，發宿病。豚肉久食，令人遍體筋肉碎痛乏氣」。多食豬肉「令人體重」，古人甚至用「暴肥」來形容，點出吃豬肉容易引發肥胖的問題，還有吃多了會讓藥物無效，而且讓人既有的疾病加重，甚至導致中風、痰飲等毛病。

如此看來，豬肉真的不是個好食材嗎？李時珍認為，豬肉能「補腎氣虛竭」，但文後卻又引用其他醫者的說法，載明：「凡肉有補，惟豬肉無補。」顯然豬肉對人的氣血或健康助益有限。[5]另外值得細緻觀察的是，豬全身幾乎都可以食用，包括許多臟器，乃至豬皮、尾巴、舌頭等，皆可成為食材，甚至連「豬屎」都有功效，可以治「小兒客忤，偃啼面青」，就是可以助小兒「收驚」；還有「婦人血崩，老母豬糞燒灰，酒服三錢」等等，有二十種上下以豬身入藥的各式療

5 明·李時珍編著，《李時珍醫學全書》，頁 1141。

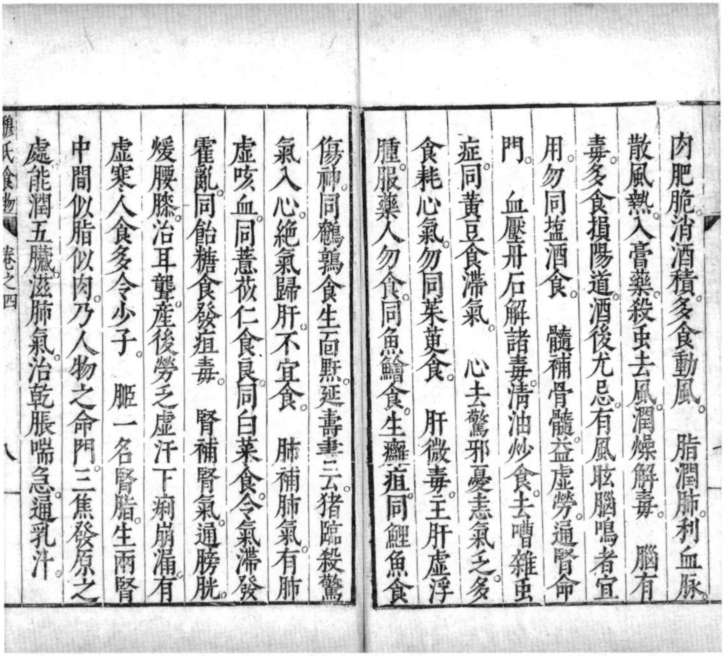

肉肥脆消酒積多食動風　脂潤肺利血脉散風熱入膏藥殺虫去風潤燥解毒　腦有毒多食損陽道酒後尤忌有風眩腦鳴者宜用勿同塩酒食　髓補骨髓益虛勞通腎命門　血壓丹石解諸毒清油炒食去嘈雜虫症同黃豆食滯氣　心去驚邪憂恚氣乏多食耗心氣勿同茱萸食　肝微毒主肝虛浮腫服藥人勿食同魚鱠食生癰疽同鯉魚食傷神同鵪鶉食生面黚延壽書云猪臨殺驚氣入心絶氣歸肝不宜食　肺補肺氣有肺虛咳血同薏苡仁食良同白菜食令氣滯發霍亂同飴糖食發疽毒　腎補腎氣通膀胱煖腰膝治耳聾產後勞乏虛汗下痢崩漏有虛寒人食多令少子　胰一名腎脂生兩腎中間似脂似肉乃人物之命門三焦發原之處能潤五臟滋肺氣治乾脹喘急通乳汁

穆氏食物　卷之四

圖 9–2　明代穆世錫《食物輯要》一書亦引用《延壽書》所撰述豬的功效（明萬曆四十二年原刊本）

法，只是今人已無法想像。就治病而言，豬身內外各部位更是各有其功，若從「補養」的角度來看，真正比較有效的部位是豬骨髓、豬肚和豬肺。其他像是豬肝、豬心，現代也有人拿來當成補養食品，但其實李時珍引述《延壽書》認為，豬面臨被屠宰時，會受到驚嚇，所以「驚氣入心，絕氣歸肝，俱不可多食，必傷人」。[6]此言豬肝和豬心不宜多吃的道理。

6 明・李時珍編著，《李時珍醫學全書》，頁 1144。

另外像是「豬腎」，臺灣人更常拿來製成麻油料理，言其有補腎之功，但《本草綱目》內所引述的歷代醫家看法，卻認為豬腎「雖補腎，久食令人少子」、「久食令人腎虛」、「豬腎性寒，不能補命門精氣。方藥所用，借其引導而已。」[7]可見古代中醫認為，豬腎不能常吃，吃多了不但對補養無益，甚至有害。至於今人還會拿來料理的食材「豬睪丸」，《本草綱目》記載其為「豬卵」、又名「豬石子」，但完全沒提及補養功效。[8]至於臺灣民間有不少人喜食 「豬腦」，認為會變聰明，這在中醫說法中也是沒有根據的，李時珍甚至引用《孫真人食忌》說明：「豬腦損男子陽道，臨房不能行事。酒後尤不可食。」[9]豬腦對「房事」竟有負面影響，損害男性雄風，這可能真的顛覆大家對豬腦的既定想法了。而總結以上分析，還是可以看到中國人很細緻地去探究豬全身之功效，多少與中國人偏好食用動物內臟的習慣有關，促使醫者努力研究豬的食療功效。

㈡中西結合：好豬，不吃嗎？

到了晚清至二十世紀初，受到西醫傳入中國與西方科學的影響，傳統中醫的理論和概念開始有所轉變，人們對食物

7 明・李時珍編著，《李時珍醫學全書》，頁 1144–1145。
8 明・李時珍編著，《李時珍醫學全書》，頁 1148。
9 明・李時珍編著，《李時珍醫學全書》，頁 1143。

性質與療效的認識也同步更新，特別是有關營養學、內分泌學說的傳入，對中醫食療論述的影響最為深遠。舉豬肉為例來說明這些改變，民國時期研究《食療本草》的學者指出，豬睪丸可作為「強壯劑」，因其具有睪丸之內分泌素，可治療虛弱、荷爾蒙缺乏的相關病症。[10]中醫楊志一（1905–1966年）則認為，「吃什麼補什麼」過去常被視為迷信，但現在卻有了一些科學根據，當時稱之為「臟器療法」，簡單說就是借助動物的內分泌效力，來改善身體健康，他認為「與國醫食肝補肝、食腎補腎之說，理由正同」。[11]而且，當時拜大眾傳播媒體興盛所賜，許多食療方法變成一種科普知識，從醫書中跳脫出來，登上類似如《食物療病月刊》這樣的通俗刊物，讓更多普羅大眾閱讀。該刊舉「豬血」為例，認為趁熱喝上一碗，可治癒女子因血虛、貧血所導致的虛勞、疲倦。刊物除了解釋豬血在本草書內具備「鹹平無毒」的食物性質，還會補充西方科學研究，因其內含有鐵質，所以具有實際療效，並推薦讀者食用。[12]另一位中醫沈仲圭（1901–1986年）在

10 戴志勳，〈食療本草之研究（附表）〉，《真知學報》，二卷2期（1942年），頁45–46。

11 楊志一，〈陽痿症之藏器療法〉，《大眾醫學月刊》，一卷5、6期合刊（1934年），頁56–57。

12 敬之，〈治婦女乾血癆方〉，《食物療病月刊》，一卷2期（1937年），頁43。

1930年代，發表大量的食療文章，他舉例說西方人不吃豬的內臟、豬血等食材，現在應該改觀了，原來動物內臟中有這麼多營養，甚至孫中山也在《建國方略》中盛讚豬血補鐵、補血之功，[13]可證明傳統中國人並非亂吃，而是有科學根據的。

我們可以看出，人們對食物與健康關係的認知，會隨時代的遞嬗和科學研究的進展而改觀。二十世紀初，人們對廣義豬肉的食療概念已略為轉變，豬肉不再被形容成普遍有毒，或不具有補養的效果，更多醫書開始介紹吃豬肉的好處。例如中醫陸觀虎（1893–1963年）主編的《食用本草學》（1935年），就認為豬肉可以「補虛羸」，而且當時介紹食物療效的書籍，多會介紹豬肉的營養價值，例如蛋白質、熱量等細部資訊。[14]當然，仍有一些傳統的說法承襲下來，例如中醫朱仁康（1908–2000年）在《家庭食物療病法》（1937年）內，雖肯定了豬腦燉人蔘確實能夠補腦，但卻認為豬腰（豬腎）不能補腎，因其「味鹹性冷，能瀉腎氣，腎虛者不宜食」。[15]甚至還有食譜如《家常衛生烹調指南》（1932年），指出食用豬肉還是會對健康造成損害，例如吃豬肉會導致人體濕熱生

---

13 沈仲圭，〈貧血者之食餌療法〉，《食物療病月刊》，一卷3期（1937年），頁25–26。

14 陸觀虎主編，陸觀豹著，《食用本草學》（香港：心一堂，2017年），頁137–139。

15 朱仁康，《家庭食物療病法》（香港：心一堂，2014年），頁72–73。

痰，導致血液循環變差，甚至筋骨軟弱，這些說法就是沿襲傳統本草典籍上的舊說，[16]可見當時對豬肉食療與營養價值之描述，是呈現新舊並陳、中西學說兼備的狀態。

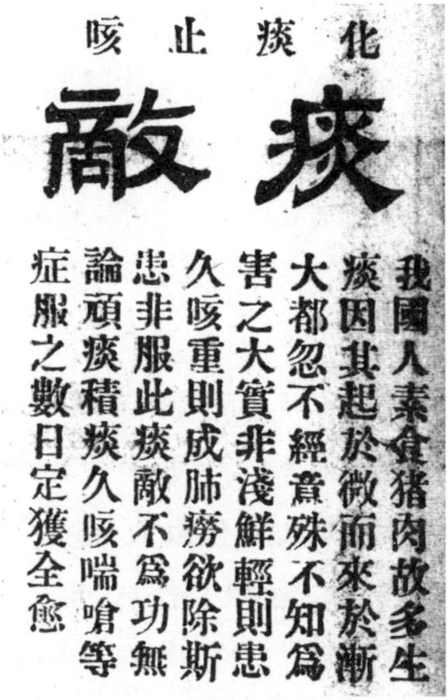

化痰止咳
痰敵
我國人素食豬肉故多生痰因其起於微而來於漸大都忽不經意殊不知爲害之大實非淺鮮輕則患久咳重則成肺癆欲除斯患非服此痰敵不爲功無論頑痰積痰久咳喘嗆等症服之數日定獲全愈

圖 9–3　《時事新報》1926 年 1 月 1 日載「痰敵」廣告提到豬肉生痰

日治時期的臺灣，也可以找到對吃豬肉和健康相關之文字。例如《呂赫若日記》記載：「在蕃薯獅的店裡吃豬骨 、 豬腳等油膩食物。油膩食物的確會增加體力。」[17]這不是補養的意義，而是藉由豬肉油膩的性質來增加熱量，產生有精神和充滿活力的感受。《吳新榮日記》則有一段記載：「英良（筆者按：林英良，為吳新榮續絃之妻）備補藥給我們食補。我吃一粒豬心炕高麗巴蔘，其他家人則吃一隻大番鴨公炕一帖補藥。」

---

16 胡華封，《家常衛生烹調指南》（香港：心一堂，2014 年），頁 46–47。

17 呂赫若，《呂赫若日記》，1942 年 12 月 7 日，中央研究院臺灣史研究所「臺灣日記知識庫」。

吳新榮指出：「因俗傳愈寒，吃補愈有效。」[18]可見作為西醫的吳新榮，也會採用中醫傳統的食補，而且運用豬心入藥，非常特別，吳新榮的妻子甚至還會帶一些「腰子、豬肝」，為其大女兒坐月子。[19]可見豬的某些內臟具有補養效果，在臺灣社會是一普遍認知。反倒是豬肉，當時並無人探究其有無補養之功。

1950年後的現代臺灣，可以說受到西方文化與科學的影響更為深遠，當時就有西醫認為，傳統的「補藥」愈稀有愈好，這是人類不變的心態；[20]豬肉實在太普通，或許是這個因素，才導致人們認為它沒有補養的效果。當時的西醫、營養師表示所有的肉類都有蛋白質，也都具有「進補」之功效，[21]呼籲民眾不要再迷信各種野生動物具有「補」的功效。只是，現代人們對「進補」的需求，似乎也不那麼拘泥於各種傳統知識，而所謂的科學驗證，有時也是選擇性相信的，那些藥燉排骨、麻油腰花、清燉豬腦等料理，只要能講出那

18 吳新榮，《吳新榮日記》，1964年2月21日，中央研究院臺灣史研究所「臺灣日記知識庫」。

19 吳新榮，《吳新榮日記》，1962年3月23日，中央研究院臺灣史研究所「臺灣日記知識庫」。

20 不著撰者，〈香肉滋補又禦寒？完全是心理作祟！〉，《民生報》，1982年12月22日，4版。

21 不著撰者，〈吃香肉未見得有多大營養，動屠刀殺活狗要自問天良〉，《聯合報》，1968年3月3日，3版。

麼點「補養」的道理，民眾也極少追問正不正確或科不科學。單純的豬肉或許搆不上中藥「補」的資格，但是豬的臟器依舊是民眾進補食材的選項，若再搭配中藥燉煮，端上餐桌，吃好兼吃補，絕對是大眾飲食生活中的良伴。

⑩

補身兼治病
——近代中國服用維他命的歷史

十九世紀末二十世紀初的中國，百病叢生，政治軍事多不上軌道，中國人連帶為「東亞病夫」的形象所累，導致虛弱的民族、病懨懨的身體，成為近代中國人揮之不去的頹唐形象。[1]不過，天塌下來有高個子頂著，救國之事自有能人奇士撐著，一般小老百姓還是最在意自己的身體狀況，終究，如何保持健康、對抗疾病，才是日常生活中的大事。

當時，不，現在也一樣，藥商總是異常聰明，懂得抓住民族主義的大旗，同時兼顧民眾個人的需求，創造出藥品熱銷的文化。其中，二十世紀初最興盛且流行的藥品，一是維他命、二是荷爾蒙，又以前者更為風行。1948 年，化學家黃蘭孫指出：維生素和荷爾蒙都是近二十年來新興的學科，在應用方面幾乎成了家喻戶曉的治病妙品。但荷爾蒙的研究在

1 楊瑞松，〈想像民族恥辱：近代中國思想文化史上的「東亞病夫」〉，《政治大學歷史學報》，23 期（2005 年），頁 1–44。

近年來有點冷卻，原因是「維他命」在自然界種類繁多，新研究推陳出新；但荷爾蒙在人與動物的身體內卻很有限，[2]還逐漸被證實對人體有害。故維他命的保健食品興盛至今，是有道理的。同一年，《醫潮月刊》上一則報導指出：「許多中學生不曉得誰是王安石，誰是胡政之，但是少有不知道『維他賜命』的！這就不得不感謝藥商廣告教育潛入之深，不得不佩服藥商廣告宣傳威力之大。」[3]可見維他命相關商品，藉由藥商的推波助瀾，已深植人心，此藥可以「賜與生命」，遂成為家喻戶曉的保健明星。直至今日，荷爾蒙藥品已退出我們日常保健藥品之列，但維他命藥品、營養補充品，卻依舊風行、歷久不衰。

㈠從西方吹來的維他命風潮

早在 1881 年，西方學者露寗（Nicolai Lunin，1853–1937 年）已注意到有維他命這種物質存在，直到 1912 年才由豐克（Kazimierz Funk，1884–1967 年）將其正式命名為「維他命」(vitamin)，[4]開啟了西方醫學論述「匱乏疾病」的新時代，亦

2 黃蘭孫，〈編輯後記〉，《醫藥學》，二卷 5 期（1948 年），頁 43。

3 陳鴿，〈補藥〉，《醫潮月刊》，2 期（1948 年），頁 22。

4 吳鴻志，〈營養研究：談談維他命〉，《常識畫報：高級兒童》，16 期（1935 年），頁 16–18。其他部分可參考：英．羅依．波特 (Roy Porter)，張大慶譯，《劍橋醫學史》（濟南：山東畫報出版社，2007

即健康的飲食是由特定的化學元素組成，缺乏某種物質將導致疾病。這樣的想法不但讓各種維他命一一被研究出來，[5]以補充、服用足量維他命來達到保健甚至是治病的想法，也日益興盛；當時甚至還認為，隨著這種生命必須的元素一一被發現，人們平均年齡達到一百五十歲，也不是夢想，所以維他命一度也翻譯成「生活素」，一度被認為是二十世紀最有潛力的長生不老藥品。

清末民初以來，許多新譯的西醫名詞已陸續傳入。二十世紀初，「營養」一詞已先出現，1905 年的《四川學報》就稱「補充營養」是「補耗損，填疲乏」，恢復氣力與精神。[6]當時三大營養素：炭素、脂肪、蛋白質皆已出現，[7]但「維他命」詞彙和商品，則要到 1920 年代初期才出現，一開始甚至有人用「維太命」來命名，顯示翻譯尚未統一。而大量論述之出現，是在 1930 年代後，[8]各式維他命可以治療疾病的

年），頁 173–174。

5 英・若伊・波特 (Roy Porter)，王道還譯，《醫學簡史》（臺北：商周出版，2005 年），頁 143–144。

6 不著撰人，〈講義第二節：營養〉，《四川學報》，12 期（1905 年），頁 34a。

7 Y. L.（筆名），〈常識談話：食物之營養及消化〉，《婦女雜誌（上海）》，七卷 5 期（1921 年），頁 77–82。

8 皮國立，〈當「營養」成商品——維他命在近代中國 (1920–1931)〉，《1920 年代的中國》（臺北：政治大學人文中心，2018 年），頁

報導，屢屢推陳出新，[9]助長了商品銷售的力道。

舉例來說，談到「維他命丙」（筆者按：即維他命C）不足，將引發敗血症；[10]而缺乏維他命B，則會罹患腳氣病。這類「缺乏維他命將導致某種疾病」的想法，使得維他命商品一夕成名，並在之後以添加物或藥品形式，出現在人們的日常消費中。1936年的《新醫藥觀》雜誌上，還提到母乳、牛（生）乳中含有各種維他命，許多進口奶粉廠商為了對抗傳統中國「母乳哺育」的習慣，也開始宣傳奶粉中有各種添加之維他命成分，為母乳所不及，藉以爭取更大的市場。[11]筆者的母親曾說，在1970年代的臺灣也是如此，一般媽媽相信奶粉中有添加更多營養素，所以比母乳更為適宜哺育嬰幼兒，這種觀念當然現在又已翻轉過來，還是母乳最好，故健康概念也是有歷史的，絕非一成不變。

1936年，德國拜耳公司生產的維生素C製劑「康泰」，甚至宣稱可以治療妊娠嘔吐，還說服用維他命C有助於增加

345–371。該文只有1920年代的情況，本文則補充1930年代之後的論述。

9 金嗣說，〈各種維他命對於人體營養之關係〉，《健康知識》，一卷2期（1938年），頁20–23。

10 孫繩武，〈維他命之保存法〉，《農業叢刊》，一卷4期（1922年），頁1–4。

11 日・笠原道夫，〈乳幼兒疾患與維他命製劑（附表）〉，《新醫藥觀》，七卷5期（1936年），頁1–5。

卵巢的黃體素，可治療習慣性流產，這聽起來難免有些不可思議。藥商的如意算盤是，一般飲食無法補充到足量的維他命，所以必須買藥來服用，這類「強身兼治百病」式的誇大字句，只是為了讓新藥更具有說服力。[12]1938 年，德國拜耳公司也製造維他命 B 藥劑來治療各種神經炎，往新藥物的方向研發，以廣其效用，[13]其實同樣的模式仍充斥在今日的保健食品廣告中，常會營造一種補身兼療病的意象，積極吸引消費者購買。

當大家都推出同樣的商品後，更新的「加強版」添加物就會出現。例如 1942 年的「若素」廣告，指出當時正值第二次世界大戰，烽火瀰漫全球，故凡人更應該注意健康，進而鼓勵消費者購買這個含有維他命 B、荷爾蒙和消化酵素三合一的「若素」。該廣告指出「若素」可以對抗食慾不振、神經衰弱、便祕、耳鳴眼花、兒童斷乳不適，兼有預防感冒的功效。[14]這麼多化學成分添加在一起，不會對人體有害或產生藥效衝突嗎？沒有人加以追問，因為當時人相信，多添加、

12 不著撰者，〈臨床實驗匯錄——妊娠嘔吐之新治法（用拜耳之丙種維他命製劑「康泰」）〉，《天德醫療新報》，七卷 6 期（1936 年），頁 15–16。

13 梁豪雄譯，〈醫療：用 Betaxin（維他命乙 1 製劑）治療各種神經炎及多發性神經炎之經驗〉，《廣西健社醫學月刊》，三卷 7 期（1938 年），頁 26–34。

14 《良友》，52 期（1942 年），頁 3 下廣告。

多補、多健康，加上藥商用科學話語包裝，處在「科學至上」的民國時期，將許多科學的元素揑揉在一塊，也不會有太多人質疑。

㈡喝酒也能滋補強身？

維他命廣告會鎖定某些特定族群，例如兒童或婦女。1936 年的「維愛弟」廣告，就號稱是小兒營養發育的大補藥劑，可以驅除百病、增強抵抗力、體力，甚至可以補腦，讓

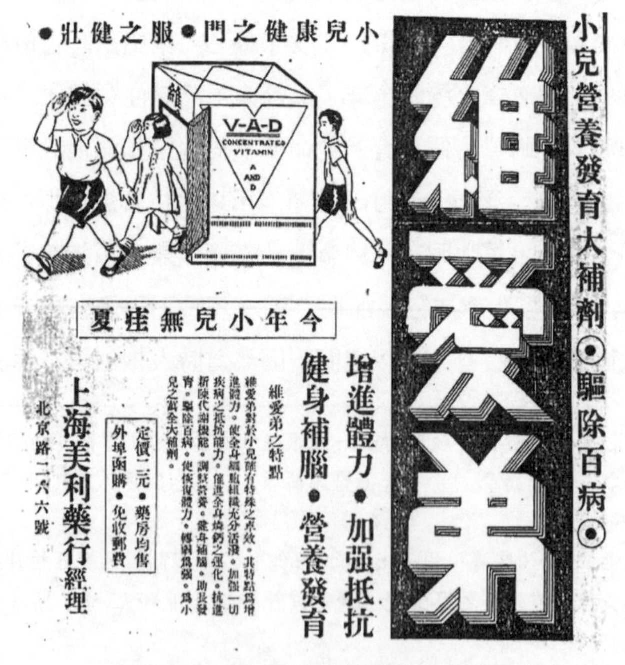

圖 10–1　民初刊登維他命的廣告版面

孩童變聰明，還可以助長發育，讓孩子「轉弱為強」，真是「小兒之萬全大補劑」。這些天花亂墜的字句，可信度實在存疑，因為「維愛弟」就是 V. A. D. 的縮寫 (Vitamin A and D)，以今日保健觀念視之，實在看不出有任何驚人的療效。但當時的消費者肯定覺得很新奇，畢竟「維他命」是全新的保健商品，人們對它總抱持一股神祕且新奇的想像。[15]

維他命不只做成藥品，還添加在食品內。例如 1936 年就有名為「維爾趣葡萄汁」的飲料，廣告文字強調飲用之後氣色會變好，宣稱未添加防腐劑和人工色澤與味道，還提到其糖分可以補充「活潑之新精力」，加上又富含「鐵、鈣、鎂及鑛鹽等養體之乙種維他命」，故可「補血增力、益氣添精」。[16]它明明是一款「飲料」，硬是被包裝成了「補品」。

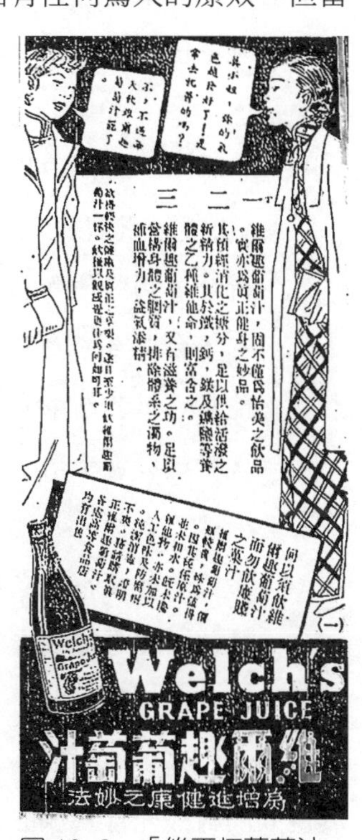

一　維爾趣葡萄汁，固不僅為怡爽之飲品，實亦為真正健身之妙品。
二　其所含消化之糖分，足以供給活潑之新精力。其於鐵，鈣，鎂及鑛鹽等養體之乙種維他命，則富含之。
三　維爾趣葡萄汁，又有滋養之功。足以營構身體之腦質，排除體系之濁物，補血增力，益氣添精。
何以須飲維爾趣葡萄汁而勿飲廉賤之葡汁
（一）
Welch's
GRAPE JUICE
維爾趣葡萄汁
為增進健康之妙法
圖 10–2　「維爾趣葡萄汁」的廣告

15 上海申報館編輯，《申報》，1936 年 7 月 4 日，第 4 版。
16 上海申報館編輯，《申報》，1936 年 8 月 7 日，第 3 版。

該商品的漫畫廣告，強調飲用之後可以使人看起來更加年輕。出現在商品漫畫中的人物，不是年輕小姐就是老人，顯見這兩類消費者有共同的特性，皆為「擔心衰老」，藉此抓住消費者的心理。報紙還刊載外國最新實驗，指出德國海德堡大學教授施米德氏精究五年之結果：

> 由棉子（籽）中提出豐富之滋養料，以投病人，成績良佳，其提出之質類似黃粉，含有維他命ABCE，所缺者獨維他命D，然可加入也，棉子提煉物，含有蛋白質百分之五十，礦質百分之七・五，以食醫院病人，其結果表示實為滋養人類之一種新方法，或將造成養生術上之革命也，據醫士報告，以此質一匙，或加於其他食物中，日投病人，三閱月後，不特患營養不足之症者，即患糖尿、腰腎、心臟、膽汁、虛癆等症者，無不增重體量，而其精神亦有非常之進步。[17]

展現人們對補充營養以治百病的期待。

甚至可能一般讀者沒有想到，酒類在當時也是一種保健

---

17 不著撰者，〈棉子煉丸，可以療疾可以充飢，德教授施米德新發明〉，《申報》，1933年8月29日，第9版。

友
UB
啤
網球後
飲冰冷友啤啤酒
止渴提神
要喝上海啤酒，
注意友啤商標，
不要單叫啤酒，
請叫友啤啤酒。

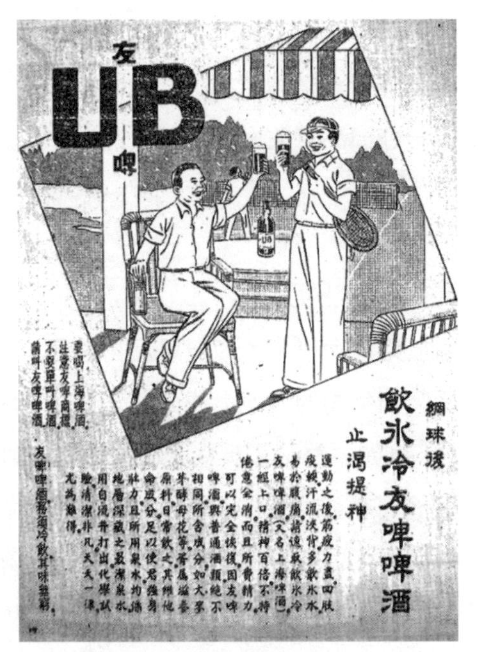

圖 10–3　「友啤啤酒」的廣告

商品，例如「友啤啤酒」就聲稱飲用後「適口爽神，倦意全消，而且滋補強身」。能有這些功效，是因為該啤酒「用清潔泉水，採用超等大麥芽及酵母花等，嚴密製成，維他命成分極為豐富，可以增進身體健康」。[18]廠商還宣稱添加了「維他命成分，足以使君強身壯力」。[19]喝啤酒竟然可以兼顧衛生與強身健體，真是一舉兩得！今日看來，饒富趣味與不可思議

---

18 上海申報館編輯，《申報》，1936 年 8 月 24 日，第 4 版。

19 上海申報館編輯，《申報》，1936 年 8 月 3 日，第 5 版。

之感。不過，應該是啤酒原料即含有維他命成分，至於「添加」還需不需要或有沒有確實添加？則難以確定，但可見民初維他命作為一種商品意象，添加於食品之中，是最好的商品加值要項。

㈢有「罹病焦慮」的文化

中醫界對於維他命學說，似無可反對之理，但欲贊同，又無法進行食品和藥物的維他命成分、含量之分析，遂只能依附西方說法。例如中醫張子英在 1932 年指出，中醫所說的米麥五穀，蘊含了傳統中醫的「五味」，任何一味都不能偏廢，必須均衡攝食，皆含有不同成分的維他命，藉以說明中醫理論符合維他命學說。[20]中醫耿鑒庭（1915–1999 年）則舉出本草知識中，許多青菜、肉品可以治病之道理，來解釋它們都含有某些維他命在內，所以可以治病、防病。例如他認為甲種維他命（筆者按：即維他命 A）就稱為「防疫維他命」，在動物的肝臟或蒲公英、蕪菁等中藥內，都有一定的含量，用以證實服用某些中藥可以防疫。[21]再不就是陳述古人在生病時，都重視補充正氣或津液，其實就是補充維他命，例如

---

20 張子英，〈國醫之維他命學說〉，《衛生雜誌》，3 期（1932 年），頁 1–2。

21 耿鑒庭，〈吾國古代「維他命療法」之線索（上）〉，《國醫砥柱》，三卷 5 期（1943 年），頁 3–5。

古人罹患熱病時會飲用「西瓜汁」或「五汁飲」，成分包含梨汁、荸薺汁、鮮葦根汁、麥冬汁、藕汁或甘蔗汁等等，皆具有服用維他命的功效。[22]話雖如此，我們卻可以輕易看出這個歷史過程，中醫主要是附和者而非發明者，在西方新式補品不斷日新月異的狀況下，新學說配合行銷和科學驗證深入人心，已逐步削弱傳統中藥的「補品」市場，漸被西式的保健食品取而代之。

不過，近代史中的維他命商品，也不是一直都被大家認為是正向或對身體有益的。西方醫學界當時已經了解攝取維他命過多對身體之害處，它本身不一定能「維生」，功效更不如藥商宣傳的那般神奇。[23]或許是物極必反，到了 1940 年代中後期，反而可見許多刊物刊載維他命服用過量對身體無益、浪費，甚至會引發身體特殊敏感的報告，[24]甚至服用維他命而中毒，更成為一種濫用問題。營養品的「禁忌」面向，已開始受到注意。1948 年，南京中央大學醫學院的鄒煥文指出：如維生素 A 中毒，將引起體重減輕、貧血、嘔吐、遲鈍、昏睡等症狀，但作者仍說，其貢獻大於弊害。[25]

---

22 汪肇中，〈丙種維他命與熱病〉，《國醫導報》，二卷 6 期（1940 年），頁 28–29。

23 英・羅依・波特 (Roy Porter)，張大慶譯，《劍橋醫學史》，頁 174。

24 不著撰者，〈浪費的維生素〉，《西風（上海）》，118 期（1949 年），頁 243。

不知是否經歷這樣的過程，今天我們市面上的維他命商品，已經不再宣稱有這麼多療效。這些商品慣用的一些字眼和陳述方式，背後還是反映了中國人擔心身體疾病和虛弱的心理，故要常常「補養」。很多維他命商品和「藥品」的界線相當模糊，它們不單可以保養身體，甚至可以治療許多疾病，可見一項新的科學研究，與後續商品產出之間的知識連結，若涉及消費利益，新產品多少會帶有一些誇大不實的內容。這段歷史，提供讀者反思現代的社會與文化，在保健食品滿天飛的時代，其療效是否確實可靠？值得消費者審慎思考，此正讀醫史使人聰明之謂也。

25 鄒煥文，〈維生素的弊害〉，《科學世界（南京）》，十七卷2期（1948年），頁53。

歷史上的醫者與醫學

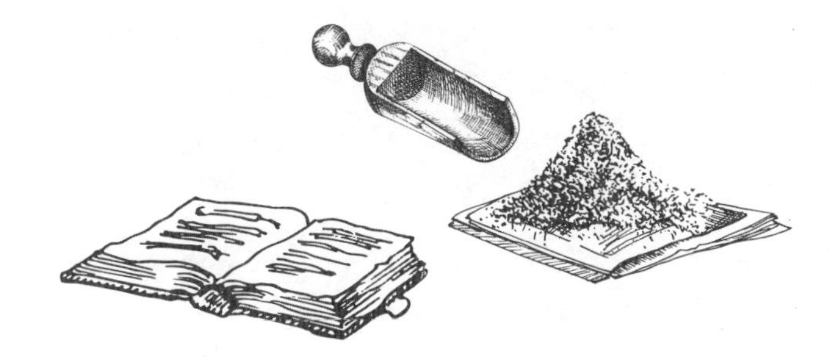

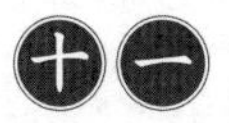

對望中西醫
——近代東西方醫學的相遇[1]

中國醫學在歷史的長河中往前行走，改變有之、進步有之，然而，都是在固定的場域中緩慢推進，一朝駛向全球化的大海中、波濤洶湧，面對西方科學知識的挑戰，由大江入大海、翻騰碰撞，既有的、根深蒂固的傳統知識開始被撼動。然而，世界上大部分的傳統醫學，在面對西醫學衝擊時，幾乎整個知識體系都消失殆盡了。可以說唯有中國醫學，廣義的還包括藏醫、蒙醫等，仍較為完整地保持著自身的理論、技術和知識文本。從 1840 年開始之後到今天，所謂的中西醫「匯通」、「結合」乃至於「一元化」之詞，才有可能被一代人提出與嘗試。我們先來看看中西醫在晚清、民國時期相遇時所激盪出的火花，如何造就了這段歷史。

有關近世醫療傳教士的東來，大約在中國的明朝後期，

---

1 本文一部分為講稿，原名為「近代中國中西醫匯通的歷史」，本章乃根據講稿，增補潤飾而成，並省略了一些撰寫講稿時所引用的註釋，僅保留部分。

約十六、十七世紀之交，西方耶穌會教士為了拓展傳教事業，紛紛東來中國。這些傳教士多為飽學之士，他們傳教的同時也帶來當時的科學新知。例如鄧玉函（Johann Schreck，1576–1630 年）等人譯述的《泰西人身說概》與《人身圖說》等書，就介紹了不少有關記憶、骨骼、肌肉、血脈、思考等醫學知識。然而，當時來華傳教士所討論的醫學知識，主要是在透過人體來認識世界的奧妙，再進而認識上帝的偉大，以達到傳教之目的為優先考量，而非以探索實際治療技術為主。大多數中國知識分子無法閱讀這類西洋醫書，例如晚清知識分子俞正燮（字理初，1775–1840 年）指出：「西洋地遠，人稟質不與中土同。」（中國人和西洋人體質不同，亦即醫理應該不能互通）所以這些醫書「在中國二百年未有能讀之者」，並無法引起知識分子大規模的注目。

直到晚清，基督新教傳教士紛紛來到中國傳教，例如美籍傳教士醫生伯駕（Peter Parker，1804–1889 年），道光十四年（1834 年）在廣州開設眼科醫局，號稱「以一把手術刀打開了中國大門」。到了 1850 年代，伯駕將醫局交由嘉約翰（John Glagowkerr，1824–1901 年）主掌。1856 年第二次鴉片戰爭時期，醫局焚於戰火。1859 年選址後重新開業，正式定名為博濟醫院，是在中國歷史最久的教會醫院。除了設立醫院外，清末來華的西方醫學人士還透過開辦醫學校、翻譯出版醫學書刊、吸引留學生等方式來建立其在中國的地位，一步步增強了西醫在中國的影響力。

㈠生理與解剖學的爭議

西方醫學人士來到中國，不只是治病與傳教而已，也對傳承醫學知識有所貢獻。其中，以英國醫生合信氏（Benjamin Hobson，1816–1873 年）的影響最大。他曾翻譯不少西醫書籍，例如《全體新論》在咸豐元年（1851 年）出版時，就馬上再版了數次，後來也曾於日本出版，廣州更出現盜印版，可見其風行的程度。甚至有報導言：當時中醫幾乎人手一本。書內的骨骼圖，對中醫來說是非常新奇的，因為傳統中醫並不如此清楚人體的骨骼部位與名稱。《全體新論》一打開，大半是「死人骨頭」，讓人想起白骨精，還有眼球、大腦、剖開來的半邊身體等等一般中國人聞所未聞的驚悚圖片，這是近代西方醫學最引以為豪的骨骼、血管、肌肉知識；但當時中國人看起來卻覺得很不可思議。書內還有幾張人體解剖圖，清楚可見將人體表層剖開，展現整個內臟的圖像，甚至有很多手術步驟之圖像，就好像維薩留斯（Andreas Vesalius，1514–1564 年）《人體的構造》（*De Humani Corporis Fabrica Libri Septem*，1543 年）內的圖，該書詳細介紹和研究解剖學，更附有他親手繪畫、有關人體骨骼和肌肉的插圖，是那樣的真實、直白。這些圖像對晚清的中國人而言相當特別，在藝術表現上更為直接與真實，比之過往中國繪畫所見，

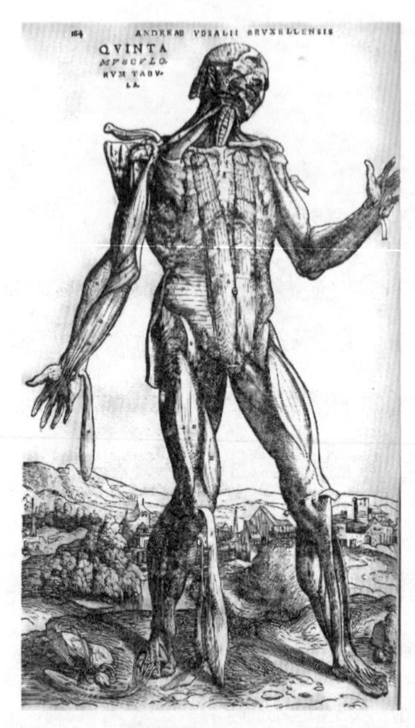

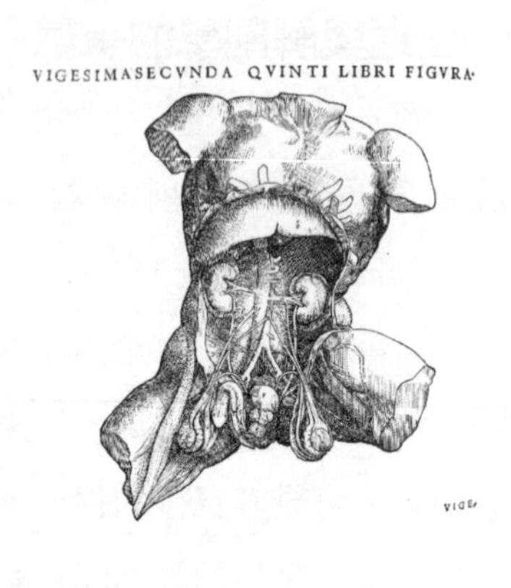

圖 11–1　維薩留斯《人體的構造》描繪細膩的人體全身肌肉解剖圖（左）及描繪人體內部臟器圖（右）

可能有極大的差異，應該給予很多中醫，甚至是對醫學有興趣的中國人，相當大的震撼。

反觀中醫的解剖圖像，無論在比例或精準度上，都只是一種意象，比之人體真實比例與形態，皆有所差異，完全無法指導解剖學的學習與操作。而中醫歷代醫者也極少對舊式圖像加以改革，中醫幾乎都讀古醫書，身體圖像只是一種用來「想像和確認真實」的工具；換句話說，圖像真不真實或像不像並不重要，重要的是它代表古人對經典醫書內生理學與人體構造的認知，亦即圖像足徵古典醫理是正確的。這種取類比象的手法，在中國藝術的呈現上也說得通，多數中國繪畫重視意境與理想意象之景物投射，而非真實呈現比例與形態。

那麼，不清楚人體生理學，古代中醫們要如何行醫呢？1830年另一本醫書《醫林改錯》出版，該書作者王清任（1768–1831年）被譽為「近代中國解剖家」，曾在刑場上觀察受凌遲處死後的犯人屍體，並撿拾其內臟、骨骼等加以記錄描繪，進而對傳統醫學體系提出嚴厲糾正。他是近代中醫界率先對傳統中醫生理知識展開全面抨擊的醫者，造成不小的震撼。該書二十年內再版了四十次，為古代任何一家之言的醫學著作所不及，影響層面廣泛，[2]許多中醫都對他的醫書展開各方面的評述。

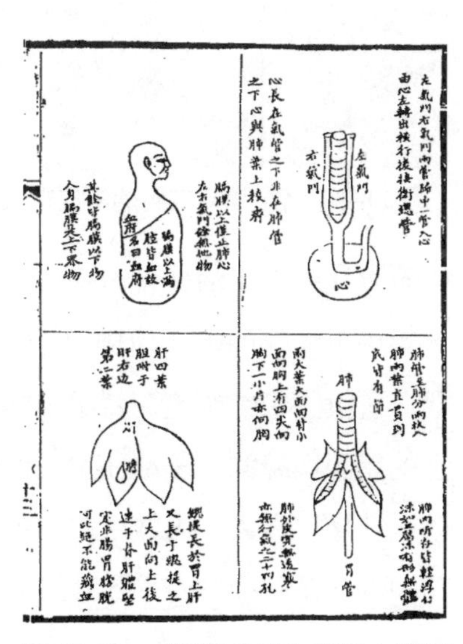

圖 11–2　《醫林改錯》指出中醫理論中的謬誤

上述這兩本書不約而同地在二十年內相繼誕生，

2 趙洪鈞，《近代中西醫論爭史》（石家莊：中西醫結合研究會河北分會，1983年），頁49。

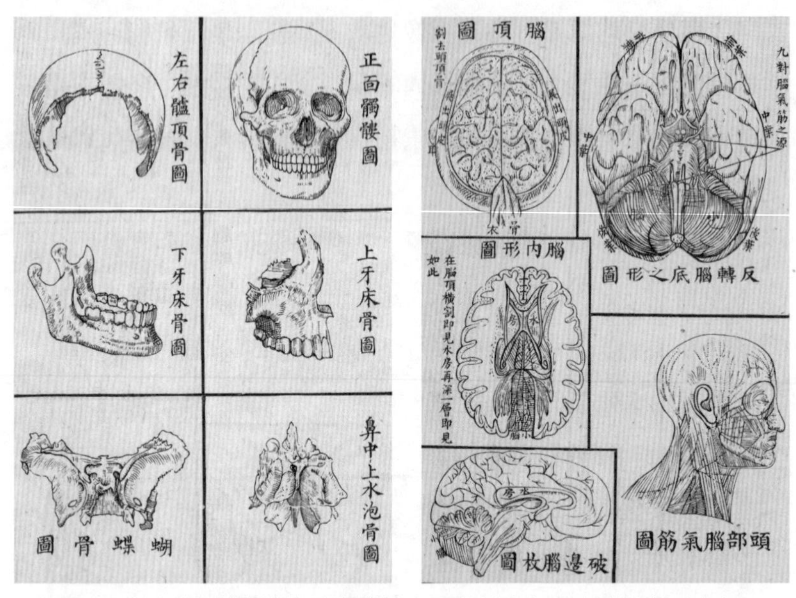

圖 11–3 《全體新論》清晰描繪人頭骨（左）及人腦細部（右）

沒有證據顯示王清任曾看過任何一本西醫書，合信醫師也沒有看過王清任的書，但兩人卻一同將中國醫學帶入了「近代」。這兩本書的特色，就是不約而同指出中國醫書在生理學上的錯誤與疏漏，王清任生在保守的中國，卻發出激烈的言論「非議」古人，大談中醫古書上的生理知識與圖譜，都是錯誤的。當時少數有進步意識的中醫，例如晚清的中醫劉鍾衡就說，王清任的《醫林改錯》「以獨見之智力，闢古人之非」，給予高度評價。劉鍾衡自述他在 1884 年到上海購買許多西醫書籍，發現《全體新論》內描繪之「骨肉臟腑」，竟和

《醫林改錯》的記載頗為類似。[3]劉氏稱許西醫的優點是：「骨肉臟腑逐層剖驗，形真體晰，中華向無此條。」[4]

在中國，雖然清代以前也曾有解剖人體的記錄，但是中醫對於人體臟腑各種功能的知識，在古醫籍《黃帝內經》中固定下來以後，就形成了一種經典之言，後世醫家均無法輕易撼動。中醫是「正典醫學」，透過對傳統醫學理論的不斷詮釋與累加，強化基本理論的正確性，即使解剖有新發現，也只是證實原來經典所言，不能輕易撼動，即便某些看法可能是錯誤的。王清任認為，一位醫者在為人治病前，一定要明瞭所有臟腑的功能，只可惜古人臟腑論述及他們所繪之圖，可以說「立言處處自相矛盾」。[5]例如古人所繪製的膀胱圖，一般認為只有下口（尿道），而沒有上面的進口，古人解釋尿液是透過氣的推動「飛渡」到膀胱的，王清任認為這根本只是一種猜測且錯誤的說法，但古人卻從未對此提出質疑。

既然中國從來沒有如此清晰正確的解剖學知識，那麼如何來著手改進呢？在當時是相當困難的一件事。舉例來說，解剖用的屍體從哪裡來？中國人認為保持屍體之「全」相當

3 清・劉鍾衡，《中西匯參銅人圖說》（上海：江南機器製造總局本，1899 年），序言，頁 2A。

4 清・劉鍾衡，《中西匯參銅人圖說》，序言，頁 2B。

5 清・王清任：〈醫林改錯臟腑記敘〉，《醫林改錯》（臺北：力行書局，1995 年），頁 3。

重要，「全屍」本為對死者之尊重，百年前若要大家捐出先人、親人的屍體來供解剖，無疑是大逆不道。此外，王清任雖挑戰舊的中醫理論，很具有醫學革命性格，但他自己卻沒有學習任何西方的實驗方法與驗證事實的解剖技術，他對人體構造與臟腑、骨骼的觀察，其實是他去刑場撿拾被凌遲處死的犯人所殘餘的「身體碎片」，東拼西湊而觀察出來的認識，也夠嚇人的了。王清任的書內刊載不少修正後的臟腑與生理圖，雖然沒有證據顯示他看過西方的醫書，但他所描繪的臟腑形式，已頗類似西醫當時生理學書籍內的圖片，當然很多知識仍是錯的，例如他觀察到人身體的網狀結締組織或類似脂肪層的物質，就認為那是「出水道」，這顯然就是主觀臆測。因此，王清任提出實際觀察臟腑的理論，雖然顛覆了一些傳統醫學對臟腑功能與形態的描述，但他並沒有建立一套解剖學查驗形質臟器的法則與可供驗證的科學步驟，故無法帶動後世繼續研究。即使人體解剖知識的創見可貴，但在背負「離經叛道」的質疑以及後繼無人的情況下，未能帶動中國本土解剖學的發展，這樣的創新是無法延續的，只能算是一則特別的故事而已，不可能在體制內被認同，所以王清任的故事並沒有對中醫發展產生實際效益。不過，該書仍引發一定程度的反思與檢討，從來沒有醫者對自己所學與所知的領域進行如此嚴厲的批判，預示了中醫即將面對西方醫學愈來愈嚴峻的挑戰。

那麼，清末中國人對西醫知識傳入的反應如何呢？官方或民間大多態度消極，因為醫術一向被中國人視為「小道」，缺乏主動學習動力。民眾常常誤解西醫的治療方式。西醫雖能治癒許多眼科、外科的疾病，但由於中西語言不通與宗教文化的隔閡，加上新式西醫病院的封閉性與外科手術的神祕感等因素，都導致了當時民眾對西醫的誤解，衍生出許多的民間謠言與教案。例如宣稱、謾罵西醫的治療方式為剖心剜目、拿人體來煉藥、吸取婦女或嬰孩的精血等等說法，不一而足。雖然西醫知識在傳入中國時遇到不少阻礙，但在翻譯醫書方面則頗有成就。晚清時期翻譯西書的風氣漸盛，如江南製造局於同治七年（1868 年）設立翻譯館，高薪聘用專人翻譯西方各種科學著作，包括了不少重要的西醫書籍，加上其他傳教士醫生相繼翻譯的醫書，總計達百餘種之多。

自 1880 年代一直到清代滅亡，有更多中醫開始採用西方解剖學的理論來解釋和論證過往中醫對人體生理的認識。中醫受到西醫知識的衝擊愈來愈大，從自強運動到維新變法，中國人對西方科學技術愈來愈感興趣，不少中醫基於中醫理論本位，逐步展開與西醫的對話，史稱「中西醫匯通思潮」。著名的唐宗海（1851–1897 年）在這段時間挺身而出捍衛中醫理論，最具有代表性。從 1884–1894 年間，他一共寫成了《血證論》、《中西匯通醫經精義》、《金匱要略淺註補正》、《本草問答》、《傷寒論淺註補正》等五本著作，1894 年於上

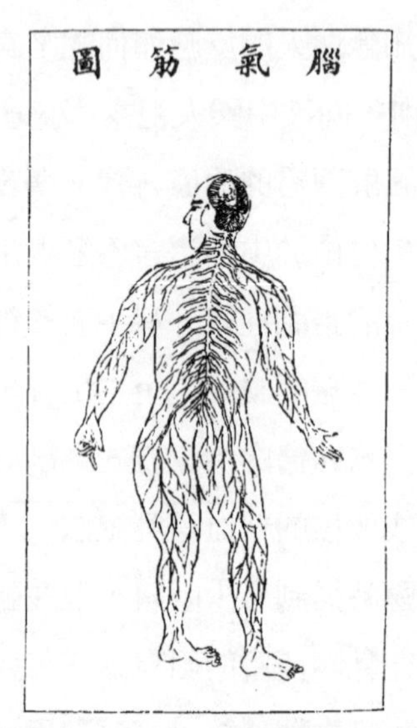

圖 11–4 《中西匯通醫經精義》神經圖（腦氣筋圖）

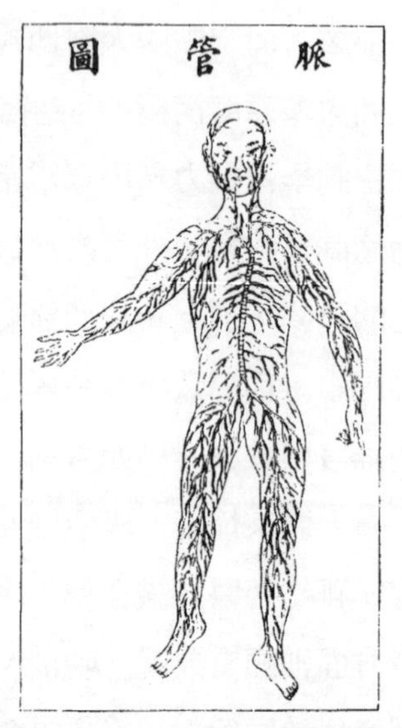

圖 11–5 《中西匯通醫經精義》血管圖（脈管圖）

海出版，名曰「中西匯通醫書五種」，[6]而此套叢書遂成為以「中西匯通」為名的第一種著作。[7]不過，唐氏為後世中醫留下的珍貴遺產，並不是呼籲中醫持續往「解剖人體」這條路上走，而是努力地用西醫理論來證實古代之中醫學說，並

---

6 陳先賦，〈唐宗海生卒著述考〉，《成都中醫學院學報》，第 2 期（1983 年），頁 60–61。

7 可參考：鄭曼青、林品石編著，《中華醫藥學史》（臺北：臺灣商務印書館，2000 年），頁 376。史仲序，《中國醫學史》（臺北：正中書局，1997 年），頁 190。鄧鐵濤主編，《中醫近代史》（廣東：廣東高等教育出版社，1999 年），頁 49。

非拋棄傳統理論，完全採用西醫的技術。現代中醫不斷呼籲，要重視那些已經失去的技術，學習過多的西醫技術後，已經不會使用中醫的知識和開中藥來治病了，豈不怪哉？唐氏就好像為接下來百年的中醫定調：中醫的本體不能拋棄，但必須學習西方知識，用來印證中醫的學理。至民國初年，張錫純（1860–1933 年）所撰《醫學衷中參西錄》主張以中醫為本體，適度參酌西醫的理論，代表了當時多數中醫的看法。他曾研製「石膏阿斯匹林湯」來治療外感發燒，就是中西醫藥結合的例子。這本醫書至今還是有不少中醫會加以閱讀。

唐宗海怎麼構築他的解釋呢？舉例來說，這兩張選自唐宗海醫書內的圖像，圖 11–4 是神經圖、圖 11–5 是血管圖，很明顯地都受到西醫的影響。因為古代中醫並無「神經」的說法；而古代中醫所謂的「脈」，也和西醫的「血管」意義不盡相同。圖 11–6 則是大腦圖，傳統中醫極少論述大腦的功能，而且也從未有如此清晰的圖像。反觀西醫卻認為，大腦是人體最重要的器官，而

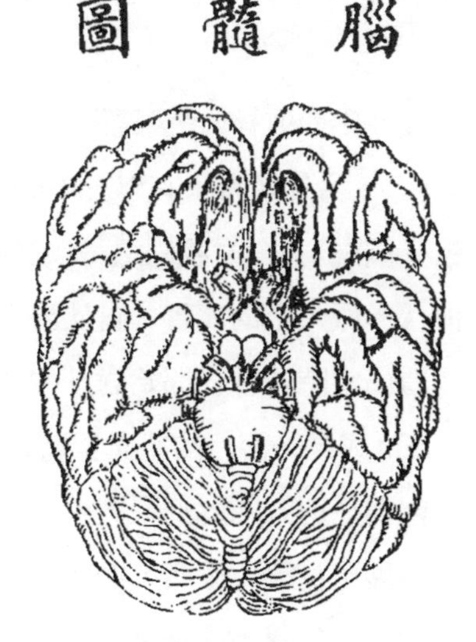

圖 11–6 《中西匯通醫經精義》大腦圖（腦髓圖）

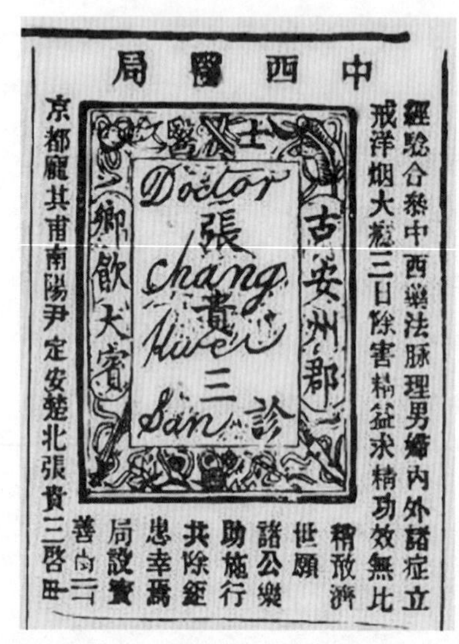

圖 11–7　1883 年 1 月上海《申報》主打中西醫局的廣告

中醫則認為心臟才是最重要的器官，有著「君主」一般的地位。很有意思的是，當時書中放上這樣新式的西醫圖像，可能只是為了讓書更有賣點，因為對中國讀者來說，大腦圖實在太新奇了，只是解說卻還是中醫式的，變化不大。

其他還有更多以「中西醫匯通」為主題的醫書出版，例如羅定昌於 1893 年出版《中西醫粹》，劉鍾衡則於 1899 年出版《中西匯參銅人圖說》，另外還有王有忠於 1906 年出版的《(簡明) 中西匯參醫學圖說》等等。我們還可以看到這張刊載在 1883 年 1 月上海《申報》上的廣告，首次出現了「中西醫局」的字樣。可以看出當時社會已開始對「中西醫匯通」這件事抱持樂觀與好奇，成為一流行的語彙與時代思潮。只是，結合以上所言，中醫對於西方的解剖學與生理學雖保有一定的興趣，但卻沒有發展出實驗、觀察、創新的系統知識，導致後來中醫所學的解剖生理學，都是來自西醫，而非中醫在自身文化中產生的。「中醫解剖學」未能成真，連帶使得中醫的外科，近百年來沒有突破性地往大型胸腔、腹腔手術發展，給人停滯落後之感。中醫要學習、發展什麼技術？要守住、發揚怎麼樣的傳統？是近百年來永無休止的提問。

㈡近代人們對中、西醫的抉擇

晚清時，合信醫師即根據他到中國行醫的經驗，提出對中醫學的觀察與看法。他認為晚清中國醫界的問題如下：中國人只相信古書，針對西方醫學技術，可說聞所未聞。中國官吏往往墨守舊法，不肯集思廣益去尋求創新。此外，西方所用的藥品，各國皆通行，但中國卻不普及。第三、中國有許多聰明人，但都不願意學醫，而會醫術者，都是資質普通、甚至社會下層的人，這些人對人體生理學都沒有考究，也不去探討疾病的真正根源，這樣治療方法怎麼會準確呢？合信不愧是中國通，觀察細膩，特別是有關後面「探討疾病的真正根源」這一點上，在合信醫書出版後約莫半個世紀，開始加深對中國醫界的影響。

受整個西方科學研究進步影響，對於傳染病的認識，至十九世紀末開始有較為顯著之進步。西方主流醫學除認為「發酵」(zymosis) 將導致傳染病的發生外，經過法國巴斯德（Louis Pasteur，1822–1895 年）與德國科霍（Robert Koch，1843–1910 年）兩位微生物學家的努力下，更證實了微生物可以致使人類生病，加上醫療、科技與社會、衛生政策都具有連動性，故要求衛生與清潔的觀念，逐漸和醫學主流的細菌論相結合。這使得淨化環境、消毒、殺菌等舉措，被認為是預防疾病的標準生活習慣，並成為各國制定公共衛生政策時的要目。

反觀中國的衛生情況呢？李尚仁曾指出，英人德貞（John Dudgeon，1837–1901 年）曾批評晚清中國人所居住的環境，他說中國各大城市缺乏專人負責道路清潔工作，使得馬路變成「各種穢物的容器」，排水溝形成「裝滿臭泥穢物的池塘」。甚至北京的街道就是公廁，每天都堆積著大量動物糞便，也沒有公共尿池，中國人又不愛洗澡，可以說「中國式沐浴只用一茶杯溫水和一小塊毛巾」。這些描述顯示了傳統中醫的知識中並沒有適當的清潔衛生觀念，引起不少改革派知識分子的重視，學者余新忠對於這個主題有相當多的研究，讀者可以參看。

由於近代中國對外戰爭屢屢失利，喪權辱國，不少知識分子希望藉由國族主義來振興國家，這當中最重要的論述就是中國人身體太衰弱了，以至於不能對抗外來的侵略者，這些論述將強國與健身的概念結合在一起，正如 1897 年，梁啟超於《時務報》上所言：「強國必先強種，強種必先強身，強身必先強醫。」[8] 也就是強國強身的基礎，就在於醫學進步。

8 梁啟超，《飲冰室文集．醫學善會序》，引自《戊戌變法》（中國近代但傳統中醫顯然無法擔負新時代的重任，必須改革，讓西醫來掌握國家衛生的主導權，可能是當時進步派知識分子的想法。當時不少中國廣告圖像，特別是藥品、食品的廣告，包括後來中國的領導人蔣介石，都非常重視「雪恥」兩字。其背後有一個非常重要的引申寓意，即要雪恥之前，必須讓自己的身體強壯、氣血旺盛，才能不被疾病侵襲。這些圖像顯示新時代的中國人想透過各種方式，包括服用藥物或操練體育、武術等等，達到強健身體的目的，圖像上主角的「肌肉」，是古代中國人不曾強調的，但受到西方身體文化的影響，一副強健的身體，往往是充滿肌肉的男性陽剛形象，而這則史料是出自近代中國的拳法書籍。

關於近代以來中西醫的此消彼長，可從下面幾項史事來觀察，顯示西醫的力量愈來愈強大，而且選擇以西醫為醫療主體的民眾也愈來愈多。首先，中文的西醫著作增加，代表西醫的理論體系、治療技術、集體傳布效率都超過前期。且原來清末西醫多為傳教士，開辦醫院、濟世救人，中西醫並無太多衝突；但民國成立以後訂定學制，將中醫教育屏除於學校體制之外，衛生機構也沒有容許中醫在公共衛生事務上扮演一定的角色，導致中醫的力量迅速衰弱。最激烈的莫過

史資料叢刊），第4冊（上海：上海人民出版社，1961年），頁449–453。

於中醫廢止派出現，主張中醫陰陽、氣化、五行的理論皆為虛構、落伍且不科學，並抨擊中醫對疫病防治、查驗死屍（法醫學）方面毫無貢獻，最終在1929年政府竟做出廢止中醫決議。

中醫整體發展衰弱之狀態，終於導致「廢醫論」出現。在民初的中西醫學論爭場上，西醫往往占得上風，總以「是否合於科學」為唯一標準來檢驗中醫，並以「廢除中醫」為最終目標。主張最力的代表人物就是余巖（1879–1954年）。余巖早年曾學中醫，後來留學日本改習西醫，推崇日本施行的「科學救國」道路，回國後也開始主張「廢醫存藥」，認為中國應該像日本一樣，阻止傳統醫學的一切發展。他在1917年刊行《靈素商兌》一書，用西醫的解剖學及實驗科學的理論，對中醫進行了深刻、激烈的批判和嘲諷，甚至指責中醫經典《內經》是「殺人的祕本和利器」，整本書可說「無一字可取」。1925年更有上海醫師公會成立，裡面的西醫大多極力倡導廢除中醫。

由此可見民國以來，反中醫的人士漸多，最著名者除余巖外，還有史家傅斯年（1896–1950年），他曾說：「中國當時最可恨的事件就是西醫與中醫之爭」，他認為接受新式教育的人，如果還聽信中醫的五行、六氣理論，很明顯就是思想上出了問題。所以中西醫理的抉擇，並不只是選擇一種醫學理論或醫療技術的問題而已，同時也是文化認同的抉擇、一種科學信仰的選擇。傅斯年還說：「中國是個世界上病菌最多的國家，各種疾疫並世無雙，故死亡率在一切開化與未開化的人類之上。對付此情形之最有效方法，無過於防範於未病之先。」這要靠「研究公共衛生的人的聰明」，所謂國醫（即中醫）是完全無法擔負這種責任的。

在此來談談廢止中醫運動之始末。1928 年南京國民政府衛生部正式成立，大力推動現代衛生。根據該部組織法，旗下設立「中央衛生委員會」，作為衛生決策的議決機關。當時

中醫藥團體
續議反對廢止中醫案
職工會願盡力進行

四十餘中醫藥團體前開聯席大會議產生上海醫藥團體聯合會、昨日續開會議、到各團體代表陸仲安丁仲英謝利恒姚長卿蔡濟平陳存仁等、讀遺囑靜默後、張梅庵主席、陳存仁紀錄、到會者各有提案、計二十餘案、一一評加討論、決定執行、席間有藥業職工會代表演說、謂職工會為中醫藥界最有力量之團體、本會願盡力進行、全國職工共達四百三十萬人、反抗少數西醫主持之衛生會議、實並不為難、今羣情激憤、不可制止、願作先鋒、以示中醫藥界根基之鞏固、社會之信仰、醫學之實效、藥業之勢力、以及[illegible]係國計民生之重要云云、演辭激昂、[illegible]形動聽、繼各代表主張勸告藥業職工個人及醫界個人幸勿向外界直接有所處置、將來向中央請求、不難達到「廢止衛生會議案、限止西藥入口、提倡中醫」目的云云、一致拍手、通過散會、

圖 11–8　《時事新報》1929 年 3 月 9 日報導〈中醫藥團體續議反對廢止中醫案〉

擔任委員者，無一具有中醫背景。第一屆委員會於 1929 年 2 月 23 日在南京召開，會議上以「中醫妨礙全國醫事衛生」為由，提出四項針對廢除中醫之提案，統稱為「廢除中醫案」，其目的在於採取漸進手段來限制中醫，最終達到完全消滅中醫之目標。幸好，中醫界迅速集結各地中醫團體力量，1929 年 3 月前往南京請願，正值國民黨召開第三次全國代表大會期間，包括國民黨中常委張靜江（1877–1950 年）、李石曾（1881–1973 年）等人，都允諾支持中醫界之行動。行政院長譚延闓（1880–1930 年）在接見請願代表時更進一步表示：「中央衛生委員會決議案，斷無實行之可能！」何況中國許多地方只有大都市有西醫，若此案真的通過，那麼「病者將坐以待斃，且藥材農工商人全體失業，影響國計民生，不堪設想」。同年 10 月，國民政府明確宣示：奉主席（蔣介石）指示，該案使中國醫藥事業，無由進展，殊違總理（孫中山）保持固有智能，發揚光大之遺訓，故全案應交行政院分飭各部，將前項布告與命令撤銷。遂正式結束這場風波。

不過，近代中醫的危機並沒有停止，即使暫時逃過被廢除的命運，但中醫還是必須說明「中醫藥如何、或為何能有效治療疾病？」這個問題，若無實際治療效果，當時中醫界恐怕也很難自圓其說。回到現在，2011 年梁其姿院士在中央研究院「王世杰院長講座」上針對〈疾病為甚麼有歷史〉這個主題進行演講，在演講最後的提問時間，一位具有西醫背景的院士詢問道：「中醫如何看待微生物學？」其實這是一句尖銳的質問，意思是如果中醫根本看不到微生物，或是中醫不能治療傳染病，那麼中醫的歷史又有什麼意義呢？在中國史乃至中醫學史的研究上，至少在新型冠狀病毒肺炎（COVID-19，簡稱新冠肺炎）爆發之前，很少有人注意到微生物與傳統醫學的關係。是的，中醫本來就不談微生物，何來歷史研究之有？這是我們一般人對歷史的「倒置」，它源於現代中醫並不特別研究微生物的問題，而現代國家在制定公共衛生政策與發展抗細菌、抗病毒藥物的時候，也從來不過問中醫的意見。

接著談談中西醫在病理學上的對話，看看中醫自己是怎麼說的。

㈢中、西醫的對話

病理學之爭議，乃近代中西醫論爭中，繼生理解剖學之後最核心的衝突點，在二十世紀初逐漸浮上檯面。正因為醫學最終還是要回到「醫治疾病」這個核心問題，所以爭論就轉到定義疾病和決定治療方法的「病理學」上面。從晚清過渡到民初，在 1912–1949 年之間，中醫學界受到了來自西方病理學、細菌學等新知的衝擊；隨著疾病原因一一被發現，整個衛生觀、藥品等科學技術層面的事物，都被深刻地影響。西方醫學經過細菌學革命的洗禮，除了細菌致病的認識外，並已體認「一病有一病之源」，講求「正確診斷」與「合理治療」；而傳統中醫則以各種「氣」的侵襲來描述人體的疾病病因，如古人認為「癘氣」是導致傳染病流行的元凶。中醫還講究「辨證論治」，開方時常用寒、熱、虛、實等作為症狀的描述，卻對病名的定義不甚在意。新式的細菌致病論與相關的疾病觀念，嚴重地衝擊中醫的核心理論。至十九世紀末，西方細菌學的蓬勃發展，已使得「傳染病學」成為一門相當重要的學科，又受到日本知識媒介的影響，漸漸傳入中國，使得民初以來北洋政府即開始採用西醫「八大傳染病」的標準，促成西醫在國家衛生工作上面取得代表進步與現代性的話語權。[9]現代衛生之工作，最重要者即為預防傳染病之發生，無疑地，等於細菌學知識支撐下的公共衛生觀念。

就在晚清、民國之際，一件大事發生了，加速這整個的過程。宣統二至三年（1910–1911 年）間，中國東三省地區經歷一場大規模的肺鼠疫侵襲，一位年輕的中國西醫伍連德（1879–1960 年）帶著顯微鏡和自製的口罩，採西式衛生觀念

---

9 可參考：Angela Ki Che Leung and Charlotte Furth (Eds.), *Health and Hygiene in Modern Chinese East Asia: Policies and Publics in the Long Twentieth Century*. Durham: Duke University Press, 2011. 至於八大傳染病的研究，可參考：該專書內 Sean Hsiang-Lin Lei, "Microscope and Sovereignty: Constituting Notifiable Infectious Disease and Containing the Manchurian Plague," pp. 73–108.

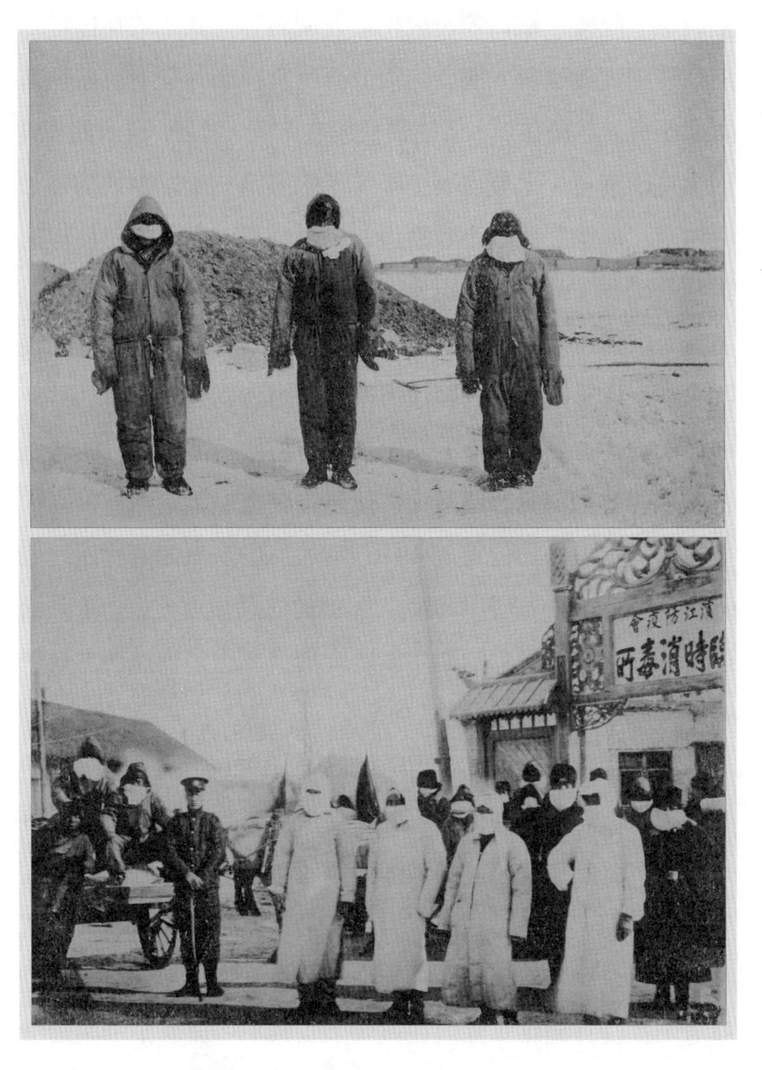

圖 11–9　《哈爾濱傅家甸防疫攝影》記錄 1910–1911 年間在哈爾濱發生的特大瘟疫實況，及防疫隊進行實地治療工作的場景。

中消毒、隔離、戴口罩、火化疫死屍體等方式，成功圍堵了疫情的擴大與蔓延。關於這段故事，雷祥麟等學者有各種精彩的研究。重點在於，伍連德受邀在奉天（瀋陽）舉辦的「萬國鼠疫研究會」上發言，這標誌了中國第一次以西式防疫法成功阻止疫情之擴散，並獲得在世界舞臺上與西方防疫專家對談的機會。此次事件不僅證實西醫細菌致病理論的正確，並有力地揭示了西醫知識能提升中國在國際上的地位。此後西醫體系遂掌握國家的醫療與衛生權力，其影響力與日俱增。中華民國建立後，所有的衛生法規皆仿效日本，而日本最初也多是仿效德國，意味著這些衛生體制全然來自西方醫學，並沒有設定中醫的位置。1916 年政府頒布《傳染病預防條例》，對傳染病的命名與預防、隔離的處理規章，完全依照西醫的知識；之後成立的衛生與研究機構，也多依據西方科學的標準來運作。

那麼中醫呢？可以再用隨後 1918–1920 年世界大流感的例子來做個說明。現今新冠肺炎疫情仍未完全消歇，往前推一百年，竟然也有如此恐怖的傳染病，造成全球約四千萬人死亡的悲劇。不過，在西醫力量還不彰的時刻，撲滅大流感疫情主要是靠著中醫和西醫合作的力量來達成，中醫在這場疫情中並沒有缺席，他們在報刊上刊載不少醫學案例與治療法、預防法，在那幾年出版的醫書中還有不少治癒的案例。當時流感並非法定傳染病，所以並不能說整個衛生體制有良好的運作，反而是民間靠著中醫藥、同鄉會和慈善義舉、施藥等幾個傳統的辦法，合力將疫病撲滅，使得中國病患因為流感而死亡的比例，遠低於世界大多數先進國家，令人訝異。[10]特別的是，中醫也在改變，1918 年大疫時，中醫曹炳章（1878–1956 年）談到「消毒」的觀念，已提及用石碳酸水、石灰水洗滌疫病人用過之物件、環境保持通風及灑掃潔淨。「凡患疫而死者，其斷氣時，應用絲棉掩其口鼻，以免疫菌傳染旁人也。」顯示當時中醫既採用自己的治療方法，也受到西醫觀念的影響，而將清潔衛生的概念融入自己的論述當中。

相對於傳統中醫並無法知道微生物的存在，所以只能用各種「氣」的侵襲來描述人體的疾病病因，例如明代吳又可（吳有性，1582–1652 年）就主張「癘氣」是導致傳染病流行的元凶。至民國肇建後，西醫已逐漸完成中文翻譯名詞的對照；另一方面，中國的醫學院校也都陸續開設細菌學課程，所用教材多為英、美外文資料。在此背景下，對疾病精確定義的呼聲日益高漲，人們對疾病的認識與定義開始有很大的轉變。當時反對中醫傳統理論甚力的余巖就說：「古無傳染病之說，皆以為瘴氣，皆以為天行，又皆以為鬼神之祟」、「至

10 可參考：皮國立，《全球大流感在近代中國的真相：一段抗疫歷史與中西醫學的奮鬥》（臺北：時報出版社，2022 年），頁 59–165。

於今日，除我國之外，世界文明社會，幾無人不知細菌，幾無人不知傳染病之原，為細菌之祟。故一切公眾衛生之道，易行而日精，環顧我國，依然如舊，疾病之生，先鬼神而後醫藥，不知預防，不識趨避，故時疫一起，動戕千百。」[11]余的話反映了中國西醫界對細菌學的重視，也映照出傳統中國醫學論述之陳舊。

那麼中醫在民國時期對待細菌學的態度呢？其實中醫多是採取接受的心態，但前提是某些古代中醫經典的理論，難以驟然變更，所以採取的是一種折衷的論述。在接受的部分，如中醫何廉臣（1861–1929 年）曾說：「吾紹之病家，一病之安危，多有責之於醫，不知侍疾者對於病患，往往居處不合理，身體不清潔，寒溫不適宜，臥起不定時，不但無助醫家治療之能力，實則助長病菌之孳生。」[12]何廉臣的話，顯示中醫已注意到日常衛生和細菌的害處。又，1929 年陸淵雷（1894–1955 年）在〈上海國醫學院課程說明〉內解釋說：雖然細菌學仍有許多不明確之處，但若中醫院校沒有教授細菌學知識，會被訕笑說中醫不懂法定傳染病，所以應該在中醫院校內設置細菌、原蟲及免疫學課程。[13]但學習、了解一種

11 余雲岫，《傳染病》（上海：商務印書館，1929 年），序文，頁 1。
12 何廉臣編著，王致譜等編輯，《增訂通俗傷寒論》（福州：福建科學技術出版社，2004 年），頁 502。
13 陸淵雷，〈上海國醫學院課程說明〉，《陸氏論醫集》，收入：張玉萍

知識，需要接受其背後一整套價值觀與研究方法，當時中醫之學習，多是為了理解基礎公共衛生知識，但對於進一步的血清製造、檢驗細菌之法，則沒有相關的實驗課程設計。故傅斯年批評：「微菌之檢查，尤為全部傳染性病之最要緊的診斷。診斷的器具本為國醫大系中所無，而這些診斷的經程，除脈搏外，又皆國醫所不知，或不確切。」[14]傅斯年認為中醫的技術多是半調子，「雖可適應愚夫、愚婦之心理，卻不成其為實在的知識。」[15]批評不可謂不嚴厲。

雖然批評聲浪迎面而來，中醫卻利用幾種解釋方式來回應西醫的批評。在民國時期，仍有不少中醫或支持中醫者，以各種方式來論證中醫藥可以對付傳染病，這些說理其實都希望證明一件事，就是中醫足以擔負現代公共衛生的責任，在與西醫對照下，他們也不想落於西醫之後。精通中醫的章太炎（1869–1936 年）就將中國對「蟲」的觀察過往，來對比西醫的細菌。他認為是氣候造就了細菌的生長，所以環境與氣候是傳染病的主因，而不是細菌（微生物），這一點成為中醫反覆論證的重點。人和細菌都因為氣化而生，故調整身體

主編，《陸淵雷醫書二種》（福州：福建科學技術出版社，2008 年），頁 94。

14 傅斯年，〈再論所謂國醫〉，《傅斯年全集》（臺北：聯經出版公司，1980 年），第六冊，頁 309–310。

15 傅斯年，〈再論所謂國醫〉，《傅斯年全集》，第六冊，頁 322。

的體質以適應環境之改變或偏差，就可以治療傳染病，這樣論述的基礎即中醫傳統理論。

中醫還質疑西醫的殺菌思維，在抗生素還未發展出來的時候並沒有殺菌藥，只有退熱藥物和一些外用的殺菌劑，後者是有毒的，多只能外用。西醫有理論，但直到抗生素被發明且量產之前，對多數的傳染病而言，西醫並無有效的治療方法。而中醫面對細菌學知識傳入中國後，位在西醫和知識分子的各種質疑和抨擊當中，竟然也發展「創造」出殺菌藥物。中醫界拼命圍繞著這個議題反覆申論，正代表著他們對這類議題之重視。民國時期中醫認為：中藥雖然不能殺菌，但是可以透過調整氣候與人體之間的平衡，來達到抵抗疾病的目的。這樣的假設乃著眼於西醫的「細菌學」，依舊逃不開微生物乃自然界一分子的本質；細菌之生滅，仍與「氣」相關，而中醫藥可以調整人體氣化寒、熱、虛、實的偏勝，達到抵抗細菌的目的。另一種陳述，可能受到日本漢醫理論之助甚多，特別是湯本求真（1876–1941 年）的《皇漢醫學》，認為中醫可以運用中藥，使病人發汗、嘔吐、瀉下等三法，來驅除身體內的「菌毒」，成為論述中藥可以「殺菌」的理論基礎。1930 年代有不少中醫指出，所謂的「排毒」中藥，就是排除菌毒。最後一種論證，則是透過古代殺滅寄生蟲的藥物，來同理論證中藥殺菌之功效。總之，中醫並非對傳染病束手無策，他們強調，有許多古代的方法值得開發與再研究。

所以從這樣看來，中西病理學的碰撞，不一定是負面的，有時反而可以激起中醫對傳統理論的反省與思考。

㈣中醫診斷（檢驗）學的碰撞

在治療學上，傳統中醫看病是透過望、聞、問、切等「四診」合參，來達到正確診斷疾病之目的。但近代以來，這些知識不可避免的必須和西醫的診斷技術進行對話。不少中醫群起效尤，紛紛引用新說以爭取患者目光，甚至炫耀自己的新知卓見。中醫陸士諤（1878–1944 年）就諷刺，當時中醫生產知識、出版醫書之「快速」，每一年每一月，都有很多新作品發行。但他話鋒一轉，大罵道這些出版品內多充斥著西醫名詞，例如白血球、淋巴腺、鐵質、蛋白質、肋膜炎、腦膜炎等等，他認為，如果這樣挪用幾個名詞就可以當「新中醫」，那「改良中醫」這四個字也未免太容易了吧？可見有些中醫對西醫的診斷學和病理名詞，仍充滿疑惑與排拒，陸士諤甚至認為，改良中醫如果只是完全套用西醫名詞，是不會成功的，當然，他也沒有提出進一步的看法，言論較為保守。[16]

不過，我們依舊可以用正向思考來看民國中西醫在這方面的碰撞。例如傳染病，古代有傷寒、溫病、瘟疫之說，但

---

16 陸士諤，〈中醫新作品〉，《士諤醫話》，收入：沈洪瑞、梁秀清主編，《中國歷代醫話大觀》（太原：山西科學技術出版社，1996 年），頁 2086。

面對近代眾多新興傳染病的侵襲，中醫也轉化舊有的疾病語言，成為新式傳染病的名稱，例如明清時的瘟疫類醫書，有許多屬於通論性質，而在民國時期則出現許多討論現代傳染病學的著作。這類醫書多針對一種疾病，吸收部分西醫學說新的定義，再套入古典學的相關理論，希望在闡述單一傳染病時，還能夠對傳統醫學有所繼承與發揮。例如 1932 年嚴雲（嚴蒼山，1898–1968 年）撰《疫痙家庭自療集》和 1935 年劉裁吾（生卒年不詳）寫的《痙病與腦膜炎全書》，就是探討腦膜炎的專書。古代並沒有此一西醫病名，但是當受到西醫細菌學、診斷學的衝擊後，「一病有一病之源」成為一種主流的思想，這使得中醫們不得不從舊有典籍中的疾病，來尋找符合於西醫論述的疾病定義和名稱。

民國時期已有中醫非常有遠見地指出，中醫傳染病的知識系統應該要盡快整理，並成立專科，以培養未來中醫專責處理傳染病事務之能力。例如時逸人（1896–1966 年）在 1922 年即主張傳染病有成立獨立專科之必要，應盡量先編輯內容，訂成專書，可作為中醫擔任防疫工作及診治傳染病時之參考材料，故對於前代醫家所載診治傳染病之經驗及方法，應當留意蒐集與考察，將古代歷史的遺產用近世科學理論予以闡明，並與現代科學相結合，使達到「中醫科學化」之目的，這本代表作就是他在 1933 年編寫成的《中國急性傳染病學》。

不過當時中醫的困難處還在於，西醫傳染病學知識更新的速度非常快，但中醫無實驗室可供進行實驗，生產知識，所以有關傳染病學的知識，都只能選擇一些西醫教科書譯本，陸淵雷即言：「病原細菌、化學等，國醫不能獨異於西醫，則西醫譯本書可用者甚多，無須編纂。」這種具有選擇性的片面接受知識態度，導致中西醫雖同樣研究細菌學，中醫卻未能與西醫一樣擁有同等權力，成為肩負國家控制傳染病與執行衛生工作的一分子。其他的問題還在於，中醫只能選擇一些譯本的教科書，並無法於實驗室「創造」新知；而中醫們認為古典學說可以治療與處理傳染病的假設，又還有知識「轉化」的問題，如何能讓它們融入西醫為主的現代醫學體系？這些問題都需要時間和人才去解決，但顯然中醫已深陷在某種泥淖中，並沒有中醫認真思考去發展中醫式的實驗室科學來驗證細菌、研究病源。故總結中醫吸收所謂「新式的」細菌學知識其實是二手的，多是閱讀書籍和報刊而已，當中醫們決定走回古典醫學的世界中，他們只能選擇古典文獻的解讀，既「求之今人而窮」，只能「退而返古」。

在治療技術上面，中醫也很快地吸收了西醫的技術，在中醫余無言（1900–1963 年）的醫案中，就有一則故事：1940 年，一位上海的陳姓病人，於秋天突然罹患高燒，拖了幾天後，口乾脣焦，神昏譫語，險象環生，病況危急。余無言被他的親戚請去診療，甫一診斷病人，就發現沒有救了，堅持不肯醫治。但這位病患的親戚不死心，拜託余氏說：「即用藥無效，不幸死亡，不怪醫生也。」余氏只好硬著頭皮去治療，在此千鈞一髮之際，余氏緊急採用了中西醫結合的治法，如下：

> 乃先令購一大西瓜，取汁以湯匙飲之，再為之處方。以白虎承氣合增液法，酌用大量，令配藥速回。隨又以葡萄糖之溶液1,000毫升。為之施行靜脈注射，以增其血液，以強其心臟。約40分鐘，注射完畢。蓋一小閣樓上，施行注射，亦必須席閣板而為之。迨注射以後，藥亦配來。立令煎與服之，余即辭去。

結果療效出乎意料的好，病人後來持續服中藥和喝西瓜汁而康復。自明、清以來，西瓜汁就已普遍被認為有降火退燒之功用，這則民國時期的醫案充分顯示病患的急重症可採用中西醫結合療法，是一位地道的中醫所採用的治療策略，病患在恢復期時，還可以運用中醫的食物療法來調養。此舉不但保全了病人的生命，也展現中藥的價值和同時採用西醫新技術（注射）的好處。[17]

展望未來，1935年時著名的《中國醫學源流論》內寫到，凡事起始最難，「中西匯通，自為今後醫家之大業。然其

---

17 張文康主編，《中國百年百名中醫臨床家叢書：余無言》（北京：中國中醫藥出版社，2001年），頁37–38。

人必深通西洋醫術，而又真能讀中國之醫書。」[18]但此事不易，中醫需同時兼通中西醫理，理解中醫醫理，又能從事藥理之科學研究，有意識地轉譯中醫知識，此事才容易成功，這一點現代的中醫似乎已能漸漸達到要求；比較難的是，當代西醫幾乎不明瞭中醫之理論，易在實際中西結合時處處阻撓、無法協同治病，則盼中西醫有真正深度的臨床合作，無異緣木求魚，也斷難產生確切的療效。

㈤ 1949 年後中醫的發展

早在 1944 年，毛澤東在〈文化工作的統一戰線〉一文中，規定團結中醫的政策是整個文化統一戰線的一部分。1951 年，中國衛生部提出關於組織中醫學會與進修學校的規定，要求各地成立群眾性的中醫學術團體，首要任務是促進中醫科學化與強化中西醫團結。可看出中醫政策之改變，是希望將中醫納入國家衛生計畫中，並著手改進中醫教育。中醫往現代化邁向一大步。1952 年，福建中醫盛國榮（1913–2003 年）指出，他看了一本高德明（生卒年不詳）醫師的《中醫藥進修手冊》，裡面談到新的理論學習要和臨床結合，贊同中醫往科學化前進之道路是正確的。他認為，許多中醫都閱

18 謝利恆，《中國醫學源流論》（福州：福建科學技術出版社，2003 年），頁 110。

讀各種細菌傳染、免疫中毒、傷寒桿菌、濾過性病毒等新的西醫知識，但在處方箋上卻依舊寫上「健脾補土、肝木生風、風寒暑濕燥火」等陳腐理論，這些表述只會把中醫搞得更糊塗，無法提高自身水準。故中醫必須重視微生物在身體內造成的各種病理影響，並用現代話語描述出來。可以看出，中醫在這個新時代將與西醫靠得更近。

隨後，因應韓戰的爆發以及美軍在韓戰中可能使用細菌戰的威脅，1952 年初，中國又在國內大力開展愛國衛生運動。在對醫療衛生的施行上，由於當時西方各國普遍不承認新中國政權，為了加強民族自信心，傳統中國醫學的知識更常被提及，必須為現實政治服務，而中醫也因此被提升到一個新的高度。一篇回顧文章就指出：「加強技術指導時，必須貫徹『兩條腿走路』的方針，中西結合、土洋結合。」當時中醫還引述古代文獻，例如宋代《養生類纂》所引的「積水沉之可生病，溝渠通浚，屋宇清潔無穢氣，不生瘟疫病」。文章巧妙地聲稱這些奉行清潔工作的人都是「勞動先人」，貼合當時流行的政治話語，營造出一種親切感，包含傳統且具有正統性、歷史悠久的一場政治動員。一些人認為，和傳統結合對擴散、宣傳有利，因為可以說服更多的基層百姓，故中醫也熱烈的參與這場運動，並因此站上了公共衛生的舞臺。為響應政府號召，消滅細菌戰，撲滅所謂的「四害」、「新五毒」，如蚊、蠅、鼠、蚤、蝨等等，還要提高農產、消滅害蟲，並賦予「殺蟲」兩種意義：防疫和促進生產。此刻，中醫藥從業人員絞盡腦汁挖掘古代文獻，肯定古代「有意義的民族衛生習慣」。例如端午節掛艾葉、菖蒲、大蒜等物，並尋找可以殺蟲、殺病媒的中藥，就是要回應現實的需求。例如用辣椒薰蒸鼠洞，鼠類就會竄出，即可補殺。政府也用衛生模範來「創造經驗」，發揚舊的傳統，這時中醫的知識變得有用起來。

在傳染病防治上，中醫也有新的進展。1954 年，石家莊市傳染病院中醫郭可明（1902–1968 年）運用溫病方藥治療流行性乙腦（日本腦炎），經中央派人調查後，確立了中醫治療傳染病的療效，這是中國現代史上中央政府衛生部門第一次承認中醫可以治療傳染病，並向全國推廣。後來中醫蒲輔周（1888–1975 年）又發現，隔兩年後新的腦炎病患有「偏濕」現象，才知必須重視辨證論治，而非找標準、單一的成方來套用。此時，在殺滅微生物之外，辨證論治和古典中醫文獻又被提升地位，伴隨西學中的風潮，繼續往前發展。

1954–1955 年是個關鍵時刻，中醫藥界產生重大改變。華東和上海市舉行中醫代表會議，決定成立上海市中醫藥學術研究委員會，加強中醫學會組織，繼續辦理中醫進修工作，並決議在衛生行政部門中適當增設中醫管理機構等等。中醫加入各地方衛生行政工作之面向，愈來愈廣泛，也愈來愈受法令保障。與民國時期大不相同，這個時候若公開批評中醫，是一件非常危險的事。1955 年，《人民日報》刊出賀誠（1901–1992 年）在擔任衛生部副部長工作期間，違背了黨中央和毛澤東同志團結中西醫的指示，否定中醫的實際作用，「鄙視祖國文化遺產」，堅持限制和排斥中醫的錯誤思想，對中醫抱著卑鄙惡劣的宗派主義態度，使衛生工作遭受不小損失。尤其嚴重的是，中共黨中央一再指出這種方針性的錯誤以後，他在實際工作中仍然沒有根本的改變，這是一種脫離政治、脫離黨領導資產階級思想的表現。最後他被撤銷衛生部副部長的職務。

在 1950 年代，中醫不再像民國時期那樣「失語」，而他們社會地位之改變，還可以從一些由上海出身的中醫獲得新的政治與社會身分或地位來看，其中比較重要的有程門雪（1902–1972 年）和秦伯未（1901–1970 年）兩人，中醫搖身一變成了「黨進軍科學的一分子」、高級知識分子，而不再是沒有現代衛生常識的下層醫者。中國衛生部又於 1955 年 12 月開始有重點地組織西醫學中醫。報紙報導，各省、市、自治區黨委，凡有條件的都應該辦一個七十至八十人的西醫離職學習中醫班，以二年為期。當時採取五種不同的學習形式：第一、大規模在各地舉辦「在職西醫學習中醫的學習班」；第二、開辦「離職西醫學習中醫研究班」；第三、組織中醫巡迴教學；第四、在設有中醫科的綜合性醫院內通過中西醫會診臨床合作，互相學習與交流；第五、各地定期舉辦西醫學習中醫講座。《人民日報》在 1959 年時報導了上海第一屆中醫研究班結業的消息，經過二年八個月的學習，這批西醫掌握了中西醫兩種技術。他們不但能初步應用中醫的理論和方法治療疾病，而且能以現代科學的觀點、方法整理和研究中醫。他們不是單純的西醫，也不算是中醫，而是誕生於國家政策下，受過專業教育與認可的第一次「中西醫結合」醫師。這樣的發展是值得思考的，因為中國信仰中醫的人數，後來還是逐步下降了，或許這是一個不可避免的趨勢，但顯然需要更多歷史解釋來說明這樣的情況。

最後一個例子是 1950 年代的血吸蟲問題。血吸蟲是一個古老的疾病，俗稱「大肚子病」。顧名思義，得了這個疾病，肚子會變得很大，手臂會變得很細，而且會影響生長，造成侏儒症，最後導致肝脾腫大、腸壁纖維化、肝硬化和腹水。中國只流行日本血吸蟲症，因最早於 1904 年在日本發現而得名；1905 年，美籍醫生羅感恩 (O. T. Logan) 在湖南常德縣一例下痢患者的糞便中，檢出日本血吸蟲卵。血吸蟲的標本用肉眼是可以看到的，中國血吸蟲主要分布於長江流域及長江以南等十二個省，特別是在湖南、湖北、江西、安徽、江蘇、四川、雲南等七省；最嚴重的地區是湖北的荊州、湖南的岳陽。該病在 1950 年代以前曾流行於長江以南大部分產糧區，患者多達一千多萬人。

這個疾病可謂歷史悠久，1972 年湖南長沙馬王堆漢墓出

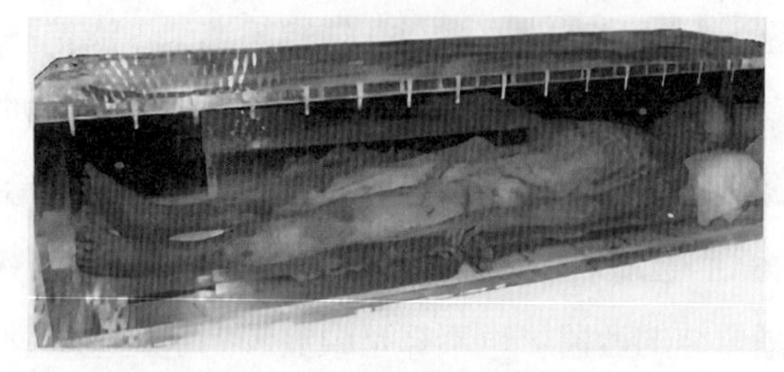

圖 11–10　西漢女屍辛追

土一具女屍（辛追），年代為西漢時代。女屍的肝臟、腸道內均被查出有血吸蟲卵，而且還有另外好幾種寄生蟲，可以證實至少在二千一百年前的漢初，中國就已經有血吸蟲病，而且女屍身分為貴族，寄生蟲尚且如此猖狂，一般平民罹患寄生蟲病之嚴重與普及，幾乎可以輕易推知。不過，全球之寄生蟲病研究，在十九世紀中葉才開始推展，且其速度遠遜於細菌學。民初顧壽白（1893–1982 年）在《寄生蟲》（1931 年）一書中指出，最主要的原因在於寄生蟲疾病主要屬於慢性輕症，遠不及細菌性傳染病來得引人注目。而民國時期的血吸蟲疫情，可能大多僅止於一種疾病調查事業而存在，大規模的防治任務較少，民國中醫也無法有效診斷與治癒這些疾病。

1949 年之後，新中國公共衛生人力不足、檢驗工具落後，加上廣大農村地區缺醫少藥，亟需公共衛生的力量深入基層，這都是中醫可以在此時介入的契機。而國家權力的轉型，更孕育了一種新的中醫科學化治療血吸蟲病的模式。在

1950 年代的《中醫雜誌》內，有許多文章都在梳理和考證古病名。我們今天認為的「考證」病名，其實都是當時中醫據以立論，推展「科學」工作、投入公共衛生之基礎。對於治療血吸蟲的方子，也是這樣尋找的，例如「蠱者腹中蟲也，從蟲從皿」、「男子之脹病，如犯蠱毒也」。又如血蠱、蠱脹、石水、水毒、癥瘕、積聚等門類中，可能都有類似的記載，可以從中尋找藥方，故而古代文獻具有一定的科學價值。此外，當時國家（黨）的地位，實超越了民初中西醫論爭的態勢，當時的政策保證中醫可以自由運用西醫的理論和統計，而不需太多實驗室數據的記載，直接去強調實際療效。當時

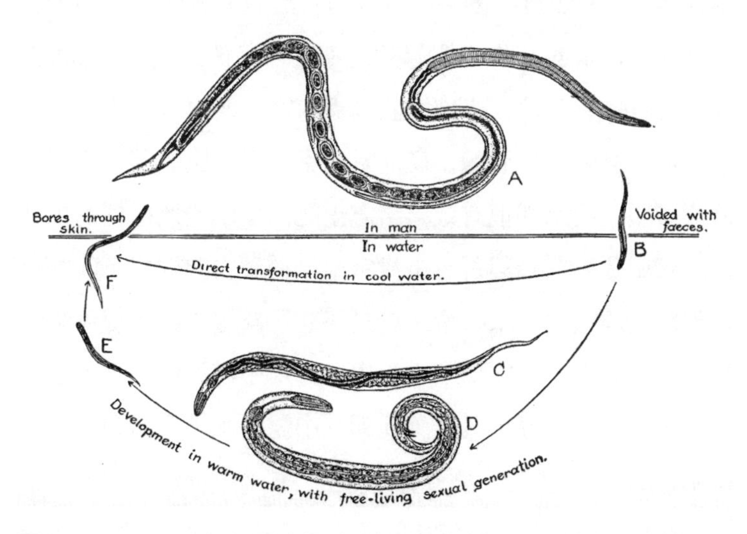

圖 11–11　1918 年英國出版介紹動物寄生蟲和人類疾病書籍插圖 (Chandler, Asa C., *Animal parasites and human disease*)

中醫之療效確認，是來自各地的「獻方」與各種「醫案」的「經驗」彙編。針對血吸蟲，這時也出現不少驗方，政府當時鼓勵人民獻出自己的祕方、不要藏私，要將藥方留給國家和廣大人民來使用，這被視為是一種大公無私的精神。

例如浙江常山徐碧輝，公開了祖傳三代的「腹水草」祕方，經常山縣衛生院試治三十九名晚期病人，取得很好的療效。安徽省安慶市醫院用中藥「半邊蓮」（俗名細米草）治療四十名血吸蟲病晚期腹水患者，取得不錯的成果。雖然後來也有人抨擊，當時情況是為了討好官方，民眾才獻出中藥方，其實不一定有效。但其實不少中醫也提出較為科學的中西醫結合辦法，例如實際參與血吸蟲病防治的中醫路志正（1920–2023 年）回憶說，在血吸蟲病晚期，西藥的銻劑（酒石酸銻鉀）雖對殺蟲有效，能破壞血吸蟲的寄生能力，但腹水卻一直是個西醫難解的問題；反而是中藥殺蟲力比較弱，但對於治療腹脹、腹水卻很有效。路志正認為，不能機械性的單純從試管中殺死成蟲與否，來肯定某一種藥物的效果，而應該從整體治療策略上來考量。於是路志正擬定方案，提供給當時的領導小組，他在提案中指出，先用中醫治療腹水，症狀減輕後，再用西藥來殺蟲，此即「中醫治水，西醫殺蟲，有機結合」。

總結 1950 年代後從血吸蟲防治史中歸納出中醫藥科學化的脈絡與步驟：一、從古文獻出發，肯定傳統中醫理論。

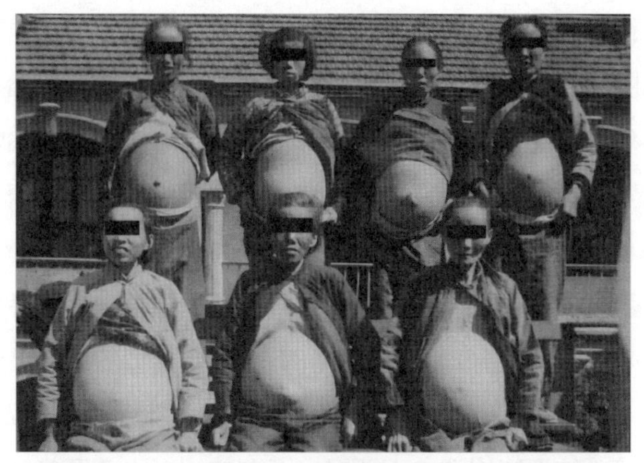

圖 11–12　1965 年江蘇常熟女性血吸蟲病患合影

二、搜索符合現今症狀之古代病名，並蒐集相關方藥。三、蒐集民間驗方。四、展開實驗兩條線：臨床療效統計、動物實驗。五、確立屬於中醫之治則與證型，這時除「效驗」外，還必須找出古典醫學的理論依據。六、針對細部的證型、方藥再加以分類研究。1950–1960 年代防治血吸蟲的經驗，使得中醫的「個人經驗」轉化成實驗室研究、醫院病例與藥物的科學樣本分析，甚至進入「動物實驗」，這是中醫史上的重大轉型。國家政策的支持，使得某些研究「飛躍」進展，而且「逆轉」了某些原西方藥物實驗的既定過程——先求「驗方」（這當然是中醫之概念），直接用於人體「實驗」，求取有效之數據，才進行藥物分析。而不先分析藥物化學成分，經動物實驗後再施行於人體。

從民國初年到新中國建立後一直到現在，新的且值得思考的問題是什麼呢？如果大家有興趣可以去看看現代治療血吸蟲病的案例，從1980年代之後，整個中國的經濟開始快速發展，醫藥的科學研究取得更進一步的成果。現在治療血吸蟲病，已經不需要中藥的協助了。這就讓我們思考一件事情，難道那些中醫做的事情都這樣白費了嗎？中醫未來的發展到底在哪裡呢？這真是值得思考的問題。相似的狀況發生在2020年中國大陸的新冠肺炎疫情。當疫情最嚴重的時候，現代醫療系統面臨崩潰，而西醫又沒有特效藥，甚至疫苗也尚未問世。當時許多人尋求中醫的協助，國家也樂見中醫藥投入整個對抗疫情的行動，不少中醫甚至從各省到武漢去防治新冠肺炎，主導當地的醫院，最終取得很好的效果。只是，隨著疫苗紛紛問世，甚至特效藥也幾乎要問世了，那麼，中醫藥的位置與療效的價值又在何處？中醫藥的發展，如何能保持自己的主動性，來面對這種屢次被西醫「超車」的情況。

2020年，當全球新冠肺炎疫情升溫的時候，臺灣的中醫也集合起來思索解決之道。一些中醫，特別是以國家中醫藥研究所和三軍總醫院中醫部的成員為核心，從古籍文獻中找到一些治療瘟疫有效的方劑，再把它們打散重新組合，形成一全新的中藥方劑，名為「清冠一號」。這個方劑在2020年即已誕生，但是當時並沒有受到很大的關注，因為當時臺灣疫情相較於世界疫情，並不嚴重，在西醫為主導的公衛體系還處於穩定的當下，中醫藥通常是不被重視的。不過，這批中醫並沒有放棄努力，他們持續和西醫院進行一連串的實驗，證實了「清冠一號」的療效，並發表於科學期刊上，慢慢獲得肯定。然而，政府仍持觀望的態度，故「清冠一號」因拿不到藥品許可證，只好以其他形式銷往國外。一直到 2021 年 5 月，臺灣的疫情突然升溫，新冠肺炎在臺灣擴散開來，這時政府才讓「清冠一號」獲得緊急授權、許可上市，不少科學中藥廠都加以生產，有非常多的民眾熱烈搶購。但是慢慢的，當臺灣疫情漸漸平息以後，社會彷彿又忘記了「清冠一號」。只是，這批中醫還是努力持續研發，甚至後來還開發出「清冠二號」。他們的故事顯示，中醫跟西醫的合作還是很重要的，在科學認可的體系下，完成完整的實驗，取得療效的證明，才能說服政府和民眾採用。而挑戰依舊在，同前面所說，如果西醫的特效藥出現以後，這個「清冠一號」還能夠持續存在嗎?或者它的價值在哪裡呢?這是中醫必須思考的。或許可以這樣設想，中藥特別的地方與獨特之處何在？例如副作用比較小，或者是對其他的疾病或併發症有幫助，這樣才可以與西藥分庭抗禮。

筆者知道韓國也有不少人關心傳統韓醫的發展，事實上，臺灣人對於韓醫的了解並不深，應該可以加強交流。近代東亞各地的傳統醫學命運，皆受到西醫的衝擊，這是我們擁有共同對話基礎之所在。研究醫學史最有意思的地方，就在於它和現實生活與全球疫情、健康事務的關係密切，這使得研究醫學史有很強的現實感與公眾性，並不只有研讀古籍這件事而已，全球人類對於健康的追求是一致且古今相同的。這一點，研究醫學史的學者應該感到榮耀與感動，因為他知道他正在做一件非常有意義的事。本篇文章主要是從匯通與論爭的角力之中，思索如何看待東亞傳統醫學的發展。在這一百年左右的時間，西醫的理論與技術未嘗沒有正面刺激中醫學理的發展，促使近代中醫們去思考、整理固有之學術，帶動中醫不斷轉型。挑戰並不可怕，只要中醫的發展能有既定步驟、系統，並預先規劃可行之戰略思考，則中醫總體發展仍屬樂觀。學習西醫的知識與技術，如何內化成自己的體系，而不是入於他人體系，是很重要的，亦即要有自己獨立發展的特色。筆者認為，中醫之未來，必須在立法與行政體系上掌握一定的話語權，先從自己國內做起，再拓展至世界各醫藥衛生組織之認可，必先從中醫之立法為根基，保障中醫藥發展的基本權利。只要能堅持一些中醫不能丟掉的傳統，在文獻和老中醫的經驗傳承、深化的基礎上，持續匯通西方醫學技術理論，開發各種新技術、藥品，這才是開放前進的態度，對中醫之進步必能產生正面之貢獻。

十二

民國時期反中醫與反傳統的文學家魯迅

㈠「狂人」與中醫的關係

周樹人（1881–1936 年），浙江紹興人，是中國近代著名的文學家和翻譯家，五四新文化運動的代表人物之一，筆名「魯迅」更是家喻戶曉、舉世聞名。他出生於晚清，正值世道混亂、國族衰微之際，加以西方思潮紛紛傳入中國，早年即受到「進化論」的影響，推衍出中國各方面若不加以改革，就將面臨類似物種被淘汰之命運。當時許多青年都受到震撼，也包括毛澤東在內。

對魯迅而言，於他生命中最初的傷痕，是家道中落，落得在當鋪和中藥鋪中奔走討生活。魯迅父親罹患了嚴重的「鼓脹」，乃一種肚子脹大積液的病症，很可能是腹腔或肝膽的癌症，因而必須籌措家用與藥費。最後，經過幾位中醫連番治療、折騰後，父親還是撒手人寰。這段經歷讓他對中醫藥產生厭惡之感。[1]後來他去日本學習西醫，親眼見到日本明治維新後的強盛，也體驗到西方醫學知識的科學化與精準性。待回國後，他決定棄醫從文，用文學來改變中國人的心智與想法，希望能洗淨國人腦中陳腐落後之觀念。

1924年，魯迅於《晨報副刊》上發表〈文學救國法〉，秉持其文學可以救國的理念，說到：「凡太長，太矮，太肥，太瘦，廢疾，老弱者均不准做詩。案健全之精神，宿於健全之身體，身體不強，詩文必弱，詩文既弱，國運隨之，故即使善於歡呼，為防微杜漸計，亦應禁止妄作。但如頭痛發熱，傷風咳嗽等，則只須暫時禁止之。」[2]此段妙喻呼應了文人寫文章，就是要改變人心，如果寫的東西還是老派文章、無病呻吟、充滿食古不化的觀點，那麼還不如不寫；真正的好文章，要能改變人心思想，更要讓中國人的心智與身體強壯起來。他最初寫作的那幾年，五四新文化運動爆發，正是以學習西方科學觀念、打倒傳統文化為目的。這些成長背景，形塑了魯迅的主觀思想，構成他反中醫、反傳統的想法。

魯迅回憶，從日本回國以後，他就留意想辦學校，而缺

1 細節請參考：皮國立，〈醫療與近代社會——試析魯迅的反中醫情結〉，《中國社會歷史評論》，第十三卷（2012年），頁353–376。本文所補充之論述或引用的資料，與該文不同，以作為一種後續之增補，讀者可一併參看前文。

2 魯迅，《集外集拾遺補編．文學救國法》，收入《魯迅全集》（北京：人民文學出版社，1996年），第八卷，頁131–132。以下未標示之《魯迅全集》皆為1996年版本。

乏看小說的時間。自 1912 年 5 月至 1919 年 11 月，他暫時寄住在北京的「紹興縣館」，要寫論文卻沒有參考書，要翻譯書籍，也沒有底本可參考，故僅能寫一些不用參考資料的小說，此即 1918 年創作《狂人日記》的背景。魯迅說，自己寫作的先備知識，就在於之前看過的百來篇外國作品和一些醫學上的知識，可見醫學的歷史文化與感知，是他創作中的一大主題；[3]而疾病中人們的苦痛與關懷，包括融入自己個人之經驗，又構成了他作品中既犀利卻又帶有關懷的筆觸。1933 年，魯迅在《偽自由書·新藥》內就有巧妙的譬喻，他說：「舊書裡有過這麼一個寓言，某朝某帝的時候，宮女們多數生了病，總是醫不好。最後來了一個名醫，開出神方道：『壯漢若干名。』皇帝沒有法，只得照他辦。若干天之後，自去察看時，宮女們果然個個神采煥發了，卻另有許多瘦得不像人樣的男人，拜伏在地上。皇帝吃了一驚，問這是什麼呢？宮女們就囁嚅的答道：是『藥渣』。」筆者前幾年聽過這個故事，但沒想到原來第一個講的人是魯迅，而且這故事不僅是一則笑話而已。魯迅用這則寓言，說明政治人物為了滿足別人，說著一口順應時勢的話語，但一旦過時，就不免成了「藥渣」，徒有藥物的名稱，卻已沒有效用，自然就成了廢物，以

---

3 魯迅，《南腔北調集·我怎麼做起小說來》，收入《魯迅全集》，第四卷，頁 511–515。

此來諷刺過氣的政治人物。[4]由此可以看出，魯迅善於用醫藥文化來進行比喻，尖酸氣味十足卻又不失幽默感，這跟他所見所學有很大的關係。此外，由於魯迅身體不太好，常用罹病之心境來加以自嘲，故其曾言：「生一點病，的確也是一種福氣。不過這裡有兩個必要條件：一要病是小病，並非什麼霍亂吐瀉，黑死病，或腦膜炎之類；二要至少手頭有一點現款，不至於躺一天，就餓一天。這二者缺一，便是俗人，不足與言生病之雅趣的。」[5]皆可看出醫療與疾病敘事在他寫作中占有重要地位。

魯迅應該看過一些中醫書籍，但最常被他引用的是本草類的醫書，特別是《本草綱目》。只不過，該書常常是他嘲弄的對象。他老家就有的中醫書籍還有《驗方新編》和《達生篇》，有一次他談到天花與種痘的歷史，就曾引用這兩本書，甚至提到西方新式的種痘法傳入中國時，還要靠中醫書籍內的理論來加強中國人對西方牛痘疫苗的理解與信任。[6]他會買日本的中醫古籍來閱讀，例如《本草衍义》、《食療本草の

---

4 魯迅，《偽自由書．新藥》，收入《魯迅全集》，第五卷，頁124–125。

5 魯迅，《且介亭雜文．病後雜談》，收入《魯迅全集》，第六卷，頁162–163。

6 魯迅，《集外集拾遺補編．我的種痘》，收入《魯迅全集》，第八卷，頁344–353。

考察》等書，很多時候是為了校正或翻譯書籍所需，這多少更增添他對中醫藥的理解。[7]如此看來，他或許能進行中西醫融合嗎？還是中醫與西醫有可以匯通之處？事實卻是，魯迅對這些想法都極不贊同。

有句耳熟能詳的阿拉伯諺語說：「人們像自己的時代，更甚於像自己的父親。」認識一位歷史人物，不能忽略其青少年的經歷和求學背景對他日後觀念所造成的影響，至少從魯迅成為一位文學家之後，就從未對中醫有任何好感。《狂人日記》對現代文學的影響非常大，魯迅在書中抨擊中國傳統文化的麻木不仁，舉了《本草綱目》中談論吃人肉可以治病的案例，並提到他以前讀過的書，裡面有「食肉寢皮」、「易子而食」，甚至「割股療親」之事。魯迅寫道：「記得我四五歲時，坐在堂前乘涼，大哥說爺娘生病，做兒子的須割下一片肉來，煮熟了請他吃，才算好人；母親也沒有說不行。」[8]魯迅還舉出易牙的故事，他是春秋時期齊國人，因善於調味而奉命侍奉齊桓公的飲食，齊桓公對他說，想吃「蒸嬰兒」，易牙聽了之後就把自己的大兒子蒸熟讓齊桓公享用。魯迅在書中還故意將「齊桓公」換成「桀紂」，用名詞的「錯置」來顯示如此行為的荒謬與狂亂，彰顯此舉乃「狂人」的舉措。

---

7 魯迅，《魯迅全集》（北京：人民文學出版社，2005 年），第十五卷，頁 460 與日記後書帳。

8 魯迅，〈狂人日記〉，《吶喊》（臺北：風雲時代，2004 年），頁 14。

另外，他還舉出清末徐錫麟（1873–1907 年）為刺殺安徽巡撫恩銘（1846–1907 年），率領學生攻占軍械局，結果彈盡被捕，當日慘遭殺害，心、肝等器官竟被恩銘的衛隊挖出來炒食，大快朵頤一番，簡直慘不忍睹。魯迅在文中嚴厲諷刺說：當時人們聽到後，總是「毫不奇怪，不住的點頭，可見心思是同從前一樣狠」。這句話其實是抨擊中國人性自私兼麻木不仁，沒有悲憫之心，所以他又說所謂「長輩」每次講著大道理的時候，「不但唇邊還抹著人油，而且心裡滿裝著吃人的意思。」[9] 藉著中國傳統「吃人」的殘酷與不合理之處，暗諷傳統文化，包括中藥與飲食「知識」的荒謬，如果中醫藥也配得上稱為「知識」。對他而言，正確解答是，中醫藥是中國傳統文化的糟粕與疙瘩，應該去除。

㈡孔子的胃病、晉代藥物中毒

魯迅對於中醫本草和疾病的歷史相當熟稔，不少創作是基於他對疾病歷史的好奇，有些文章則是為了反映中藥與中國文化的荒誕。1933 年，魯迅寫道孔子常說「割不正不食」、「食不厭精，膾不厭細」、「不撤薑食」，無法丟棄暖胃藥。孔子為何如此重視飲食？魯迅調侃地說：「他並非百萬富翁或能

9 魯迅，《吶喊・狂人日記》，收入《魯迅全集》，第一卷（2005 年），頁 448–449。

收許多版稅的文學家，想不至於這麼奢侈的，除了只為衛生，意在容易消化之外，別無解法。」故其推測孔子晚年時可能為胃病所苦。他認為不太走動的人很容易得到胃病，但孔子周遊列國以遊說王公，應該不會生胃病，那麼何以致此呢？魯迅推測，當時沒有西方所謂的白麵粉，而是土磨麥粉，多含灰沙，容易導致消化不良；加上道路修築技術不好，泥路甚多凹凸，孔子坐在馬車顛簸，胃的消化能力就更為降低，時時作痛，故學過醫的魯迅認為，孔子應該是罹患「胃擴張」。[10]這則故事，倒不是魯迅單純為了歷史考證而作，而是藉由孔子的病，來暗抑儒家學說的地位，所謂「聖人之言」的背後，其實是因為自己有病，而且還受著中國文化、技術落後的拖累；若換成西洋精緻麵粉、平坦的馬路和汽車，不就都沒事了？故中國文化與技術要做出改變，就是要學習新的西方技術，而不是再去重複背誦聖人之言。

魯迅在 1927 年發表〈魏晉風度及文章與藥及酒之關係〉，先後刊載在廣州《民國日報》副刊和《現代青年》等刊物上，內文同樣很有意思。他談到魏晉時期的何晏，喜歡空談，乃空談祖師、玄學的代表人物。何晏身體不好，喜歡吃中藥，他吃的是「五石散」，乃用石鐘乳、石硫黃、白石英、

---

10 魯迅，《南腔北調集．由中國女人的腳，推定中國人之非中庸，又由此推定孔夫子有胃病——「學匪」派考古學之一》，收入《魯迅全集》，第四卷，頁 507–508。

紫石英、赤石脂為主的一種藥方。就當時的知識而言，吃這些藥是非常「補」的，服用後身體可以轉弱為強，服用這些礦石藥是一種時代風尚。但魯迅卻認為，五石散的流毒就如同清末的鴉片一般，不但有毒害人，窮人更無資格嘗試。這個藥一經服用，就會「散發」，應該就是一種燥熱、不舒服的身體感，感到一陣冒汗燥熱。吃了之後不能休息，一定要不斷走路，因走路才能將藥性盡速「散發」，才能達到效果，所以走路名曰「行散」。走了之後，全身發燒，隨後又發冷；但這種發冷是假象，其實身體還是非常燥熱的，所以不能吃熱物，必須穿衣少、吃冷食或以冷水澆身；若是穿厚衣或多食熱物，就會死亡，因此「五石散」在歷史上又名「寒食散」。魯迅考證，許多人以為晉代人輕裘緩帶、寬衣，是當時人們優逸高雅的展現，但其實是服藥過量的緣故。風尚所及，既然名人、貴人都吃藥，穿的衣服都以寬大為尚，

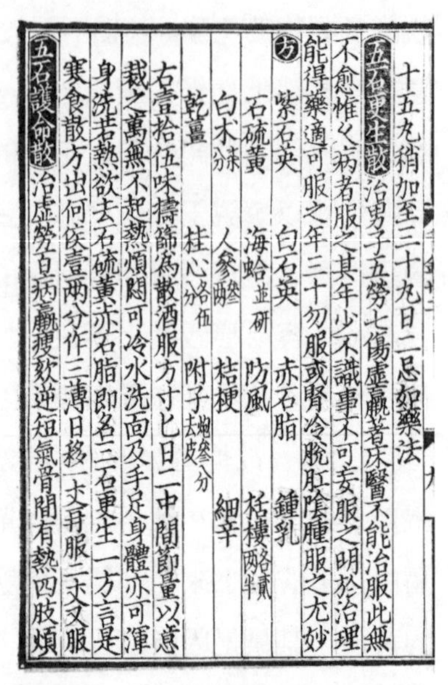
十五丸稍加至三十丸日二忌如藥法
五石更生散 治男子五勞七傷虛羸著床醫不能治服此無
不愈惟久病者服之其年少不識事不可妄服之明於治理
能得藥適可服之年三十勿服或腎冷脫肛陰腫服之尤妙
方
紫石英 白石英 赤石脂 鍾乳
石硫黃 海蛤並研 防風 栝樓各貳兩半
白朮柒分 人參叄分 桔梗 細辛
乾薑 桂心各伍分 附子炮去皮叄分
右壹拾伍味擣篩為散酒服方寸匕日二中間節量以意
裁之萬無不起熱煩悶可冷水洗面及手足身體亦可渾
身洗若熱欲去石硫黃赤石脂即名三石更生一方言是
寒食散方出何侯壹兩分作三薄日移一丈再服二丈又服
五石護命散 治虛勞百病羸瘦欬逆短氣骨間有熱四肢煩

圖 12–1 《千金翼方》卷二十二載「五石更生散」即為魏晉時期之寒食散、五石散，五石乃指紫石英、白石英、赤石脂、鍾乳、石硫磺

於是不吃藥的百姓也跟著名人穿寬大的衣服。而吃藥之後，因皮膚容易磨破，穿鞋也不方便，便乾脆不穿鞋，還不能常洗澡，導致身上常常長蝨子。魯迅認為這些人應該很痛苦，真不配「雅致」二字，藥性一發，稍不留心即會喪命或發狂，本來聰明的人，也會變成痴呆。他認為，晉代人多是壞脾氣、高傲、發狂、性暴如火之形象，應該都是服藥後的副作用。比方有蒼蠅騷擾當時的文學家嵇康，他竟致發狂拔劍追趕、近於發瘋，當時有以「痴」為好的態度。其實，如此瘋癲痴狂且怪異的舉措，都是吃中藥中毒的緣故。[11]一整個時代的人竟然都被沒有知識、不科學的中藥給耽誤了，其罪何大？

除了抨擊中藥外，這些故事當然也在抨擊古人凡事模模糊糊、不肯細心研究，遇事即人云亦云，不肯實事求是的態度。傳統中國智識不開，民眾往往為各種謠言、傳言所惑。魯迅舉例八國聯軍之所以爆發，就是起源於謠傳洋人為了製造藥水，挖中國人眼睛作為原料，因此要殺洋人。而中國人社會總有「下毒說」，在日本人發動一二八事變後，奸人下毒說又興起，魯迅說：「每有一回謠言，就總有誰被誣為下毒的奸細，給誰平白打死了。」[12]到底有沒有這回事？是很少被

---

11 魯迅，《而已集．魏晉風度及文章與藥及酒之關係》，收入《魯迅全集》，第三卷，頁 506–524。

12 魯迅，《南腔北調集．謠言世家》，收入《魯迅全集》，第四卷，頁 595。

查證的。若追根究柢的探究心態沒有被建立起來，學術是無法好好發展的。魯迅也提到當時中國社會上的歪風，他說：「大概總以為名人的話就是名言，既是名人，也就無所不通，無所不曉。所以譯一本歐洲史，就請英國話說得漂亮的名人校閱，編一本經濟學，又乞古文做得好的名人題簽；學界的名人紹介醫生，說他『術擅岐黃』，商界的名人稱贊畫家，說他『精研六法』。」真學術就是真學術，不需要錦上添花，[13] 之所以中國人不去探究真理，就是因為完全沒有一個合理的概念，也不知道科學的精神為何物。

㈢中醫可以科學嗎？

中國的學問，因為歷史悠久兼地域廣大、各地風俗不一之故，認真研究起來並不容易。魯迅舉中草藥的知識為例，各地的描述與記載差異甚大，他說：「只是中國的舊名也太難。有許多字我就不認識，連字音也讀不清；要知道它的形狀，去查書，又往往不得要領。經學家對於《毛詩》上的鳥獸草木蟲魚，小學家對於《爾雅》上的釋草釋木之類，醫學家對於《本草》上的許多動植，一向就終於注釋不明白，雖然大家也七手八腳寫下了許多書。」[14]魯迅認為這些知識要

13 魯迅，《且介亭雜文二集．名人和名言》，收入《魯迅全集》，第六卷，頁 362–365。

14 魯迅，〈動植物譯名小記〉，收入《魯迅全集》，第十卷（2005 年），

由生物學者來研究，採取可用的舊名、博訪各處的俗名，定其合適的名詞，有不足處，則以新的西方知識加以補充。這些見解還是相當有見地的，其實就是以西方科學方法研究中國舊材料，當時許多知識分子都有類似的一套論述。

魯迅認為，就生產知識來說，可以分為西方外部和中國內部的知識來看。要迅速獲取西方最新知識，當然就是靠翻譯西學之書，然而單就「譯書」一事，中國當時的功夫就做得不夠，仍不能達到完善的境界。那麼國人研究自己內部的學問呢？魯迅就批評中國的醫書內，常常記載著各種「食忌」，就是說某兩種食物一起吃下去對人體有害，或是有毒足以殺人，例如葱與蜜、蟹與柿子、落花生與王瓜之類。魯迅說：「從未聽見有人好好實驗過。」[15]故至今為止，「西洋人講中國的著作，大約比中國人民講自己的還要多。」魯迅多少有些埋怨當時中國人常發一些小文章，不考究也不科學，充斥著很多怪論。[16]

一個「精準」且源自科學的「西方」知識有何重要性？在魯迅的《故事新編》（1936 年）中有一位代表中醫的「《神農本草》學者」，是一個被揶揄的對象，常常拿落後、迷信的

頁 291–292。

15 魯迅，《花邊文學・讀書忌》，收入《魯迅全集》，第五卷，頁 588。

16 魯迅，《且介亭雜文・《草鞋腳》小引》，收入《魯迅全集》，第六卷，頁 20–21。

醫藥知識來說嘴，但又會援引模模糊糊的西方知識來壯膽。例如小說中有一回提到災民已無糧食可吃，這位「《神農本草》學者」就大發議論：「榆葉裡面是含有維他命 W 的；海苔裡有碘質，可醫瘰癧病，兩樣都極合於衛生。」[17]意思是災民可以去吃榆葉、海帶，不會餓死，還對身體有益處。文字敘述中還故意錯用了根本不存在的「維他命 W」，來暗諷該學者的昏聵，無視百姓疾苦，隨意發出無知妄說，以落後的中醫藥知識，加上西方營養學知識來搪塞一番，這是魯迅最不想見到的「中西融合」。

偏偏在民國初年時，很多藥物的廣告話術都在營造一種中西融合的形象，一方面要吸引傳統消費者，另一方面也靠著西方科學的包裝與論述來吸引喜好新玩意兒的消費者。魯迅對此非常感冒，他認為許多藥商在報刊上刊載的賣藥廣告，不過是將中藥包裝，「出賣舊貨」，甚至趁著近代中國內憂外患之際，藉機在各種「國難聲中」或「和平聲中」壓榨、騙取消費者的信賴，以賺取更多利益。[18]用民族主義之情緒來謀取政治或商品上的利益，古今皆同。魯迅認為，這類移花接木且不經查證的結果，導致從西方學來的客觀科學變質了，

---

17 魯迅，《故事新編・理水》，收入《魯迅全集》，第二卷，頁 389 註釋 17。

18 魯迅，《二心集・沉滓的泛起》，收入《魯迅全集》，第四卷，頁 324–325。

反而被中醫拿來論證傳統醫藥是符合科學的，徒然讓傳統的「舊貨」，[19]如中醫藥得以苟延殘喘下去。他曾在 1934 年《申報．自由談》發表文章，發現上海民眾很喜歡吃零食，市面上有桂花白糖倫教糕、豬油白糖蓮心粥、蝦肉餛飩麵、芝麻香蕉、南洋芒果、西路（暹羅）蜜橘、瓜子大王，還有蜜餞、橄欖等等。吃是一回事，但魯迅發現很多人連吃零食都要東拉西扯和「養生」、「衛生」沾上邊。他說當時有非常多「入門」或曰「概論」的小書出版，裡面充滿了各種零食養生之論述。他反諷說：用這樣的方式來了解科學，不也是很好的事嗎？可惜，數年之後，民眾發現真相後非常灰心，因為這些零食並沒有什麼功效，零食依舊只是零食，[20]這就是不好好研究，道聽塗說的結果。什麼都照抄外國知識，那是不行的，可能會有「掛羊頭賣狗肉」的問題，還是要靠自己生產知識、發展科學更好。[21]魯迅還說：「外國用火藥製造子彈禦敵，中國卻用它做爆竹敬神；外國用羅盤針航海，中國卻用它看風水；外國用鴉片醫病，中國卻拿來當飯吃。同是一種東西，而中外用法之不同有如此。」[22]學習西方文化，若不

---

19 筆者按：此處「舊貨」，用來諷刺陳舊的思想或知識。

20 魯迅，《花邊文學．零食》，收入《魯迅全集》，第五卷，頁 498–499。

21 魯迅，《且介亭雜文二集．論毛筆之類》，收入《魯迅全集》，第六卷，頁 394。

能將過去的傳統一刀切割，是不會成功的。

若以中醫而論，在魯迅的認知中，當然是必須被廢除的。1919 年，魯迅在寫信給傅斯年的信中說到：「《新潮》每本裡面有一二篇純粹科學文，也是好的。但我的意見，以為不要太多；而且最好是無論如何總要對於中國的老病刺他幾針，譬如說天文忽然罵陰曆，講生理終於打醫生之類。」[23]這裡的「打醫生」即暗指打中醫，魯迅希望該雜誌能多發一些批判、打擊舊傳統的文章。但自五三慘案爆發後，民族主義一度激昂，打倒帝國主義的呼聲高漲，此時代表中國傳統文化的中醫一度被抬升，而西方醫學則被視為帝國主義侵略中國的象徵，讓中醫在中西論爭的競爭場域中取得一個施力點，後來 1929 年廢止中醫的相關爭論中，中醫得以全身而退，多少與此風潮轉變有關。

根據魯迅的觀察，他非常不願意見到的情況是，在 1927 年 4 月 12 日國民黨「清黨」事件之後，以國字輩為主的「國術」、「國技」、「國花」、「國醫」紛紛出爐，他認為真是一陣烏煙瘴氣。[24]而日本人湯本求真寫的《皇漢醫學》譯本也於

---

22 魯迅，《偽自由書．電的利弊》，收入《魯迅全集》，第五卷，頁 14–15。

23 魯迅，《集外集拾遺．對於《新潮》一部分的意見》，收入《魯迅全集》，第七卷，頁 225 與 226 註釋 2、3。

24 桑兵、關曉紅主編，《近代國字型大小事物的命運》（上海：上海人

此時出版。由於湯本學習過西醫後，才來闡釋傳統中醫的優勢，這在當時東亞地區的傳統醫學界掀起很大的熱潮，甚至有漢醫復興、中醫復興之運動皆援引此書作為依據。魯迅對此很不以為然，他說：「外國人論及我們缺點的不欲聞，說好處就相信，講科學者不大提，有幾個說神見鬼的便紹介。」一個外國人，隨便拿些中醫與傳統文化中的「廢銅爛鐵」再轉賣給中國，中國人便異常高興。魯迅此言抨擊國人靠外國人來復興老祖宗的學問，是絕對行不通的。[25]他對中醫批判之尖銳，從這些言論中皆充分展現。

至於其他對傳統文化的批判，魯迅在文章中多次表達，他還非常厭惡民眾沒事就扯到鬼神、家運、[26]命運等等因素，以之作為脫罪、卸責或教訓後生晚輩的武器；而這些荒謬的事物，又往往和那種傳統文化或固有道

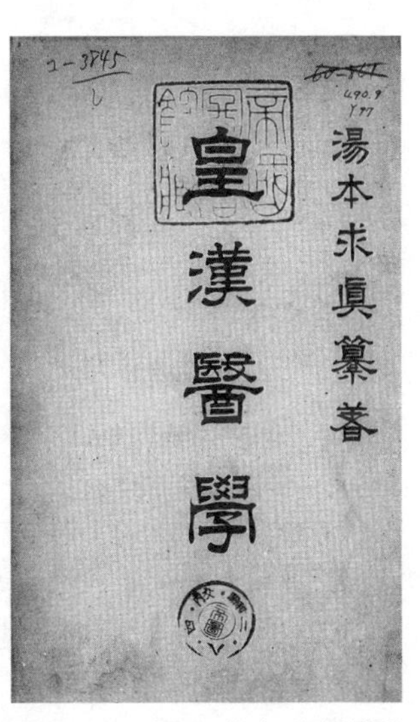

圖 12–2　湯本求真《皇漢醫學》書影

民出版社，2020 年），頁 1–53、284–309。

25 魯迅，《三閒集．「皇漢醫學」》，收入《魯迅全集》，第四卷，頁 140–142。

26 魯迅，《徬徨．弟兄》，收入《魯迅全集》，第二卷，頁 134–135。

德，對新事物、創新思想的打壓有關。[27]這些舊傳統一代傳之一代，不好的糟粕無法汰除，抱殘守缺。當西方人科學精良、製造進步之技術傳入中國後，保守人士因襲傳統，遂不肯好好學習。[28]過去，中國都是「閉關主義」，魯迅認為現在則是要奉行「拿來主義」，亦即全盤學習西方。但是，不能「拿來」舊東西借殼投胎，要將老東西徹底丟棄，以為中國的老東西，「除了送一點進博物館之外，其餘的是大可以毀掉的了。」他攻擊許多舊事物、舊文化的苟延殘喘，言詞頗為辛辣。[29]

除了科學主義外，在魯迅的創作中還有不少展現人道主義關懷的文字。他在一篇文章說，人們常常記得拿破崙或成吉思汗的功業，卻往往忽略了科學家像是發明牛痘疫苗的金納（Edward Jenner，1749–1823 年）對人類的貢獻。比較起來，這些有功業的人往往殺人如麻，人們不加反省；反觀金納的牛痘種在大家的手臂上，卻總是被忘記。這樣的看法倘不改變，魯迅說：「世界是還要毀壞，人們也還要吃苦的。」[30]這

27 魯迅，《徬徨．祝福》，收入《魯迅全集》，第二卷，頁 8、22。

28 魯迅，《華蓋集．忽然想到》，收入《魯迅全集》，第三卷，頁 14。

29 魯迅，《且介亭雜文．拿來主義》，收入《魯迅全集》，第六卷，頁 39–40。

30 魯迅，《且介亭雜文．拿破崙與隋那》，收入《魯迅全集》，第六卷，頁 142。

番話仍是從科學出發，要人們重視科學，用科學的頭腦來衡量一切價值。魯迅又曾說，常聽到中外人士不斷頌揚中國菜，說是怎樣可口、怎樣衛生，堪稱世界第一。但他認為，他看到的中國菜是嚼葱蒜和麵餅，有幾處是用醋、辣椒、醃菜下飯，有許多人甚至只能舐黑鹽維生。中國人一有菜，就曬乾；有魚，也曬乾，按這道理來說，吃不到新鮮食材，常常要生壞血病。所以他們口中所謂的中國菜，上等人才能吃，是「高等華人」才有資格享用，但舊式的讚許，卻完全忽略了下層民眾的生活與感受，徹底展現魯迅關懷下層民眾的視野。[31]

今天的我們，應該如何看待魯迅百年前的反傳統言論呢?以中醫為例，筆者認為，中醫藥仍存在於世界上，為許多病患服務，屠呦呦（1930 年 –）還因中藥的科學化研究而拿到 2015 年諾貝爾生醫獎，已代表中醫藥有其價值，並非稱其為文化的糟粕就可以輕言廢除。魯迅希望中國能拋棄傳統，學習西方，讓中國強大起來，這個初衷是正確的，但他既已對某一件事物抱持偏見，則眼光自然偏狹，導致一切對中藥的科學實驗無法展開。不但如此，當中醫藥成為民初新文化運動的箭靶後，即使傳統藥材真有科學實驗的價值，也很難吸引一流的人才投入研究，這種延遲往往不是幾年，而是耽誤

31 魯迅，《華蓋集續編．馬上支日記》，收入《魯迅全集》，第三卷，頁 330–332。

了幾代的遺憾，甚至有時落入「失傳」之列，我想大部分中國古代的傳統技術，都可以用這個角度來省思。由此可知，歷史的主流思想往往主導很多事情發展，有些正向的意義常被人講起；但遺憾與失落之處卻往往不被人們所認識，這是我們在看待各種「反」、「負面」思想中必須謹慎思考的，切莫讓各種主觀扼殺了事物看不見的價值。

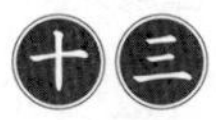

研究醫療史的捷徑與階梯
——從《中文醫史研究學術成果索引》一書的出版談起

欣聞閔凡祥教授的新書《中文醫史研究學術成果索引》出版，[1]在這醫學史、醫療社會史研究蓬勃發展的時刻，各種相關的文章、演講已目不暇給、無法遍覽，頗令人感到研究方向之迷惘，是以此刻對既有研究成果之整理與總結的工作不可或缺，總是需要有人投入心力來做些溫故知新的分析。這真是一份苦差事，尤其在這個發小文章以換取各種學術業績的時代，閔教授去承擔這份整理工作，其出發點已令人感佩。筆者雖未參與編輯工作，但早在2019年拜訪南京大學歷史學院時，就得知他在努力編纂此書。從側面來觀察，當我進到閔教授的研究室內，看到桌上堆積的各種資料，他又詢問我有關臺灣著作的出版狀況，殷切之情實溢於言表；那時，我參加幾場有關醫療史的演講，即便是在上海，也多次遇見

1 閔凡祥主編，《中文醫史研究學術成果索引》（北京：人民出版社，2021年）。

他穿梭在會場中，由於他心繫這本書的出版，所以四處徵詢學者們有關出版的訊息與情報。從這些細節審思，都可以看出他編輯此書之用功。

此書的重要性在何處？我們可以怎麼樣來思考這樣一本書的實際應用？編者在該書最後的〈代後記〉已有清楚交代，而且本書在出版後，已相繼有學者進行了相關評述，可顯示此書受關注的程度。例如張樹劍和馬佳聰都指出二十世紀以來醫學史研究發展之概況，一直到近來醫療社會史研究之興盛，以及幾位重要研究者與其代表著作，都可以透過這本書了解大致的發展輪廓，若從本書索引中的熱門論題來探索，即能看出醫史研究的最新趨勢。[2]當然不可諱言的，兩位研究者也多少指出了，由於現代資料來源與成果太過分散、龐雜，導致該書無法掌握所有香港、臺灣等地的研究成果；對於某些作者研究之蒐集刊錄似乎不完整，選取的標準不明，以致於查詢之便捷度有待提高，且有主題定位尚待明確、搜尋論著的門路有待進一步拓展等缺失。

筆者在本文可進行一些補充與評介，讓讀者更明瞭該書的價值，並探討一些由該書引申出來的醫療史研究方法，以

---

2 參考：張樹劍，〈將升岱岳，非徑奚為——評《中文醫史研究學術成果索引（二十世紀初至 2019 年）》〉，《歷史教學》，4 期（2022 年），頁 29–43。馬佳聰，〈《中文醫史研究學術成果索引》評介〉，《中醫典籍與文化》，第二輯（2021 年），頁 290–297。

為該書新的學術注腳。回首現代中國醫學史之研究，實起自民初，[3]然多為醫者為之。即使梁啟超（1873–1929年）曾呼籲：「研究中國之藥劑證治，醫家所有事也；述各時代醫學之發明及進步，史家所有事也。」梁氏認為，對於專門史而言，史家只能明瞭其大勢，但切記「勿侵其權限」。[4]故民初歷史學者僅視醫學史為專門史，不願意花太多功夫去探索，受到的關注有限。1950年代以後，醫學史研究當然還是維持一定的格局，史家所能參與的研究論題依舊有限。[5]這個情況一直到1970年代末至1980年代時，才開始逐漸改變，一些西方歷史學者從傳統政治史、軍事史的框架中跳脫出來，另闢蹊徑，開始轉向關注廣義新文化史在內的議題，包括身體史、日常生活史等面向，以拓展歷史的研究領域。[6]直到1990年代至2000年前後，兩岸三地的歷史學者不約而同地投入醫療

3 皮國立，〈民國時期的醫學革命與醫史研究——余巖(1879–1954)「現代醫學史」的概念及其實踐〉，《中醫藥雜誌》，24.3（2013年），頁159–185。

4 梁啟超，《中國歷史研究法》（上海：中華書局，1936年），頁30。

5 甄橙，〈責任與擔當：二十世紀中國的醫學史研究〉，收入：劉士永、皮國立主編，《衛生史新視野：華人社會的身體、疾病與歷史論述》（臺北：華藝學術出版，2016年），頁73–94。

6 皮國立，〈新史學之再維新——中國醫療史研究的回顧與展望(2011–2017)〉，收入：蔣竹山，《當代歷史學新趨勢：理論、方法與實踐》（臺北：聯經出版公司，2019年），頁439–462。

史研究的領域中，醫療史成為當代中國史研究中的一支顯學，已無疑義；相關研究趨勢之回顧與新研究之發想，許多先進也已加以論述，並點出不少可以留心的研究方向。[7]

㈠從「目錄學」入手

醫療史在這二十多年來的熱潮，造就了非常多的專書、期刊論文與各種研究計畫，琳瑯滿目、多不勝數。百年前的年輕歷史學者可能不敢碰觸醫史研究，很多題目原不在既定的「論域」之中；而現在的年輕學者，一朝衝破既定之史學藩籬，則將要面對論題和研究成果眾多，而陷入無法掌握研究趨勢與選對題目的困境。讀醫學史資料要有系統，應該怎麼操作呢？老生常談之「多讀書」，當然還是不會錯的，但是怎麼讀、讀什麼？必須要有一參照與選取的標準。多閱讀可以克服寫作時思考淺薄或不周的缺失，但最初的階段，如果不先對即將要撰寫的主題，透過閱讀有一初步的了解和掌握，其實就算是資料庫的關鍵字，都不知道要怎麼訂立；即便找

7 余新忠對中西歷史學界的衛生史研究回顧詳盡，參考：余新忠，《清代衛生防疫機制及其近代演變》（北京：北京師範大學出版社，2016年），頁 1–35。最新的研究省思，可參考：劉士永，〈臺灣地區醫療衛生史研究的回顧與展望〉，收入：耿立群編，《深耕茁壯——臺灣漢學四十回顧與展望：慶祝漢學研究中心成立四十周年》（臺北：國家圖書館，2021 年），頁 395–426。

到很多資料，也很難避免「撿到籃子裡都是菜」的問題，無法精簡、汰蕪存菁就沒有能力做橫向的連結。所以在讀書之前，必須先對整體研究進行一番了解與整理，始能展開有效率的讀書。陳垣(1880–1971年)曾在1961年和北京師範大學歷史系畢業生對談，在其講稿〈談談我的一些讀書經驗〉內指出：讀書可以從目錄學入手，知道各書的大概情況。許多學者也不約而同地提到張之洞的《書目答問》和《四庫全書總目提要》等書，[8]陳垣自言都讀過好幾遍了。經常翻閱目錄書，一來在歷史書籍的領域中可以擴大視野，二來則因為書目熟悉，用起來得心應手，非常方便，並可充分掌握前人研究成果，對教學和研究工作都能產生實質的助益。[9]

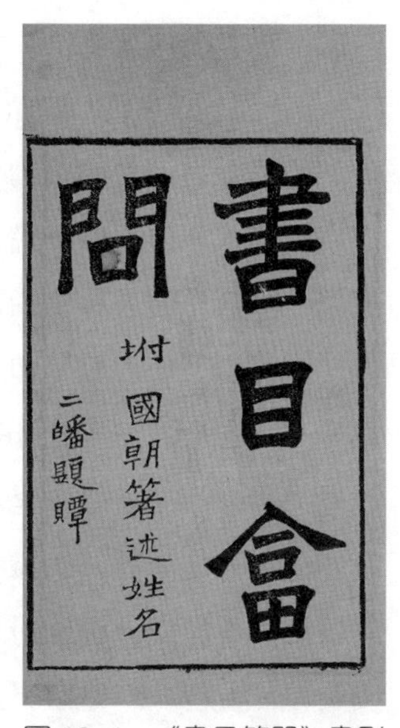

圖13–1　《書目答問》書影

8 基本情況可見：王樹民，《史部要籍解題》（臺北：木鐸出版社，1983年），頁302–309。

9 陳垣，〈談談我的一些讀書經驗——與北京師大歷史系應屆畢業生談話紀要〉，收入：陳樂素、陳智超編校，《陳垣史學論著選》（上海：上海人民出版社，1981年），頁643–644。

以筆者的研究為例，我的博士論文是研究中醫外感熱病（傷寒、溫病、瘟疫）的歷史，運用的就是近代學人的方法，先利用目錄書，將相關的典籍先行造冊，再就這些核心醫書的出版和代表醫家做一綜合論述。[10]近十年後，再把它拿來運用在近代中醫外科史的研究上，發表〈現代中醫外、傷科的知識轉型——以醫籍和報刊為主的分析 (1912–1949)〉等文章，[11]都是運用各種中醫的目錄學專書來完成。先理解古人論述大概在哪些書籍中呈現，並盡量蒐羅閱讀，自然會有一番體會，方能論述其知識發展之大趨勢。若要研究中國醫學的傳染病學歷史，那麼最重要的幾本經典如《傷寒論》、《溫疫論》、《溫熱論》、《溫病條辨》、《溫熱經緯》等書，就必須讀熟，旁及的相關醫療史著作則可以慢慢閱讀，拓展專業知識周邊的支撐力。若以解決問題和創新寫作為前提，讀書就要有系統與範圍，如何為之？其實就是要找到與自己領域相關或想探索知識的「目錄」，以熟悉學術行情。例如要進行中國醫學史的專題研究，那麼《中醫古籍總目》、《四庫及續修四庫醫書總目》、《宋以前醫籍考》等類的目錄著作，總應該要

10 皮國立，〈中醫文獻與學術轉型——以熱病醫籍為中心的考察 (1912–1949)〉，《技術遺產與科學傳統》（北京：中國科學技術出版社，2013 年），頁 223–318。

11 皮國立，〈現代中醫外、傷科的知識轉型——以醫籍和報刊為主的分析 (1912–1949)〉，《故宮學術季刊》，36.4（2019 年），頁 61–120。

翻一翻，甚至可以自己列表統計醫書，則可知該學科大概有哪些重要的書籍，隨後按圖索驥，發展接下來的專精閱讀。[12]

當然，很多古人的方法現代也不一定合用，因為後人的研究、觀點更多，古人之書無法企及。顧頡剛曾列舉「國史必讀書」，但都是原典，乃傳統史學下手之處，其實是那時史著不多，故多以古書來發揮。[13]而今人則從各種參差不齊、論述五花八門的二手研究出發，資料相當零碎，一時難以掌握；好處則是論題五花八門、百花齊放，是傳統史學無法達到的多元齊備，所以需要一本囊括現代著作的學術目錄書來輔助，方便年輕學者找到自己醫史寫作的方向。具體操作之建議，筆者的經驗就是閱讀目錄書來「開書單」。每個專精的問題或領域，一定能夠匡列出來一些經典、權威的二手專書、研究論文，試著尋找，然後把它們列在書單上。這份書單是列給自己參考的，所以書目羅列不用求多求廣，而要求精。要反問自己，在面對要解決的問題上，哪些書籍或期刊、史料是必須閱讀的？先把它們蒐集在手邊。這份書單可以包括研究論題的原始資料、重要二手研究和前人申請研究計畫等資訊。[14]每本列於書單上的資料，閱讀有先後次序與輕重緩急，

12 皮國立，《近代中西醫的博弈：中醫抗菌史》（上海：中華書局，2019 年），頁 61–104。

13 顧頡剛著，《顧頡剛日記 1913–1926》，第四卷（臺北：聯經出版公司，2007 年），1942 年 6 月 23 日，頁 699。

現代人時間寶貴，不可能每份資料都從頭讀到尾，所以可以先從「略讀」開始，尋找有意義和有代表性的資料來讀，再慢慢拓展整體的閱讀量，先舉一隅，才能求「以三隅反」。[15]

㈡《中文醫史研究學術成果索引》獨特之處

閔教授這本《中文醫史研究學術成果索引》，包含論文索引、著作和譯著索引、醫藥衛生志書索引，且囊括了 1949 年後新修方志中醫藥衛生類志書，可謂一舉網羅。最重要的是，本書還收錄中國大陸之國家社會科學基金項目、教育部人文社會科學研究專案，以及部分省（市）社會科學基金專案等索引。在時間斷限上，可以說是一部包涵了二十世紀初至 2019 年醫史研究的集大成目錄，具有時間段長、資料較為豐富、研究成果延伸範圍大等幾個特性；甚至從二十世紀上半葉醫家治史之軌跡，直至下半葉史家治史風潮之創發，皆能從這本索引中尋得線索。從這點來引申，本書還是一本「醫史學」的代表著作，仔細分類閱讀、整理，可以探究這段時期醫史研究的趨勢、重要論題之轉向，與可能發展的論題為何，這對年輕學者的助益是相當大的。正如近代史學家呂思

14 一般方法論可參考：皮國立，《跟史家一起創作：近代史學的閱讀方法與寫作技藝》（臺北：遠足文化，2020 年），頁 41–55。

15 朱自清、葉聖陶，《自己的國文課：略讀與精讀的祕訣》（臺北：臺灣商務印書館，2016 年），頁 4–7。

勉認為，做學問要先博而後能專，求博的方式，就是要掌握目錄之書，對基本學問有初步的了解，他說：「今後研究學問，故重在分科，但關於全般之知識，亦極關重要。所謂由博返約，實為研究學問之要訣。未博而先言約，則陋而已矣。」他指出能具體指出研究門徑的，就是目錄之書（學）。他說：「江南講究讀書之家，兒童初能讀書，多有讀《四庫全書》者。」而《四庫書目》實為最佳，不然《書目答問》、《正續匯刻書目》也可檢閱，但無提要，是其缺點。[16]目錄學的視野，呂自言乃受小時候故鄉風氣之影響，他說：

> 蘇常一帶讀書人家，本有一教子弟讀書之法，系於其初能讀書時，使其閱《四庫全書書目提要》一過，使其知天下（當時之謂天下）共有學問若干種？每種的源流派別如何？重要的書，共有幾部？實不啻於讀書之前，使其泛覽一部學術史，於治學頗有裨益。此項功夫，我在十六七歲時亦做過，經、史、子三部都讀完，惟集部僅讀一半。我的學問，所以不至十分固陋，於此亦頗有關係。[17]

16 李永圻、張耕華，《呂思勉先生年譜長編》（上海：上海古籍出版社，2012 年），上冊，頁 259。

17 呂思勉，〈從我學習歷史的經過說到現在的學習方法〉，《為學十六法》（北京：中華書局，2011 年），頁 40。

這在今日是難以理解與實踐的，但在當時卻是一個重視讀書之人的基本功，那對於掌握寫作主題之問題意識與資料，必定有實質幫助。從這個實用的學術訓練角度來看，《中文醫史研究學術成果索引》可以闡明一百多年來的醫史研究，更顯現其對於醫史文獻整理之意義。

特別要指出的是，該書索引一開始的論文索引，讀者或許還可輔助資料庫一起查找，但在第二部分著作和譯著索引開始，則更顯現此書之獨特。現代學術研究多受西方科學風氣之影響，人文社會學科的研究變得只重視單篇論文，而愈來愈輕估學術專著。我常舉王汎森先生在中研院「第二屆人文及社會科學學術性專書獎」頒獎典禮上表示，近一、二十年來，人文社會科學界忽略專書寫作，他認為：「人文及社會科學研究人員往往需要更長時間累積研究成果，才能針對重大議題深入探討。」[18]人文歷史的議題，牽涉的層面很廣，許多問題無法用一篇小文章就交代清楚，偏偏當前學術審查的風氣導向希望高中教師與研究人員多發表核心期刊論文，卻不重視需要時間沉澱與研究功力的學術專書、集同領域學者一同創作的主題性論文集；後者同樣是非常重要的，因為它體現人文學者的「集眾式」研究精神，傅斯年在 1928 年指

18〈中研院人文社科專書獎　王汎森：教師評鑑應提高專書比重〉，引自：http://www.merit-times.com.tw/NewsPage.aspx?unid=328528（2021 年 8 月 21 日引用）

出：「這集眾的工作中有的不過是幾個人就一題目之合作，有的可就是有規模的系統研究。」[19]其實就是人文學者的合作範式，缺少了這一塊，人文學者每天孤獨地躲在研究室，不管他人研究，書寫的議題缺乏橫向連結，只選一個個小題目來發表，則零碎化的問題終究不可避免。最終，社會不重視，同儕也無法互相欣賞，人文研究一旦喪失了「人」味，真不知道伊于胡底了。所以從這一點上來看，閔教授特別把著作和譯著索引加入，實在是嘉惠讀者，矯正學術的偏食現象，拓展了醫史研究者的視野。

該書第三部分的醫藥衛生志書索引內容，也同樣具有獨特性。乍看之下，以為只是將地方誌加以整理而已，細閱後才知，裡面其實收錄了相當多地方的統計資料與各地歷年編纂的史料彙編，細部的分類包括全國與各縣市分項之軍醫、獸醫、婦幼、醫院、衛生機構、防疫等等的出版資料，方便讀者迅速掌握各項內容。至於第四部分有關中國大陸歷年國家級、教育部、各省市的社科基金項目索引，除了基本的分類介紹外，特色在於不限於史學領域的醫史研究，因為醫療與衛生、疾病等議題涉及的範圍相當廣泛，所以本篇也加入有關的各學門領域，例如社會學、宗教學、考古學、文學、

19 傅斯年，〈歷史語言研究所工作之旨趣〉，《中央研究院歷史語言研究所集刊》，第1本第1分（1928年），頁10。

國際問題、教育學等領域的相關醫史研究，觸角廣泛。捧讀此書，確實可以在短時間內讓研究者掌握大量的資訊，乃研究醫療史的捷徑與階梯。

關於一些缺點和使用方法，除了前人已經指出的以外，筆者認為，編者在編入論文時，若能將頁碼標上，可能會更方便使用者查找。另外，以拼音字母標注，雖未不可，但其下作者的排序方式，卻是依照首字母相同者，按其第二個字母排序，依次類推，如此雖在編排上有順序，但對查找的人來說，卻不一定便利；特別是對於初學醫史者，依此方式來查找，較難迅速找到與自己論題較為一致的相關研究，反而沒有比查找資料庫用「關鍵字」來得方便。當然，資料庫也有盲點，常出現單一資料庫收錄作者文章不全的狀況，這時候對照這本書的作者來查找，就可以避免掛一漏萬的情形，故這本書與現代資料庫配合運用，當能發揮最大的效益。另外，專著本不若論文繁多，或許可以用年代的基準來排序更佳，如此在運用上，則可體現出醫學史學史的發展脈絡。該書收錄學術專著的編排，是很大的優點，因為現在完全沒有資料庫可以體現這部分的成果，可發揮電子資料庫所不及的功用。

要吸引更多青年學者投身於醫療史的研究中，並獲得更多史學界同儕研究者的認可，醫史研究之方法和資料當然是愈多愈好，而且要不斷有研究者進行梳理和分類的工作，這樣作為一個整體研究的領域，醫療社會史的能見度才能更為廣闊。以現今資料庫之發達、書籍市場之繁盛，想要盡覽所有研究是不可能的。除了電子資料庫外，研究者也應掌握包括《中文醫史研究學術成果索引》在內的幾部重要目錄書，熟悉學術行情，想想這些資料的意義與它到底代表什麼，不要陷在單一史料中或被特定史料困住，限制了研究想像力。[20]二手研究融會貫通後，往往自己獨特的見解就會慢慢成形，讀目錄書常常會有契合研究靈感之發想。最後，該書將醫家、科學家治史者與史家治史者之成果，融會於一書之中，藉以呈現中國醫史研究的百年發展整體狀況，則更是此書作為醫療社會史領域內，一本具備史學史意義的著作，值得讀者以該書為基礎，來思索更多研究議題與方法。

---

20 王汎森，《天才為何成群地來》（北京：社會科學文獻，2019 年），頁 150–151。

十四

二十世紀初期東亞醫病關係之一隅
——《醫師開業術》的源流與內涵

醫病之互動與關係，乃開業醫師在執業過程中天天都會面臨的真實情境，但卻是醫學專業教科書較少著墨的部分。醫病關係牽涉層面廣泛，不少專著從社會學、政治學、法律學等角度來切入，本篇則從歷史學的視角切入，為讀者介紹一本有趣的專著《醫師開業術》，並梳理其源頭與內容大要給現今讀者參考，俾使讀者對二十世紀初期的醫病關係有所了解，也能設身處地反思自身的情況。

緣於筆者之前曾以胡安邦於 1933 年 8 月出版的《國醫開業術》，來論述當時中醫師開業的困境。[1] 後來在一次查訪中，於上海圖書館印回丁福保（1874–1952 年）引介翻譯之《醫師開業術》。經過對比，發現《國醫開業術》雖以中醫開業為主，但醫師所面臨之醫病關係與開業時的種種問題，其

---

1 皮國立，〈民國時期上海中醫的開業與營生技術〉，《科技、醫療與社會》，30 期（2020 年），頁 113–161。

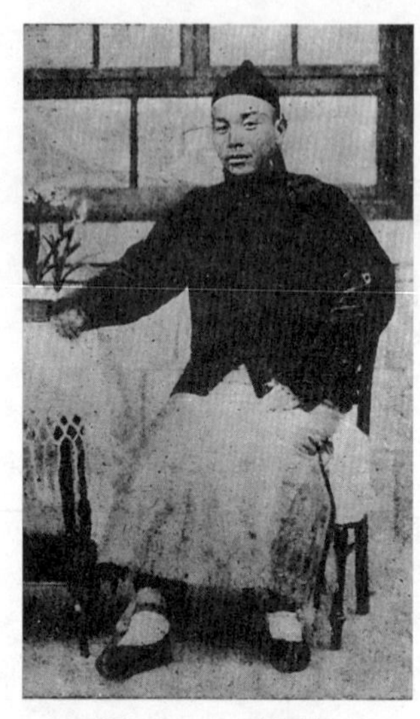

圖 14–1　丁福保

撰寫筆法與內文安排卻是跟著丁福保引介的譯作而設計。這就引發了筆者的好奇，丁福保引介的這本書主要內容為何？

丁福保，字仲祜，號疇隱居士，江蘇無錫人，是民國時期著名的醫生、宗教家、古錢幣與古籍收藏家。丁氏從小精通經史，長於算術、詞章、考據。他二十八歲東吳大學肄業後，來到上海江南製造局工藝學堂學習化學，再進入洋務派著名人物盛宣懷（1844–1916 年）設立之東文學堂，修習日文與醫學，並和西醫趙元益（1840–1902 年）學習醫學。後於 1909 年取得西醫開業證書，隨後又赴日考察醫學。1911 年，丁福保成立「中西醫學研究會」，發行《中西醫學報》，並在上海行醫，同時創辦醫學書局，以出版和譯介日本醫學叢書為主。此舉乃透過編譯大量日本醫書，為中國引進日式現代化的西醫知識，因而有人稱譽他是「近代中日醫學交流的第一人」。不過，一般研究丁福保譯書事業的學者，多未注意到這本內容獨特的《醫師開業術》，該書由上海醫學書局於 1930 年出版，透過商務印書館經銷與販賣，並且納入他的「丁氏醫學叢書」中。

全書並無丁氏的序言或書介，只有說明是無錫萬鈞譯述，也未說明日本的原作者身分，這是該書大略之出版形式。[2]該書內容雖以西醫為主，但在當時醫業競爭激烈的上海，應該也有受到中醫界的重視，故才有後來胡安邦的《國醫開業術》問世。

㈠來自日本的經驗談

丁福保所引介翻譯的《醫師開業術》，原書作者為日本人立神正夫，該書於 1913 年（日本大正二年）由東京吐鳳堂書店出版，經查閱資料庫，發現杜聰明先生（1893–1986 年）也曾購入此書，他購入的是 1917 年的第 4 版。立神正夫於書中謙虛地指出，他的見解雖然很淺薄，但他發現年輕的開業醫要取得成功，甚為困難；而且他原本和同伴一起組成一個蒐集病理資料的學會（モルブス，「疾病」的拉丁語音譯），後來學會成員四散各處開

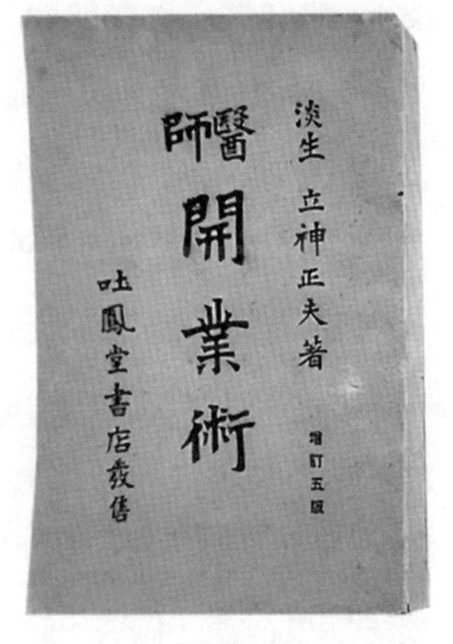

圖 14–2 《醫師開業術》日文原版書影

2 無錫萬鈞譯述，《醫師開業術》（上海：醫學書局，民國十九年），頁 1 與封底。

業，有不少成功或失敗的例子，可謂幾家歡樂幾家愁。他驚訝地發現，這麼重要的開業大事，書籍市場上竟沒有相關的參考著作可供學習，所以想將自己微不足道的經驗與見聞寫成專書，給開業的醫師參考，協助他們邁向成功，可見該書也部分反映了二十世紀初期日本醫界的真實情況。[3]

該書內容豐富，本篇僅就醫病關係之重點加以梳理，以饗讀者。該書首先開宗明義就給年輕醫師「打預防針」，說明病患其實都是患病後有求於醫者，才會找醫師看病，一般人對醫師並無抱持太多的尊敬， 甚至把醫師看成 「死人製造者」。醫師苦心經營醫業，賺取利潤，本為合理之事，但當積累一定財富後，又被社會人士扣上「醫乃仁術」的大帽子，而被視為貪財之人。其他困境還包括：病患大多會以其一知半解之醫學知識，評論或謾罵醫者的治療，於是醫者常會整日內心惶惶不安，深怕被告發或威脅，還要忍受有錢人的頤指氣使，所以作者呼籲年輕醫者要多加留意。此外，該書指出，雖然醫患之間應該有一定的信任存在，但顯然「被換醫」是十分常見的情況，他提出患者親戚的教唆、治療過程太久、醫師態度冷漠、儀容、動作、言語等足以刺激病患的行為，皆會導致「被換醫」。最有意思的是，該書認為具有歇斯底里、

---

3 立神正夫，《醫師開業術》（東京：吐鳳堂書店，日本大正二年），頁 7–8。

神經敏感的婦人，最喜歡不斷更換醫師，還會隨意謾罵或用酸言酸語來譏諷主治醫師，這些人情應對之細微處，開業醫師都應該加以注意，因為醫病關係常常是被人的情緒與主觀感受主導，而非依事實的合理性來發展，必須能泰然處之。

除了提醒醫師可以自己控制、努力的事項，包括修養品格、培養雅量、充實學識等等，還提醒醫者：替患者親切且仔細的診察，是開業醫成功的祕訣，一來可避免誤診，還可以增加患者對醫者之信任與口碑。該書提醒，年輕醫者最初的熱情與審慎檢查的態度，往往因為執業日久或自以為經驗充足後而逐漸喪失，這將造成不少誤診或病患之不信任，乃開業醫之大忌，最要注意。在實際診察方面，該書則是提醒醫者各種對待病患的小技巧，大多是訴求醫者在態度上的仔細與貼心，並指出「熱誠」為開業成功之母。例如作者就指出，在日本每遇天氣寒冷之時，他的醫師朋友就會親自帶著取暖的懷爐前往病患之家，在與病患身體接觸前，必用懷爐溫暖自己的手部，再對病患進行觸診；作者認為，那位朋友就是一位體貼病人的好醫師。[4]

㈡如何與病人互動

在看診與病患的互動問題上，富貴患者往往對醫者頤指

---

4 立神正夫，《醫師開業術》，頁 200–201。

氣使，看診不遵守秩序，喜歡插隊和講特權，甚至視醫師為奴隸，這時醫師所受的精神侮辱是相當嚴重的；反觀較為貧窮之患者往往尊重醫師，那會誘發醫者的同情心，看診過程反而非常順利與順心。所以作者呼籲醫者，不要看不起貧窮的病患，更不要受到富貴患者的權勢和金錢誘惑，而失去自己的醫德，委屈了醫者的權威和良心。對於「誤診」一事，作者也有獨到見解，他認為誤診每為醫者所不能避免，因為病症千變萬化，學校所教導的知識與實習所學之經驗，必定不足，所以診斷一定要慎之又慎，若覺得能力不足或無法確診，一定要尋求其他醫師的「會診」，這是對患者的道德，也是保護自己、分散發生誤診風險之方式。

最後在與病患的溝通上，作者談論疾病之「豫（預）後」，相當重要，亦即要正確判斷與描述病患在治療後的各種身體狀況變化。一方面是患者想聽到醫師的經驗之談，一方面也是醫者展現其功力、取得病患信任、贏得好口碑的關鍵。作者立神正夫在原書內指出，日本漢醫只需要熟讀《傷寒論》，就可以對患者的症狀和豫後進行精準的推測。[5] 老練的醫師往往憑藉經驗，可以精準判斷「豫後」，能取得患者極大的信任；反觀年輕醫者經驗不足，血氣方剛又喜歡亂下結論，喜歡用教科書的理論，但卻不解釋病患想要聽到的「人情事

5 立神正夫，《醫師開業術》，頁 244。

理」，總之「豫後」往往不準，病人也不愛聽，故難以取得病患之信任。作者指出，最好的應對方式，就是仔細參酌病患前後的記錄，小心判斷，解說時要顧及病患之心理與期待，不要過度推論，也不要完全不說，只要合情合理、言語剴切真誠，臨床經驗自然就可以日漸增強，診察病患也更能得心應手。在開藥方面，原書稱為「開業處方術」，乃說明病患大多持藥品至上主義，有些疾病若只是囑咐患者注意日常運動、飲食（營養療法），而不予開藥，患者必起疑心，而且容易興起換醫念頭。該書作者認為，為了開業成功，有時不但要適度開藥，還要能適時變換處方，以免患者對治療過程感到心煩或起疑，便會導致被患者「換掉」。

㈢《醫師開業術》的歷史意義

丁福保翻譯的這本《醫師開業術》，除了刪除少數附錄文字，大體譯文頗能忠於原著。二十世紀初的西醫，逐步在東亞國家的醫療市場上占據重要地位，但其醫療權威尚未完全建立，私人開業之風氣盛行，競爭激烈，故醫師的處境較為艱難，這是一個大時代背景。該書翻譯於 1930 年代的上海，當時中、西醫界爭論激烈，不僅在學說上論長短，其實也是在想方設法說服中國病患，於激烈的醫療市場競爭中如何能正確「擇醫」，這是中、西醫各自努力的戰場。這本書道出醫病關係現實的一面，全書可說是站在醫者的立場來書寫。不

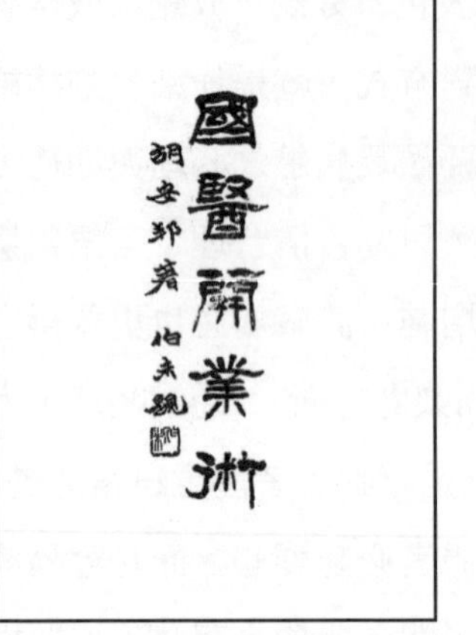

圖 14–3 《國醫開業術》書影

過，原作者並非要醫者善用欺騙、偽詐的方法博取醫名，而是應該在合情合理的範圍內，兼顧患者的立場與想法，做出最合適的應對方式。原作者認為，在法律和道德之外，還有很多隱藏在醫病關係中的人情世故，一般醫學校並沒有相關課程，故為該書必須闡明的道理。

從丁福保《醫師開業術》到後來的《國醫開業術》，兩者於中國的出版時間皆在 1930 年之後，與日本原著之問世差了將近二十年。其間意義在於，對照中、日歷史發展，西醫和現代化的科學技術皆逐步影響整個社會的發展與認知；新醫師身處其中，不得不審時度勢，求得醫病關係之正向發展。日本西化的步調比中國更快，西醫面臨的社會壓力與病患人情之挑戰，更早於中國，於是先有此書之誕生；而中國上海則在 1930 年翻譯、重新出版了該書。爾後，胡安邦才又出版《國醫開業術》來闡明中醫的狀況。[6]可對照、證實當時中國沿海的大城市，無論西醫還是中醫，同樣面對一個現代化社會內醫病關係的全新挑戰。圍

6 胡安邦，《國醫開業術》（上海：上海國醫研究學社，1933 年）。

繞在這幾本書內的討論，或許對現代臺灣的醫師也有所啟發，醫者必須不斷思索自己為社會的醫者，不但肩負高貴的使命，還受到社會風尚、政治、法律與人性、情感等各方面的影響。醫者面對各種醫病關係，必須仔細體會、感知，尋找合宜的應對之道，這對自己、對病患乃至對整個醫界的發展，相信都能產生正面的助益，[7]並且也可以視為醫療史正向且實際的貢獻。

---

7 本文原刊載於：元氣網「醫病平台」，並由多家電子媒體轉載，謝謝郭文華教授邀稿。

十五

我讀《抗戰時代生活史》
——戰爭時的中醫、患者與眾生相

研究醫療史常碰到醫者留下資料不多的問題，歷史上的許多醫者，專注於看病或營生，往往不在意著述，只有少數醫者才會留下著作，但大多是醫學專書，對歷史學者的利用上而言，價值不容易彰顯。不過，也有少數醫者善於著述，寫作不偏於醫書，還旁及歷史考證和回憶錄、散文之撰寫，民國中醫陳存仁（1908–1990 年）就是當中的代表人物。他畢業於上海中醫專門學校，主要師從名中醫丁甘仁（1866–1926 年）、丁仲英（1886–1978 年）父子。筆者認為，陳氏雖師從丁氏一門，但作為領頭者的丁甘仁，未來必定會將醫業傳予其子，而陳氏在眾師兄弟內資歷頗淺，未來想要打著丁氏門號行走江湖，必定相當不

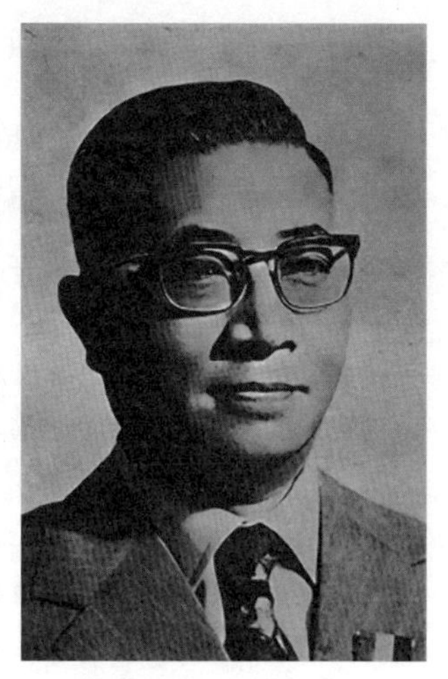

圖 15–1　陳存仁

容易，所以陳存仁在年輕時即培養了自己廣泛的社交觸角，並善於觀察時勢，找到自己可以發揮長才之處。他曾於 1928 年創辦《康健報》，並於隔年被選為赴南京請願團代表之一，偕同中醫界同仁抗議「廢止中醫案」，可謂很早就嶄露頭角。他還在 1947 年當選第一屆國民大會代表，可惜國共內戰急轉直下，在 1949 年之後，只好轉往香港行醫。

1970 年 5 月，香港《大人》雜誌創刊，陳存仁撰寫其回憶錄《銀元時代生活史》刊登，頗受好評。1982 年，陳氏又在《大成》雜誌 104 期開始連載其回憶錄第二部《抗戰時代生活史》，1988 年初由香港長興書局出版。《銀元時代生活史》後記提到，他曾幫丁福保寫一些小專欄、賣藥的文字，也養成其讀書、寫作的習慣，秦瘦鷗（1908–1993 年）稱其「沉著穩重，克制力很強」，不隨波逐流。[1]《抗戰時代生活史》的序言指出：丁福保先生教導「理財方法」、興建國醫大廈，藏書近一千萬卷。當然陳氏也喜歡買書、出書，出版非常多有關中醫歷史、文學、養生、科普的書，包括主編《中

---

1 陳存仁，《銀元時代生活史》（上海：上海人民出版社，2000 年）。陳存仁另外有一本《我的醫務生涯》，他自言希望能貼切地撰寫他開業的故事，引自：陳存仁，《我的醫務生涯》（桂林：廣西師範大學出版社，2007 年），頁 1。這本書與《銀元時代生活史》、《抗戰時代生活史》在文字上則略有重複。對於當時上海一般醫者的歷史研究，可參考：何小蓮，《近代上海醫生生活》（上海：上海辭書出版社，2017 年）。

國藥學大辭典》、《皇漢醫學叢書》、《中國藥學大典》和撰寫《中國醫學史圖鑑》、《紅樓夢人物醫事考》、《津津有味譚》、《傷寒手冊》、《食物療病方》、《胃病驗方》、《小兒百病驗方》等書，可說是一位多才多藝的中醫。那麼，為什麼選《抗戰時代生活史》來談呢？首先是這本書充分記載了一位醫者在中日戰爭時期所見到的眾生相，透過平易近人的筆法，陳氏書寫了他在戰爭時的各種經歷，這些文字不但對醫療史有價值，也是描述戰爭時期日常生活的重要史料。[2]

㈠開戰後的漢奸與日常訊息

《抗戰時代生活史》的開頭，陳存仁就談到日本間諜與情報工作之縝密，令他印象深刻。他提到戰前上海市政府祕書被日本人收買，於是發生「盜宗卷」事件，當時市長俞鴻鈞（1898–1960年）想用祕密辦公的方式躲避日人偵查，才赫然發現檔案已變成一堆白紙，全部被日本人所收買的祕書盜

2 關於抗戰史的研究，可參考：劉維開，〈2019年臺灣出版抗戰史籍介紹〉，《抗日戰爭研究》，2期（2020年），頁129–138。〈二十一世紀以來俄羅斯研究中國抗日戰爭史的新趨勢〉、〈2000年以來法國的中國抗戰史研究述略〉、〈新世紀以來臺灣地區抗日戰爭史研究〉述評三篇，收入：上海社會科學院歷史研究所現代史研究室等，《抗日戰爭史研究新趨向》（上海：上海書店，2020年）。以及蘇聖雄，〈從軍方到學界：抗戰軍事史研究在臺灣〉，《抗日戰爭研究》，2020年第一期，頁141–157。

走了，由此可見日人準備工作之縝密。[3]戰爭開始後，最顯著的現象則是漢奸問題，當時人們對漢奸非常深惡痛絕，一經發現即行拳打腳踢，甚至當場將其打死。後來，漢奸潛入地下，而日人也組成「地方維持會」，嚴格維持秩序，上海最早的維持會就在虹鎮（虹口區公平路一帶）。[4]許多日人雇用的漢奸都是流氓，甚至會穿上日本軍服去搶劫、強姦自己同胞。但在陳存仁筆下，漢奸常成為代罪羔羊被槍斃，日軍將他們槍斃後，再將他們魚肉國民的物資搶來，陳氏稱這是把牲畜養肥了再宰掉，[5]沒有利用價值的人，成為屍體也不過剛好而已。

陳存仁指出民初廢中醫的故事，同樣很有啟發。因為他是廢醫案請願團的一員，曾親自參與這場運動，所以他說的話值得重視。就他所言，民國十七年間，褚民誼（1884–1946年）奉汪精衛（1883–1944年）之命，召集中央衛生會議。汪精衛想做一位維新人物，模仿明治維新，以廢除中醫來作為打響名聲的第一槍。負責聯絡各方的人是褚民誼，但發動人卻是汪精衛。陳存仁後來在交際場合認識了褚民誼，褚民誼曾跟他說，自己的父親就是中醫，還開設一間中藥材行，所

---

3 陳存仁，《抗戰時代生活史》（上海：上海人民出版社，2001年），頁2。

4 陳存仁，《抗戰時代生活史》，頁29–30。

5 陳存仁，《抗戰時代生活史》，頁25。

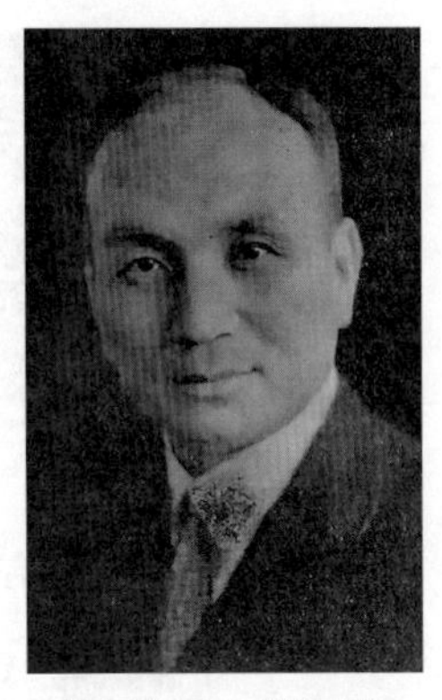
圖 15–2　褚民誼

以他不但不反中醫，還常服中藥。假定褚民誼不是講場面話而已，那麼廢中醫的提出應與他無關，他就只是一位奉命傳話者而已。[6]當時陳存仁聽到其中一位聯絡人黃警頑（商務的教科書推銷職員，陳存仁的病人）指出，有外國大藥廠籌集一大筆經費來推動廢中醫的主張，過去史料很少提及此內幕。1929 年 2 月 11 日，在南京舉行了大規模的中央衛生委員會議，被邀請的衛生委員全部是西醫，汪精衛在會議上演講說：中國衛生行政最大的障礙就是中醫、中藥，如果不能將之取消，就不能算是革命。日本能強大，全靠明治維新更新民間面貌，廢除漢醫、漢藥，就是走向文明與科學的第一步，所以請委員們擬定議案，交由政府執行，才算完成革命大業。

後來的提案，果然引發全國震驚。陳氏說那時言論自由，首先發難的是南京總商會，各大報也加以批評。後來全國商聯會也通電反對，可以說除了西醫界贊同外，全部民間人士都持反對態度，這更是南京國民政府建政後遭到全國反對的第一案。後來的中醫界請願事件，大家就都耳熟能詳了，當

---

6 陳存仁，《抗戰時代生活史》，頁 67。

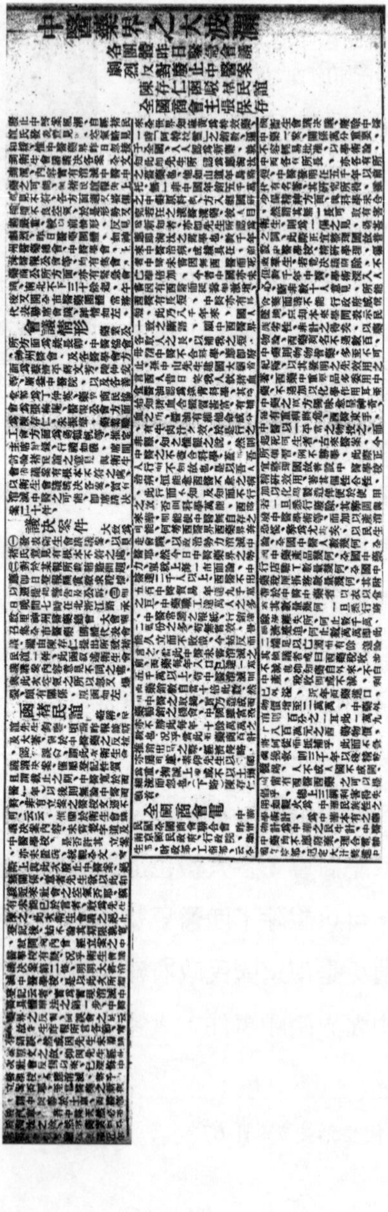

中醫藥界之大波瀾

各團體昨日聚會討論
劇烈反對廢止中醫案
陳存仁函駁褚民誼
全國商會主張保存

圖 15-3 《時事新報》1929 年 3 月 12 日以大篇幅報導〈中醫藥界之大波瀾〉，提到各界對政府廢止中醫案劇烈反彈，陳存仁更直接函駁褚民誼。

時蔣介石只說了兩句話：「中國人都靠中醫中藥長大的，你們的請願書就會得到批覆。」陳存仁表示，這時他才明白汪精衛處境是極端孤立，褚民誼更是起不了任何作用。[7]二戰後褚民誼被定為漢奸，李石曾評論褚民誼是「愚忠有餘，為惡不足」，最終還是在蘇州被槍決了。[8]

褚民誼在陳存仁的印象裡，是一位很特別的人物，他是留法的醫學博士，汪精衛當行政院長時，他就擔任祕書長。褚民誼提倡體育，自己就是踢毽子和打太極拳的高手，當時高喊「救國不忘運動」，既新穎又受人擁護。褚民誼的個性善良且客氣，沒有官架子，還寫得一手好字，很有傳統士大夫的風範，在書中可以發現陳存仁並不討厭他，只把他當成一位特別的人物來描述。不過，褚民誼吃飯會叫妓女陪伴，還和妓女出遊，身邊女伴一位接著一位更新，甚至幫女運動員塗松節油，[9]帶女性游泳選手出去逛大街，戰時還看成人片

---

7 可參考三本當時重要的史料集，包括同年出版的：三三醫社編輯，《三一七紀念特刊》（上海：三三醫社，1929 年）。張贊臣編，《廢止中醫案抗爭之經過》（上海：上海醫界春秋社，1929 年）。雷濟，《提倡中醫廢止西醫呈書合編》（上海：雷濟診所，1929 年）。另外可參考：皮國立主編，《走過「廢除中醫」的時代：近代傳統醫學知識的變與常》（臺北：民國歷史文化學社，2023 年）。

8 陳存仁，《抗戰時代生活史》，頁 60–62。

9 筆者按：松節油具有刺激性，能促進血液循環，緩解肌肉痛或關節痛，估計這是褚幫女運動員塗油之用意。

等等脫軌行徑，又顯現其不受禮教束縛、較為荒唐的一面；[10] 甚至他知道陳存仁是中醫，還問陳存仁鹿尾、鹿茸、肉蓯蓉、虎鞭等助淫壯陽藥物要怎麼服用比較好，聽得是眉飛色舞、毫不避諱，其人之個性已相當鮮明。[11]

中日戰爭爆發後，可以從書中看出陳存仁仍保持對各種新知的求索。他渴望掌握外界訊息，並透過大眾媒體與人際交往，來獲得他所需要的情報，而這些敏銳觸角所成就的，正是他日後撰寫各類文章、書籍的獨門資料。在書中，有上海的報紙包括《申報》、《時事新報》、《晨報》，戰後不准出版，後經接收改組再出版《新申報》。還有《新聞報》、《時報》等等，這兩份是屬於比較客觀、反日色彩比較淡的刊物；《華美晚報》主辦人則與日人有交往，以上都屬於沒有被禁的報紙。對比反日激烈的，則有蔡鈞徒辦的《社會夜報》和《大美晚報》，不過很多反日記者都會被特務殺害。陳存仁還會閱讀維新政府的《中華日報》和《大陸雜誌》，以及俄人的《時代雜誌》，都是他重要的消息來源。[12] 只是當跳島戰術（1943 年）開始時，戰事的消息大多被封鎖，沒想到陳存仁還有兩個私密集會，都在他自己的診所二樓，被邀者在吃吃喝喝中交換新聞情報、推測戰爭趨勢，他稱之為「經集」，取

10 陳存仁，《抗戰時代生活史》，頁 56–60、66。

11 陳存仁，《抗戰時代生活史》，頁 71–72。

12 陳存仁，《抗戰時代生活史》，頁 299–302。

其經常聚會之義。在這兩個聚會中，其中一個是醫界志同道合的同伴，大約有十二人是固定班底；另一個聚會則是社交上的老朋友，人數也差不多，每次聚會時先用餐，大家聊聊自己聽到的小道消息，用完餐後打打牌、下下棋，聊聊內幕新聞，構築起陳存仁的人際與消息網絡，由此也可看出他交際之廣闊。而在這樣的人際網絡中，陳無形中也結識不少名人，這對他的醫業或許也有正面助益。這與今日大家都習慣從智慧型手機上獲得消息的習慣相當不同，人們彼此之間不用透過見面、寒暄就能溝通，好像更便利？其實是缺少了面對面的言語關懷與互動，所以現代的人際關係較過往淡漠，可以想見。[13]

㈡戰時人情百態

研究戰爭史，不能只看到戰事本身的進行，也要能分析戰時人們的生活困頓與艱難，這是現代很多戰爭史研究者注意到的，[14]而陳存仁的回憶錄，恰好有許多這方面的資訊。

現代人可能很難想像，畢竟戰爭已離我們有點遙遠，就好像俄烏戰爭那樣，許多臺灣媒體也只是蹭熱度，其實大多數民眾是不關心的，原因很簡單，沒有經歷過戰爭的人，很

---

13 陳存仁，《抗戰時代生活史》，頁 304。

14 例如：R. Keith Schoppa, *In a sea of bitterness: refugees during the Sino-Japanese War*, Cambridge, Mass.: Harvard University Press, 2011.

難理解戰爭當下之苦難。就陳存仁的書所見，中日戰爭爆發之後，地價飛升、房租高漲，有錢有地的人只會更有錢，所以戰爭時的怪現象就是上海租界竟然開起了大大小小的餐館，而且戰時娛樂更為蓬勃發展，舉凡跳舞、話劇、京戲、越劇、舞廳、舞女等行業的業績，可說是飛黃騰達；但傳統妓院則趨於沒落，跟租房不易有關，故形成大者恆大，小者則被兼併吞沒的現象。當時上海市民就有俗語：「前方吃緊，後方緊吃」、「前方抗戰，後方跳舞」，[15]這難道是大家已覺悟人生苦短，戰爭時應該好好享樂了嗎？

但真正在戰爭中可憐的人卻是底層的小老百姓，當中日戰事爆發後，上海湧現棄嬰的問題，陳存仁擔任仁濟善堂、仁濟育嬰堂的義務性堂長兼董事。印象很深刻的是，當時棄嬰沒有奶粉可喝，都要靠雇佣的乳母來哺乳餵養，難道當時孩童喝奶粉要比請一位乳母還要貴嗎？很值得探究。[16]問題來了，當戰爭開始後，不少受雇乳母棄職逃跑，只好用粥湯來代替，並貼出布告徵聘新的乳母，事情才解決。當時這些

---

15 陳存仁，《抗戰時代生活史》，頁 183。

16 讀者可參考這幾本有趣的著作：周春燕，《女體與國族——強國強種與近代中國的婦女衛生 (1895–1949)》(臺北：國立政治大學歷史系，2012 年)。盧淑櫻，《母乳與牛奶：近代中國母親角色的重塑 (1895–1937)》(香港：中華，2018 年)。章斯睿，《塑造近代中國牛奶消費：對近代上海乳業市場發展及其管理的考察》(上海：上海社會科學院出版社，2020 年)。

慈善單位還要想辦法收容難民，倍多力分，資源不足之情況可以想見。戰爭初期誰也管不了誰，人命不值錢，有不少屍身橫躺於市街之中無人認領，這些屍體都會被運至上海西郊的萬人塚埋葬。陳存仁當時目睹許多死屍，竟然驚嚇過度，雙腳癱軟，變成神經萎痺症，要靠人攙扶，幸好後來並無大礙。當時市街上棄嬰也多，一時很難照顧，陳存仁還致電給兩江女子體育專科學校陸禮華（1900–1997 年）校長，請女童軍來輪班幫助育嬰。此外，也聯繫童涵春堂（藥房）免費供應中藥給育嬰堂，西藥部分則靠集成公記藥房屠開徵（生卒年不詳）免費提供兩個月應急，並商請其他藥商輪流設法供應。顯見這段時期常遇到缺錢、缺物資、沒人幫忙、醫療不足等等問題。[17]

由於當時戰爭爆發，人心惶惶，經濟混亂，卻也造就不少奇妙的發財契機。陳存仁談到他的朋友袁鶴松（生卒年不詳）是上海濟華堂藥房的老闆，當時由於許多經營西藥的外僑都想離開上海，正愁藥物沒有地方販賣，只好低價求售。袁氏以低價買進各種奎寧 (quinine) 丸和珍貴藥品來囤積，照單全收，沒想到後來西藥在市面上大缺，竟讓他大發利市，狠狠賺了一筆。[18]彷彿 2020 年新冠疫情初期，口罩奇缺時，

---

17 陳存仁，《抗戰時代生活史》，頁 7–13。

18 陳存仁，《抗戰時代生活史》，頁 29–30。

有人囤積口罩求利，是一樣的行為，真可謂發了一筆國難財。另一則故事是上海華美藥房老闆徐翔蓀（1884–1950 年），他同樣靠著囤藥、囤奶粉、賣假藥致富，可是戰時就發生其子徐達泉（1922–1941 年）弒兄案，最後被叛處絞刑，兩個兒子先後死去，可謂因果報應。有趣的是他們藥房的學徒史致富（1907–1962 年），後來與許曉初（1900–1998 年）合資到臺灣開設上海聯合藥房，善於送藥給政治人物、打通關係，至 1953 年曾擔任西藥業的國大代表，也是臺北市藥劑生公會第一屆理事長。[19]沒想到從一則對藥的觀察，背後竟然有這麼多的故事。[20]

㈢醫療與疾病

歷史上許多疾病，醫者可能都只在教科書或疾病史著作上看過，而沒有實際診治的經驗；或甚至各種不可理解的奇病，也可在陳存仁的敘述中觀察到，陳存仁書中描述診治一位漢奸孫嘉福（生卒年不詳）的兒子，孫氏一直認為他是罹患斑疹傷寒，但陳氏診治其症，他的兒子看來大約二十多歲，正值壯年，但是骨瘦如柴、面無人色。一經診查，又覺得他

---

19 有關事蹟補充，可參考：史悠良，〈「父親頌」兼簡述我國父親節發起人先父史致富先生生前事略〉，《浙江月刊》，第四十一卷 7 期（2009 年），頁 10–16。

20 陳存仁，《抗戰時代生活史》，頁 223–229。

的脈搏浮如游絲，一忽而跳幾下，一忽而停一下，這叫做結代脈，是心臟衰竭的現象。又見他兩手抽搐，有時兩手摸床，有時伸手玩弄衣角，有時高舉雙手作捻線狀，這叫做「尋衣摸床，撮空理線」，是腦神經敗壞的現象。陳存仁認為這些都是中毒的癥狀，但孫氏還是認為自己的孩子是罹患斑疹傷寒，後來將病人翻轉，診視其臀部，才發現上面有密密麻麻的蜂巢狀針孔，陳存仁認為這時中藥已無能為力，必須立刻送西醫院急救，沒想到送去醫院後四個小時即身亡。[21]

1950 年後，有一位老病人名叫林之江（1905–1951 年）來找陳存仁看診，但這位老病人是以前在上海的特務，曾自言殺過兩百多人。顯見醫者看病不分貧富貴賤，三教九流都必須接觸。陳存仁診斷後認為，他除了胃病和身體虛弱外，並無大病。這位病患只說他曾到醫院檢查，似乎沒什麼病，但其實自己每天都被鬼魂所糾纏，晚上完全無法入睡。陳存仁用言語撫慰，說應該是他以前殺人後的印象留在腦中所致，漸漸變成幻覺，不用擔心，鬼是不存在的。隔天，林之江又由家人陪同而來，說深夜又看到許多鬼魂，有些甚至是他以前殺過的人，導致自己身上出現許多瘀痕，病人自述為「鬼打塊」，是鬼魂所導致的。陳存仁用科學解釋試圖說服病患，這是病後氣血不調，靜脈管擴張出現瘀斑所致。陳存仁解釋

21 陳存仁，《抗戰時代生活史》，頁 32–33。

這些鬼只是幻覺，由於病患的身體衰弱，精氣神無法發揮正常作用，於是由神經衰弱轉變成神經錯亂，再轉至成為真正的精神病，繼續演變下去，就會精神崩潰變成神經分裂。陳存仁認為，除了服用藥物外，要放棄勞心的生活，而以勞動來代替，勞動時心理獲得休息，回家後累得不思不想、倒頭大睡，自然就能逐漸康復。可惜，林之江後來再沒來找陳存仁診治，後來才知林之江的病日益嚴重，被送到醫院後每日夜哭號、哭泣，每晚被鬼魂痛擊，次晨全身紫血塊，筋脈抽搐，言語模糊，嘔血不止而亡。林之江的情形其實頗似古人所言的「鬼擊」，《諸病源候論》內即記載：「鬼擊者，謂鬼厲之氣擊著於人也。得之無漸，卒著如人以刀矛刺狀，胸脅腹內絞急切痛，不可抑按，或吐血，或鼻中出血，或下血。一名為鬼排，言鬼排觸於人也。人有氣血虛弱，精魂衰微，忽與鬼神遇相觸突，致為其所排擊，輕者困而獲免，重者多死。」[22]描述之症狀與這位林之江極其類似，莫名原因所發者，故曰鬼者所使然。陳存仁事後回想，生理上的疾病可以用醫術和藥物來調理，「心理上的無窮幻變，簡直是無藥可救的」。陳存仁認為，雖鬼魂之說近乎迷信，但因果之說，彷彿又有其真確之處。[23]

---

22 隋．巢元方，南京中醫學院校編，《諸病源候論校釋》（北京：人民衛生出版社，1980 年），上冊，頁 671–672。

23 陳存仁，《抗戰時代生活史》，頁 162–166。

談到上海的戰時地方病，在陳存仁的筆下，例如夏天受暑而發痧，冬天穿棉襖，則多數人都會感染蝨子；夏天又有臭蝨（木蝨）擾人安眠，彷彿進入一體外寄生蟲的世界。最恐怖的一種是跳蚤，因為跳蚤是斑疹傷寒的媒介，當時此病比常見的傷寒更加劇烈，一經感染就會發高燒、神智昏迷，大多拖延至十天就會死亡。醫者也很怕這種疾病，只要病人身上的跳蚤跳到醫生身上，同樣會發病，中、西醫生因此病而亡者，也時有所聞，甚至陳存仁自己的同業朋友，也在感染後七、八天暴斃，讓我們看到了當時行醫的危險。這些事讓陳存仁感到很驚訝，那模樣想著就令人發噱，因此陳存仁有很長一段時間幫病人看病時，都只能小心翼翼地穿著一件很長的雨衣作為遮擋。[24]

陳存仁認識許多上海戲曲界人士，其中他的一位病患「英子」，有次來到他診所看診，他診斷之後發現不是普通的病，先請患者去虹橋療養院拍一張 X 光片。照出來的結果，發現其兩邊肺葉都有結核的跡象，稱為「粟粒性肺結核」，原本一般的肺結核拖延二、三年都無所謂，但這個病中醫名為「百日癆」，一旦開始以後病況凶險，一百天左右就會死亡。陳存仁指出，在二次世界大戰剛開始時已發明盤尼西林，被稱為肺病的特效藥，但這藥品當時極貴，有錢的人拼命向來往香

24 陳存仁，《抗戰時代生活史》，頁 170。

港和上海的單幫客購買。英子後來進入虹橋療養院治療，這間院所原是葉澄衷（1840–1899 年）的私家花園，占地廣闊，後來由丁惠康（1904–1979 年）租借，陳存仁與其父親丁福保有師生關係，當然也就熟識丁惠康，所以兩人一起承租這個地方。當時療養院租金很貴，共由十位醫師共同負擔，陳存仁是其中一位，他擁有三間病房的管理權。陳存仁說他的租金是哪裡來的呢？原來上海當時有錢人還是非常多，有許多傷寒病人一住就是十幾天，陳存仁還設立了煎藥部，可見生意極好，療養院收入頗豐。可惜，英子的病況發展迅速，即便注射盤尼西林，最後依舊不治。由這則故事來看，陳存仁雖然是一位中醫，但是他的診斷技術和人際網絡，都和西醫發生各種密切的關係，他具備現代病名與傳統病名對照之經驗，也熟悉中、西醫藥的極限與最新的治療技術進展。[25]

現代中醫也比較少碰觸到喉科問題，若牽涉動到小手術，則更是罕見。陳存仁提到一位專治喉科的中醫朱子雲（1891–1945 年）和他弟弟朱仲雲（1893–1948 年）的故事。朱子雲專精喉科，遇到白喉症，一眼就能確診，只要一針「貝靈血清針」就能治好，但後來該血清針缺貨，他竟然還能自己製造白喉針，效果一樣好，這中醫還經營煙葉、煙廠、煙紙店（雜貨店）、血清廠，很會賺錢。若碰到病患喉壁腫大，總是用一

---

25 陳存仁，《抗戰時代生活史》，頁 249–250。

把小刀刺一刺或是劃一劃，病者吐出兩口惡血就能痊癒。陳存仁認為他經驗老到，手術快捷，可見當時中醫不但會使用西醫的技術，還會動一些小手術。明清時期，醫者常以「披針」刺喉放去惡血，陳實功（1555–1636 年）在《外科正宗》內寫道：

> 披針，古之多用馬銜鐵為之，此性軟不鋒利，用之多難入肉，今以鋼鐵選善火候鐵工造之，長二寸，闊二分半，圓梗扁身，劍脊鋒尖，兩邊芒利，用之藏手不覺，入肉深淺自不難也。如膿深欲其口大，直針進而斜針出，劃開外肉，口則大矣；喉針長六寸，細柄扁頭，鋒尖，刺喉膿血者皆善。[26]

可見運用這樣的技術，深淺可由醫者掌控，直探咽喉放血。不過即使是這樣的小手術，仍是有風險的，當時西醫手術處理白喉的病患，要切開喉中阻擋呼吸的白色「毒膜」，也必須要有萬全之器械設備，還要準備好手術房和恢復的病室，馬虎不得。[27]偏偏有次朱子雲的診所來了一個橡膠廠女工，喉壁脹大兼有喉蛾（指喉嚨腫脹，阻礙飲食），朱醫一刀下去，

---

26 明．陳實功，〈開割披針喉針形第一百五十六〉，《外科正宗》（天津：天津科學技術出版社，2000 年），頁 335。

27 程瀚章，《西醫淺說》（上海：商務印書館，1933 年），頁 96–97。

就此流血不止，用了各種止血藥仍然止不住，血愈流愈多，這時朱子雲也急起來了，緊急把患者送往虹橋療養院，由一位喉科專家用電烙法止血，但仍不能止住，不久病患就死去。後來朱子雲被捲進醫訟案，還被人設計敲詐，平時為人小氣又不聽眾人勸告，終於吃了大虧，最後鬱鬱不得志，死在醫院中。後來證實，其實那位女工是血友病患，依律而論應該是無罪的，可惜已來不及了。[28]這則故事一方面顯示民初醫訟案對醫者之挑戰，[29]也說明了很多潛在疾病在診斷上的困難，患者先前病史之掌握，是手術前不可忽略的事項，當然，以當時的檢驗技術來說，血友病應很難察覺，終歸手術還是有無法預知的風險。

若論及名人之疾病診療經驗，在中日戰爭時，素來反中醫的汪精衛竟然也在陳璧君的允許與介紹下吃了中藥。幫其診治的醫者是廣東籍中醫陳漢懷（生卒年不詳），原因是汪精衛在最後幾年憔悴不堪，中醫診脈後表示是「肝火旺盛，夜不成寐」，汪還詰問他有沒有診斷到背痛、胸口痛和脊骨痛，陳存仁後來在回憶錄中表示，這也是神經衰弱的症狀。而陳

---

28 陳存仁，《抗戰時代生活史》，頁 218–222。

29 因醫療疏失而產生之爭議，可參考：陳存仁，《我的醫務生涯》，頁 13–16。至於研究，可參考：馬金生，《發現醫病糾紛：民國醫訟凸顯的社會文化史研究》（北京：社會科學文獻出版社，2016 年），頁 6–27 的研究回顧。

漢懷當下回答說這些都叫做肝氣痛，痛會到處行走，中醫說的肝氣痛，其實就是西醫的神經痛，汪精衛才認同這樣的說法，請中醫開處方。後來，汪精衛的睡眠狀況雖然有好轉，但汪精衛的看護跑去報告日本人，說中藥紅紅的，似乎是很濃的硃砂所導致的，日本人調查才知硃砂有鎮靜的作用，但仍有毒性，嚇得這位中醫只好告訴陳璧君，看看是不是請西醫來診治比較好，趕緊抽身。陳漢懷後來對陳存仁說，日本人對於醫生看病，往往扯到政治問題，日本人認為醫生是特務，並舉華佗為曹操看病之歷史，說明醫者扯上政治，要命的往往不是醫術不好，而是政治本身就會讓醫者身陷危險。[30]而其實汪精衛的疼痛與不適，導因於1935年一場暗殺中的槍傷，當時子彈並沒有取出，後來汪精衛一直憂愁國事，加上身體疼痛，病情每況愈下，終於在1943年於南京，由日本醫師取出子彈，但身體狀況還是沒有轉好，常常疼痛不堪，也有糖尿病的問題，[31]汪精衛甚至因為感染而反覆發燒。汪精衛在生命的最後幾年確實常常發脾氣，還將公文丟在地上，

30 陳存仁，《抗戰時代生活史》，頁254–256。

31「汪兆銘電周佛海今晨施手術已將彈取出經過良好」(1943年12月19日)，引自：〈汪兆銘致周佛海函電(二)〉，《汪兆銘史料》，典藏號：118-010100-0030-050。過程還可參見：周佛海，《周佛海日記全編》(北京：中國文聯出版社，2003年)，下編，1943年12月21–25日，頁830–831。

甚至生氣時會用手狂抓自己的頭髮，身心之雙重痛苦可想而知。[32]隔年 1 月，汪精衛已經背痛到連起身都要旁人攙扶了，於是又前往日本治療，於名古屋帝國大學醫院手術。[33]可惜就在隨後，汪精衛被日本醫師診斷出「多發性脊骨腫瘤」的癌症，亦即骨癌，即使經過日本醫療團隊之照顧，最後仍宣告不治。[34]從這些治療過程來看，汪精衛並沒有持續看中醫，而中醫也未能參與汪精衛最後的治療，甚至陳存仁和他朋友陳漢懷所知汪的病症，也僅止於內科之疾，汪精衛並不認同中醫的外科或骨傷科技術。

這是擇醫治病之抉擇，還有不少病患是選擇中、西醫結合來調理的。在抗戰後期，醫業異常繁榮。以中醫為例，病人特多，內科一天看上百號並不稀奇，傷科醫生石筱山（1904–1964 年）、外科醫生顧筱岩（1892–1968 年），每天都大約看三百號，石筱山甚至是兄弟、子、侄三、四人應診，估計病患比平常多了十倍以上，可見當時醫者診務之繁忙。在陳存仁的筆下，他的西醫朋友丁惠康，靠著虹橋療養院、

---

32 李志毓，《驚弦：汪精衛的政治生涯》（香港：牛津大學出版社，2014 年），頁 272–274。

33 朱子家，《汪政權的開場與收場》（臺北：古楓出版社，1986 年），第三冊，頁 127。

34 汪精衛、何孟恆，《汪精衛與現代中國》（臺北：時報出版社，2019 年），第六冊，頁 155。

格羅療養院等業務，打著免費幫患者檢測 X 光的宣傳手法，檢測一有問題就引導病患入院調養、打抗生素。當時抗生素非常貴，若住院加上打針一個療程，可能要花掉賣一棟小洋房的價格，但有錢人都趨之若鶩，丁惠康也日進斗金，反而自己已不太看病，每天忙著攝影、玩股票、和舞女交際。據陳存仁說，上海知名舞場的紅牌舞女，十位當中有六、七位曾和他發生關係，若此事屬真，當可見戰時名醫生活之糜爛。[35]上述故事緣於 1935 年，丁福保之子丁惠康留德歸來，開設「虹橋療養院」。當時李石曾已開設「中西療養院」，與西醫諾爾博士、中醫陸仲安（生卒年不詳）一起合作，中西醫結合大受歡迎。丁福保建議其子也要中、西醫融合，所以找上中醫陳存仁來一起合作，當時的有錢人都是既看中醫又看西醫。丁惠康託先人餘蔭，財力充沛，自己還設了一個俱樂部，專門招待醫藥界、新聞界和文化界人士。當然丁氏好色，每晚也都有鶯鶯燕燕來吃飯。[36]看來引介《醫師開業術》的丁福保將操弄人際關係這一套，傳給了自己的兒子，[37]而丁氏靠販賣譯書來賺讀者的錢，翻譯國外醫書在當時不用給原作者版稅，所以很有賺頭。[38]丁的兒子顯然在醫德和專心

35 陳存仁，《抗戰時代生活史》，頁 292–294。

36 陳存仁，《抗戰時代生活史》，頁 66–67。

37 無錫萬鈞譯述，《醫師開業術》，頁 26。

38 李永圻、張耕華，《呂思勉先生年譜長編》（上海：上海古籍出版社，

醫業上沒有下多大多深的功夫，反倒繼承了如此的商人性格。

㈣藥品與毒品

戰爭時期，妙事也多，這邊談一點藥品與毒品的問題。陳存仁自述曾經看過一位嚴姓病人，在原上海市黨部倒向汪派政府後，此人當上教育團體的委員，後隨汪政府組織之上海市教育界赴日觀光團去日本參訪。這位嚴姓病患向陳存仁表示，請陳開點補藥給他服用，而且最重要的是要「補腎」，陳存仁問：「你怎知自己是腎虧？」這位病患才說，他去日本教育參訪，說是參訪，其實日本人早已派好女性招待員，一連七天，每天與這些女性喝酒睡覺、胡搞瞎搞，不少人在日本就已有身體虛弱之感，覺得身體要被女色掏空了。這位病患接著表示，日本人對於人口減少感到恐慌，又因為大批軍隊出國，人口生產驟降，故日本女性見到外國男性，往往移樽就教，他們這些去的中國人，都有感覺被利用設計了。這位嚴姓病患的說法或許有些誇張，但可以想見夜夜笙歌縱慾，確實會對身體造成傷害，而中醫早有此識，本書內容也有提及。當然，在中國醫療與身體文化中，也有相應的藥物可供應對。[39]古代帝王後宮佳麗三千，富人三妻四妾還硬要外出

2012年），上冊，頁232。

39 陳存仁，《抗戰時代生活史》，頁200–201。

喝花酒，日日沉溺於女色當中，那種身體的虛弱感，恐怕不是今日我們一夫一妻、潔身自愛的人所能想像的吧。而戰時假藥橫行，如治梅毒的606（Salvarsan，灑爾佛散）、914（Neosalvarsan，新灑爾佛散）兩種西藥，由於當時尋花問柳的人依舊很多，這類藥物需求量不小，供不應求，遂導致市面上假藥橫行。不肖商人或用白色藥片冒充金雞納霜（即奎寧），病人吃了都沒效，還可能在不知不覺中病情惡化乃至死亡，但這些藥物需求量大，做假藥的還是大有人在。[40]

另一則陳存仁提到有趣的故事，是談到周佛海（1897–1948年）下屬孫曜東（1912–2005年）的往事。周佛海生性風流，但他的妻子楊淑慧卻很兇悍，有一次周佛海偷吃被抓到，楊淑慧醋勁大發，認為先生如此風流，都是身邊無數拍馬屁的人導致的，孫曜東就是首謀，必欲報仇。於是找些彪形大漢來，抓住孫曜東後往他頭上、臉上潑糞，孫曜東難免吃進一些糞便，因為他本來就有胃病，又擔心糞便有毒，心理作用下，除了嘔吐以外，還發生肌肉抽搐、全身震顫等神經衰弱的狀況。這時已不是服藥治病的問題，而是需要來點另類的心理治療。陳存仁準備了一些中國藥學史料，指出一切糞便都是食物渣滓和膽汁的混合物，首先，動物膽汁應該可以解毒，例如牛膽可治療目赤、黃疸；羊膽治療赤眼流淚；豬

---

40 陳存仁，《抗戰時代生活史》，頁273。

膽治療外科的發炎；熊膽則可以解毒明目；蛇膽也能夠明目和治療風濕。這當中牛膽和蛇膽的應用最廣，華南還有不少人喜歡吃蛇膽。因此混合了膽汁的動物糞便，很多都有治病的效果，例如蠶的糞便叫「蠶砂」，可治小兒驚風；蝙蝠的糞便叫「夜明砂」，可治療青盲眼；麻雀的糞便叫做「白丁香」，是治療破傷風的藥物；鼠糞則稱為「兩頭尖」，也是治療小兒驚風的藥物，可見許多動物糞便都具有解毒功用或治療神經系統疾患之功。陳存仁指出，這些藥物在正統醫者的藥單中很少見，但在民間驗方（經驗證有效的方劑）或單方（使用單一味中藥材的方劑）上卻用得很多，據說許多鄉下人也會將牛糞曬乾沒有臭氣後備用，專治小兒高熱驚風時煮湯來應用，人類的「童便」也可以用來治療吐血症，所以糞便並不會有毒。孫曜東聽了才逐漸寬慰，原來吃大便有這麼多好處，也就不再擔心了。這則故事還真透露了不少中國藥學史的知識，顯示陳存仁在解讀這些故事時，善用中醫藥的視角來進行分析與觀察。[41]

在毒品方面，1926 年以前，一般富商或文人雅士中，有許多人都吸鴉片。有錢人吃上好的鴉片，就稱為福壽膏，意思是既享福又長壽。文人雅士吸鴉片，認為可以助長思考力。富二代吸鴉片更好，長輩都鼓勵，因為鴉片花費不多，總比

41 陳存仁，《抗戰時代生活史》，頁 213–214。

狂嫖濫賭敗光家產更好。1926年之後，禁煙聲浪漸漸興起，青年學子都不希望家中有人吸鴉片，可見與當時的反帝國主義及學生運動有關；南京國民政府成立後，開始執行禁煙法令，這時抽大煙慢慢地才變成一種恥辱的事，但一般人還是會偷偷地吸，富商巨賈甚至有自己的煙室，市面上的鴉片需求仍然非常大。[42]

中日戰爭爆發後，除了帶來米荒，還有底層民眾的鴉片荒，一般煙民吃不起鴉片，也打不起嗎啡針，於是民眾只能改吃白粉和紅丸，特別是紅丸。當時毒品問題之嚴重，據陳所描述，有這種癮頭的人可以不吃飯，但紅丸是一天也不能省的，有不少路倒屍都是這類人。戰爭爆發後，毒品供應的來源有所改變，分析戰前的毒品，品質最好的是出自雲南的「雲土」，比較次級的是四川的「川土」，最差的就是「紅土」，不過據陳存仁所言，這種品質差、毒素重的紅土，經過日本浪人的加工提煉，也能製成白粉和紅丸，專供底層民眾吸食。例如戰時盛文頤（1874年–？）所主持的宏濟善堂，雖名為善堂，但卻是從事毒品供應的機構，獨家包運、包銷熱河省出產的「紅土」，利潤豐厚。當時淪陷區的維新政府，都是靠他接應，所謂的漢奸可說都是靠煙民來支撐的。[43]陳存

42 陳存仁，《抗戰時代生活史》，頁146。
43 陳存仁，《抗戰時代生活史》，頁109–111。

仁為什麼知道這些呢？原來他和盛文頤是朋友，盛文頤還希望陳存仁能一起來經營煙土事業，但陳存仁認為自己是醫生而回絕了，盛文頤還批評陳存仁是「胸無大志」，能賺大錢卻放棄機會。[44]

陳存仁書中也提到許多人道救濟與毒品的問題，這兩個好似不相關的議題，在戰時也發生了奇妙的連結，更顯示當時毒品害人之嚴重性。陳存仁回憶有一年上海冬天很冷，每天早晨總有數十位吃紅丸、白粉的人倒斃在街頭。當時主要負責救濟的是仁濟善堂，但戰後經濟困難，許多房產都收不到租金，導致經濟困難，除了仁濟育嬰堂以及施診給藥的事務外，其他工作都無法進行。另外就是普善山莊和同仁輔元堂這兩個收取無名屍體安葬的慈善團體，當時報告說，每天死在街頭的人，即所謂的露屍、路倒屍，租界區大約有四十人上下，而閘北、南勢等區域則有六十人上下，必須收取後帶到滬西的荒地，其實就是義塚埋葬；[45]也就是說，上海一天的無名屍絕對超過一百人，這個數字令人震驚。

---

44 陳存仁，《抗戰時代生活史》，頁 137–141。

45 前述著作有非常多的介紹，參考：法・安克強，《鐮刀與城市：以上海為例的死亡社會史研究》（上海：上海社會科學院出版社，2021 年），頁 35–77。關於喪葬文化，可參考：周子峰，《葬之以禮：香港殯儀文化初探》（香港：中華，2021 年）。臺灣的部分，可參考：王御風等，《覆鼎金物語：高雄市墓葬史初探》（高雄：高雄市立歷史博物館，2018 年）等著作。

㈤餘　論

由以上文字可知陳存仁的社會交往與其描述戰時的人情百態，究言之，陳氏早年曾幫助丁福保編印《中西醫學雜誌》，丁福保也教導陳存仁一些交際應酬和賺錢的方式，丁福保認為文人或醫生賺大錢，並沒有什麼不對。[46]事實上，陳存仁也頗善於運用人際關係來拓展自己的事業，他說自己頗能通權達變，應是實情。例如雖然他討厭漢奸，但還是可以在他們身邊活動；說是不嫖賭，卻也去妓院；應酬也會抽鴉片，說是無法推辭。陳存仁很強調因果報應，他所談論的人，若有負面評價的，最後幾乎都沒好下場，可見他說的故事還是具有高度的選擇性。這些文字讀起來有一種看盡人間風華與凋零，作者客觀身處於其中，卻能洞悉百態的自信。

在中國醫者的著述中，很少有這麼大量的回憶文字出現，顯示書寫這樣的文章對日夜忙碌的醫者來說特別困難，這還是得力於陳存仁平日勤於筆耕與寫日記的習慣。而綜觀陳存仁所撰寫的幾本回憶錄，由於是連載的文字，往往會有前後重複，特別是連載到後面，常常對前事之追憶顯得有些枝節。但若將之視為史料來閱讀，則別有其特殊的價值，可增進我們對近代醫界的認識。

---

46 陳存仁，《銀元時代生活史》，頁 22。

結　語

這本小書，結合了筆者自身興趣與一些讀書的想法，分三個層次來談中國醫學歷史上的幾個問題，包括「你身體內的那個東西？」、「食與藥：從養生到衛生」和「歷史上的醫者與醫學」等領域，各自涵蓋數篇輕薄的論文，論述只點其意、述其事，保留基本的註腳，論證則點到為止，於本書內不敢、也不作長篇大論，總還算是輕便短小，論證有據，希望能帶給讀者一些樂趣，自娛娛人吧。

要真說有那麼一點貢獻，當然還是要將中國醫學的技術與身體觀，放在中國文化中來省思，比較能得到一些深刻的意義。此外，醫療史研究成果在臺灣是繁盛茂密的，但新一代的年輕人，包括大部分的學子，對於醫療史知識仍較為陌生，這阻礙了他們進一步探索醫療史的可能。當筆者出版了一些學術書、寫了一些專業論文後，覺得應該寫一本具備「大眾史學」精神的專書，讓更多讀者能接觸到不失學術性，而又兼顧有趣、新穎的論題，如果讀者能閱讀這本書並得到一些啟發，我想這樣的寫作方式就有其正向意義。

全書共分為三大主題，第一項「你身體內的那個東西？」，其實描述的是一些疾病的樣態，包括看得見卻不易廣為一般醫者看見的寄生蟲和體內腫瘤，和另外一種看不見的情欲或心理狀態。在古代中國，其實寄生蟲與腫瘤都可以算是「不治之症」，至少是非常難以處理的疾病，傳統醫學對這些病灶的觀察，確實無法精準到位；而中醫的文化發展和儒學一致，都有很強的聖人和經典性格，一旦確立治療方式後，很難再產生一種推翻式的「突破」性發展，大部分是在既有的基礎上，採用補充、疊加的方式來增補既有的方法。我們在看待這個問題時，必須了解到中國醫學典籍浩瀚，但當中記載的治法很難確保或驗證，每一樣技術的真正療效，或可以治療到什麼程度？所以在缺乏實驗與統計數據之下，所謂的文獻記載，其實也必須存疑，當然也可以作為史學研究的材料，從華佗的治法和其時代的治療技術來看，就可以理解。我想，癌症更是如此，中醫在歷史上無疑地發展出不少觀察與治療方法，從史料上來看，充斥著非常多的治法，但效用如何，難以評估。到了近代以後，癌症逐漸成為人類健康的殺手，而此時適逢中醫文化面對現代性的重建，必須在各方面不斷強調傳統的價值，才能抵擋各種「廢除中醫」的聲浪，於是，中醫必須極盡所能地重建或創造一個癌症治法的傳統，這在歷史上是值得關注且持續探索的樣態。至於身體內的情欲致病，則是看不見且難以證明的病因，但我認為那真是金玉良言，中國醫學病因論述中的大宗之一：七情致病說，長期為人們所「忽略」，至少在中西醫論戰的時候，這些論述很少被拿出來當成箭靶來攻擊，這是非常特別的，難道民初的反中醫陣營也贊同這些理論？阻止過多的情欲與思緒之生產以保持健康，更是傳統中國文化的精髓，試觀《莊子》的〈逍遙遊〉、〈齊物論〉、〈養生主〉等篇，即可略知一、二，不須在此長篇大論。[1]

至於「食與藥：從養生到衛生」，則是談到人們於食物和藥物上的養生和衛生觀點。醫療文化的發展，本來就和日常生活密切相關，醫療觀念的滲透，不僅只在醫書上呈現，也具體展現在每一個時代人們追求健康的想法中。我認為，古代的知識並非百無一用，像是養老、防疫的技術，或許對現代的科技發展仍有具體貢獻；而對肉品和維他命的看法，則顯示人們對食物與健康觀念的對照，是會隨著醫學理論和保健知識的更新而轉移的。[2]在對、錯選擇之間，歷史其實提供了一條不一樣的映照明鏡，透過它所折射出來的影像，那些令人驚訝之處，往往存有許多昨是今非且理所不當然的思考，更提醒了我們這代人其實有這代人的史觀，未必全然正確。當代人不能只用當代的想法來衡量事情，真可謂醫療史是醫者和患者與衛生知識間不斷交互作用的過程，現在和過去之間永無終止的對話。這些面向，已可促使讀者擁有更多

---

1 結合傳統醫學和現代觀念，中醫養生學在近年來逐漸受到重視，可參考陳麒方，《中醫養生學》（臺北：五南圖書，2022 年）。

2 筆者也曾編輯一本專書，收錄不少這個面向的專文，參考皮國立主編，《華人大補史：吃出一段近代東亞補養與科技的歷史》（臺北：時報出版社，2023 年）。

的彈性，在面對醫療和健康問題時，騰出更多思考與反省的空間。

上面所呈現的幾篇小文，展現的是中國醫學發展史上較為有趣的現象，部分文章已可見西方醫學影響、衝擊的因子，這正好接續最後一部分「歷史上的醫者與醫學」，對中西醫匯通歷史和醫學史寫作進行一些反思。裡面篇幅比較大的一節，談的是中國醫學與醫者在近代世界所面臨的挑戰。首先我用了很簡短的篇幅，梳理了中國醫學自晚清以來所受到的知識衝擊與各方面質疑，希望能給予不熟悉這段歷史的讀者或學生一個較為清晰的輪廓。接著，是藉由魯迅的文章，來梳理當時知識分子對中醫的批判，另一節則是探討醫者在民國時期可能遇到的開業問題，以及醫者在戰爭時期的處境，這些內容大致可以讓讀者進入近代醫者的視野中，來看待這個時代所給予傳統醫學的各式挑戰。最後二篇短的、類似書評的文字，看似平凡但不凡，闡述了一些醫史研究的方法和時代觀察。期待讀者能透過閱讀這本書，對中國醫學產生一些趣味，畢竟趣味為一切學問之本，之後方能找到自己喜歡的主題，更進一步著手探索醫學史。

徵引書目

一、文獻史料

1. 檔案

「汪兆銘電周佛海今晨施手術已將彈取出經過良好」（1943年12月19日），〈汪兆銘致周佛海函電（二）〉，《汪兆銘史料》，典藏號：118-010100-0030-050。

2. 史料彙編

李永圻、張耕華，《呂思勉先生年譜長編》，上海：上海古籍出版社，2012年。

吳淑鳳主編，《蔣中正總統檔案：事略稿本》，第6冊，臺北：國史館，2011年。

周美華編，《蔣中正總統檔案：事略稿本》，第24冊，臺北：國史館，2018年。

周美華編，《蔣中正總統檔案：事略稿本》，第28冊，臺北：國史館，2018年。

高明芳編，《蔣中正總統檔案：事略稿本》，第18冊，臺北：國史館，2018年。

高素蘭編，《蔣中正總統檔案：事略稿本》，第10冊，臺北：國史館，2018年。

高素蘭編，《蔣中正總統檔案：事略稿本》，第26冊，臺北：

國史館，2018 年。
高素蘭編，《蔣中正總統檔案：事略稿本》，第 22 冊，臺北：國史館，2018 年。
高素蘭主編，《蔣中正總統檔案：事略稿本》，第 22 冊，臺北：國史館，2018 年。
高素蘭編，《蔣中正總統檔案：事略稿本》，第 27 冊，臺北：國史館，2018 年。

3. 史料集錄

三三醫社編輯，《三一七紀念特刊》，上海：三三醫社，1929 年。
張贊臣編輯，《廢止中醫案抗爭之經過》，上海：上海醫界春秋社，1929 年。
雷濟，《提倡中醫廢止西醫呈書合編》，上海：雷濟診所，1929 年。

4. 日記

周佛海，《周佛海日記全編》，北京：中國文聯出版社，2003 年。
楊天石主編，《錢玄同日記》，北京：北京大學出版社，2014 年。
顧頡剛，《顧頡剛日記 1913–1926》，臺北：聯經出版事業股份有限公司，2007 年。

5. 古籍

漢．司馬遷，《史記》，臺北：鼎文書局，1984 年。
晉．王叔和，《脈經》，上海：商務印書館，1940 年。
南朝宋．范曄，《後漢書》，臺北：鼎文書局，1981 年。

隋．巢元方著，南京中醫學院校編，《諸病源候論校釋》，北京：人民衛生出版社，1980 年。

宋．宋慈著，高隨捷、祝林森譯注，《洗冤集錄譯注》，上海：上海古籍出版社，2014 年。

宋．陳自明，《婦人大全良方》，《陳自明醫學全書》，北京：中國中醫藥出版社，2005 年。

宋．齊仲甫，《女科百問》，裘吉生主編，《珍本醫書集成》，第 8 冊，上海：世界書局，1936 年。

元．王好古，《欽定四庫全書．此事難知》，第 745 冊，臺北：臺灣商務印書館，1983 年。

中央研究院歷史語言研究所校勘，《明實錄》，臺北：中央研究院歷史語言研究所，1966 年。

明．李時珍編著，《本草綱目》，《李時珍醫學全書》，北京：中國中醫藥出版社，1996 年。

明．李時珍編著，《李時珍醫學全書》，北京：中國中醫藥出版社，1996 年。

明．陳實功，《外科正宗》，天津：天津科學技術出版社，2000 年。

明．謝肇淛著，章衣萍校，《五雜組》，上海：中央，1935 年。

明．羅貫中，《三國演義》，上海：上海古籍出版社，1989 年。

清．王清任，《醫林改錯》，臺北，力行書局，1995 年。

清．永瑢、纪昀等，《四庫全書總目提要》，北京：中華書局，

1995 年。

清・合信、管茂材同撰，《婦嬰新說》，上海：仁濟醫館刻本，1858 年。

清・谷應泰著，《明史記事本末》，上海：商務印書館，1949 年。

清・汪昂，《本草備要》，重慶：重慶大學出版社，1996 年。

清・沈德符，《萬曆野獲編》，北京：中華書局，1997 年。

清・吳鞠通，《吳鞠通醫案》，李劉坤主編，《吳鞠通醫學全書》，北京：中國中醫藥出版社，1999 年。。

清・唐宗海，《傷寒論淺註補正》，臺北：力行書局，1993 年。

清・張廷玉等撰，《明史》，北京：中華書局，1974 年。

清・張志聰，《黃帝內經靈樞集註》，曹炳章主編，《中國醫學大成》，上海：上海科學技術出版社，1990 年。

陸淵雷，〈上海國醫學院課程說明〉，《陸氏論醫集》，收入張玉萍主編，《陸淵雷醫書二種》，福州：福建科學技術出版社，2008 年。

清・曹廷棟，《老老恆言》，長沙：岳麓書社，2005 年。

郭藹春主編，《黃帝內經素問校注》，北京：人民衛生出版社，1993 年。

清・曾國藩，《新譯曾文正公家書》，臺北：三民書局，1986 年。

清・劉鍾衡，《中西匯參銅人圖說》，上海：江南機器製造總局本，1899 年。

清・劉奎，李順保校，《松峰說疫》，北京：學苑出版社，

2003 年。

清．靜光輪應禪師考訂，雪岩禪師纂輯，《胎產新書》，裘吉生主編，《珍本醫書集成》，第 8 冊，上海：世界書局，1936 年。

清．戴天章，李順保校，《瘟疫明辨》，北京：學苑出版社，2003 年。

二、中文專書

日．立神正夫，《醫師開業術》，東京：吐鳳堂書店，1913 年。

日．岡西為人，《宋以前醫籍考》，北京：人民衛生出版社，1958 年。

日．段瑞聰，《蔣介石と新生活運動》，東京：慶應義塾大學出版會，2006 年。

日．深町英夫，《教養身體的政治：中國國民黨的新生活運動》，北京：生活．讀書．新知三聯書店，2017 年。

法．安克強，《鐮刀與城市：以上海為例的死亡社會史研究》，上海：上海社會科學院出版社，2021 年。

英．若依．波特 (Roy Porter) 著，王道還譯，《醫學簡史》，臺北：商周出版，2005 年。

英．若依．波特 (Roy Porte)，張大慶譯，《劍橋醫學史》，濟南：山東畫報出版社，2007 年。

美．華璋，《懸壺濟亂世——醫療改革者如何於戰亂與疫情中建立起中國現代醫療衛生體系 (1928–1945)》，上海：復旦大學出版社，2015 年。

于德源，《北京災害史》，上冊，北京：同心出版社，2008 年。

于莉英主編，《江蘇古代醫家治療腫瘤經驗集粹》，北京：科學出版社，2019 年。

上海社會科學院歷史研究所現代史研究室等著，《抗日戰爭史研究新趨向》，上海：上海書店，2020 年。

王樹民，《史部要籍解題》，臺北：木鐸出版社，1983 年。

王秀蓮主編，《古今瘟疫與中醫防治：千餘年華北疫情與中醫防治研究》，北京：中國中醫藥出版社，2010 年。

王御風等著，《覆鼎金物語：高雄市墓葬史初探》，臺北：巨流圖書，2018 年。

王汎森，《天才為何成群地來》，北京：社會科學文獻，2019 年。

水渭松注譯，《新譯莊子本義》，臺北：三民書局，2012 年。

史仲序，《中國醫學史》，臺北：正中書局，1997 年。

皮國立，《國族、國醫與病人：近代中國的醫療和身體》，臺北：五南圖書，2016 年。

皮國立，《近代中西醫的博弈：中醫抗菌史》，上海：中華書局，2019 年。

皮國立，《虛弱史：近代華人中西醫學的情慾詮釋與藥品文化(1912–1949)》，臺北：臺灣商務印書館，2019 年。

皮國立，《跟史家一起創作：近代史學的閱讀方法與寫作技藝》，臺北：遠足文化，2020 年。

皮國立，《全球大流感在近代中國的真相：一段抗疫歷史與中西醫學的奮鬥》，臺北：時報出版社，2022 年。

皮國立主編，《華人大補史：吃出一段近代東亞補養與科技的歷史》，臺北：時報出版社，2023 年。

皮國立主編，《走過「廢除中醫」的時代：近代傳統醫學知識的變與常》，臺北：民國歷史文化學社，2023 年。

皮國立，《晚清身體診療室：唐宗海與中西醫的對話》，臺北：東大圖書公司，2023 年。

朱子家，《汪政權的開場與收場》，臺北縣：古楓出版社，1986 年。

朱仁康，《家庭食物療病法》，香港，心一堂，2014 年。

朱自清、葉聖陶，《自己的國文課：略讀與精讀的祕訣》，臺北：臺灣商務印書館，2016 年。

沈洪瑞、梁秀清主編，《中國歷代醫話大觀》，太原：山西科學技術出版社，1996 年。

何任主編，《金匱要略校注》，北京：人民衛生出版社，1990 年。

何廉臣編著、王致譜等編輯，《增訂通俗傷寒論》，福州：福建科學技術出版社，2004 年。

何小蓮，《近代上海醫生生活》，上海：上海辭書出版社，2017 年。

余雲岫，《傳染病》，上海：商務印書館出版，1929 年。

余新忠主編，《清代以來的疾病、醫療和衛生》，北京：生活．讀書．新知三聯書店，2009年。

余新忠，《清代衛生防疫機制及其近代演變》，北京：北京師範大學出版社，2016年。

呂思勉，《呂思勉讀史扎記》，上海：上海古籍出版社，1982年。

呂思勉，《史籍與史學》，《論學集林》，上海：上海教育出版社，1987年。

呂思勉，《為學十六法》，北京：中華書局，2011年。

呂芳上，《民國史論》，上冊，臺北：臺灣商務印書館，2014年。

李建民，《方術．醫學．歷史》，臺北：南天書局，2000年。

李建民，《華佗隱藏的手術——外科的中國醫學史》，臺北：東大圖書公司，2011年。

李貞德，《女人的中國醫療史——漢唐之間的健康照顧與性別》，臺北：三民書局，2008年。

李志毓，《驚弦：汪精衛的政治生涯》，香港：牛津大學出版社，2014年。

杜聰明，《中西醫學史略》，高雄：高雄醫學院，1959年。

汪精衛、何孟恆，《汪精衛與現代中國》，臺北：時報出版社，2019年。

周禹錫，《中國醫學約編十種．瘟疫約編》，天津：中西匯通醫社，1941年。

周子峰著，《葬之以禮：香港殯儀文化初探》，香港：中華書局，2020 年。
岳南，《陳寅恪與傅斯年》，西安：陝西師範大學出版社，2008 年。
林富士，《中國中古時期的宗教與醫療》，臺北：聯經出版事業股份有限公司，2008 年。
林富士，《孤魂與鬼雄的世界——北臺灣的厲鬼信仰》，臺北：臺北縣立文化中心，1995 年。
胡安邦，《國醫開業術》，上海：上海國醫研究學社，1933 年。
胡華封，《家常衛生烹調指南》，香港：心一堂，2014 年。
侯嘉星主編，《物種與人類世：20 世紀的動植物知識》，臺北：前衛出版社，2023 年。
郭藹春主編，《黃帝內經素問校注語譯》，北京：人民衛生出版社，1996 年。
郭藹春主編，《黃帝內經素問語譯》，北京：人民衛生出版社，1996 年。
陳樂素、陳智超編校，《陳垣史學論著選》，上海：上海人民出版社，1981 年。
陳存仁，《抗戰時代生活史》，上海：上海人民出版社，2001 年。
陳存仁，《銀元時代生活史》，上海：上海人民出版社，2000 年。
陳存仁，《我的醫務生涯》，桂林：廣西師範大學出版社，2007 年。
陳秀芬，《養生與修身：晚明文人的身體書寫與攝生技術》，臺北：稻鄉出版社，2009 年。
陳麒方，《中醫養生學》，臺北：五南圖書，2022 年。
陶御風編輯，《筆記雜著醫事別錄》，北京：人民衛生出版社，2006 年。
馬金生，《發現醫病糾紛：民國醫訟凸顯的社會文化史研究》，北京：社會科學文獻出版社，2016 年。
陸觀虎主編，陸觀豹著，《食用本草學》，香港：心一堂，2017 年。
桑兵、關曉紅主編，《近代國字型大小事物的命運》，上海：上海人民出版社，2020 年。
梁啟超，《中國歷史研究法》，上海：中華書局，1936 年。
梁啟超，《飲冰室文集．醫學善會序》，《戊戌變法》，第 4 冊，上海：上海人民出版社，1961 年。
張拙夫，《中國喪葬史》，臺北：文津，1995 年。
張綱，《中醫百病名源考．癌》，北京：人民衛生出版社，1997 年。
張志斌，《古代中醫婦產科疾病史》，北京：中醫古籍出版社，2000 年。
張文康主編，《中國百年百名中醫臨床家叢書：余無言》，北京：中國中醫藥出版社，2001 年。
張延昌，《武威漢代醫簡註釋》，北京：中醫古籍出版社，2006 年。

張顯成，《先秦兩漢醫學用語匯釋》，成都：巴蜀書社，2002 年。
張志斌，《中國古代疫病流行年表》，福州：福建科技出版社，2007 年。
張劍光，《中國抗疫簡史》，香港：三聯書店，2020 年。
曹洪欣，《中醫養生大成》，福州：福建科學技術出版社，2012 年。
章斯睿，《塑造近代中國牛奶消費：對近代上海乳業市場發展及其管理的考察》，上海：上海社會科學院出版社，2020 年。
無錫萬鈞譯述，《醫師開業術》，上海：醫學書局，1930 年。
程瀚章，《西醫淺說》，上海：商務印書館，1933 年。
湖南醫學院主編，《長沙馬王堆一號漢墓古屍研究》，北京：文物出版社，1980 年。
湖北省西漢古屍研究小組編，《江陵鳳凰山一六八號墓西漢古屍研究》，北京：文物出版社，1982 年。
黃箭鋒，《中國皇妃美容術》，新北市：心經典文化，2011 年。
黃永年述、曹旅寧記，《黃永年文史五講》，北京：中華書局，2012 年。
馮爾康，《雍正傳》，北京：人民出版社，1995 年。
馮自由，《革命逸史》下冊，北京：金城出版社，2014 年。
閔凡祥主編，《中文醫史研究學術成果索引》，北京：人民出版社，2021 年。

費孝通，《鄉土中國與鄉土重建》，北京：生活．讀書．新知三聯書，2021 年。

賈靜濤，《中國古代法醫學史》，北京：群眾出版社，1984 年。

黃英志編，《葉天士醫學全書》，北京：中國中醫藥出版社，1999 年。

陸拯主編，《近代中醫珍本集—溫病分冊》，杭州：浙江科學技術出版社，2003 年。

楊啟樵，《雍正帝及其密折制度研究》，上海：上海古籍出版社，2003 年。

趙洪鈞，《近代中西醫論爭史》，石家莊：中西醫結合研究會河北分會，1983 年。

廖運範等著，《陳勝崑醫師紀念集》，臺北：橘井文化，1992 年。

鄧鐵濤，《鄧鐵濤醫集》，北京：人民衛生出版社，1995 年。

鄧鐵濤主編，《中醫近代史》，廣東：廣東高等教育出版社，1999 年。

鄭曼青、林品石，《中華醫藥學史》，臺北：臺灣商務印書館，2000 年。

魯迅，《吶喊》，臺北：風雲時代，2004 年。

魯迅，《魯迅全集》，北京：人民文學出版社，2005 年。

盧淑櫻，《母乳與牛奶：近代中國母親角色的重塑 (1895–1937)》，香港：中華書局，2018 年。

謝利恆，《中國醫學源流論》，福州：福建科學技術出版社，

2003 年。
嚴耕望，《錢穆賓四先生與我》，臺北：臺灣商務印書館，2008 年。
蘇上豪，《暗黑醫療史》，臺北：方寸文創，2015 年。
顧潮，《歷劫終教志不灰：我的父親顧頡剛》，上海：華東師範大學出版社，1997 年。

三、期刊與專書論文

于賡哲，〈被懷疑的華佗——中國古代外科手術的歷史軌跡〉，《清華大學學報（哲學社會科學版）》，二十四卷 1 期（2009 年），頁 82–96。
史悠良，〈「父親頌」兼簡述我國父親節發起人先父史致富先生生前事略〉，《浙江月刊》，四十一卷 7 期（2009 年），頁 10–16。
皮國立，〈追索秦漢「食忌」的知識譜系——以熱病為考察中心〉，《中國飲食文化》，四卷 1 期（2008 年），頁 81–114。
皮國立，〈醫療與近代社會——試析魯迅的反中醫情結〉，《中國社會歷史評論》，十三卷（2012 年），頁 353–376。
皮國立，〈中西醫學話語與近代商業論述——以《申報》上的「痧藥水」為例〉，《學術月刊》，四十五卷 1 期（2013 年），頁 149–164。

皮國立，〈中醫文獻與學術轉型——以熱病醫籍為中心的考察(1912–1949)〉，《技術遺產與科學傳統》，北京：中國科學技術出版社，2013 年，頁 223–318。

皮國立，〈民國時期的醫學革命與醫史研究——余巖 (1879–1954)「現代醫學史」的概念及其實踐〉，《中醫藥雜誌》，二十四卷 3 期（2013 年），頁 159–185。

皮國立，〈民國時期的中國醫學史教科書與醫史教育〉，《近代中國的知識生產與文化政治》，上海：復旦大學出版社，2014 年，頁 40–66。

皮國立，〈當「營養」成商品——維他命在近代中國 (1920–1931)〉，《1920 年代的中國》，臺北：政治大學人文中心，2018 年，頁 345–371。

皮國立，〈現代中醫外、傷科的知識轉型——以醫籍和報刊為主的分析 (1912–1949)〉，《故宮學術季刊》，三十六卷 4 期（2019 年），頁 61–120。

皮國立，〈新史學之再維新——中國醫療史研究的回顧與展望(2011–2017)〉，蔣竹山，《當代歷史學新趨勢：理論、方法與實踐》，臺北：聯經出版事業股份有限公司，2019 年，頁 439–462。

皮國立，〈北宋「老人」的食療與養生內涵——以《奉親養老書》為核心的文獻分析〉，《史匯》，24 期（2020 年），頁 1–25。

皮國立，〈民國時期上海中醫的開業與營生技術〉，《科技、醫療與社會》，30 期（2020 年），頁 113–161。

皮國立，〈思考日記的另一角度：公衛史研究〉，呂芳上主編，《日記與民國史事》，臺北：政大人文中心，2020 年，頁 49–98。

李友松，〈中國古屍寄生蟲學研究之綜述〉，《人類學學報》，三卷 4 期（1984 年），頁 407–411。

李尚仁，〈健康的道德經濟：德貞論中國人的生活習慣和衛生〉，《中央研究院歷史語言研究所集刊》，第 76 本第 3 分（2005 年），頁 467–509。

李建民，〈督脈與中國早期養生實踐——奇經八脈的新研究之二〉，《中央研究院歷史語言研究所集刊》，第 76 本第 2 分（2005 年），頁 249–313。

李建民，〈失竊的技術——《三國志》華佗故事新考〉，《古今論衡》，15 期（2006 年），頁 3–16。

邱仲麟，〈不孝之孝——唐以來割股療親現象的社會史初探〉，《新史學》，六卷 1 期（1995 年），頁 49–94。

邱仲麟，〈人藥與血氣——「割股療親」現象中的醫療觀念〉，《新史學》，十卷 4 期（1999 年），頁 67–116。

邱仲麟，〈風塵、街壤與氣味：明清北京的生活環境與士人的帝都印象〉，《清華學報》，三十四卷 1 期（2004 年），頁 181–225。

杜正勝，〈另類醫療史研究 20 年：史家與醫家對話的臺灣經驗〉，《古今論衡》，25 期（2013 年），頁 3–38。

林富士，〈頭髮、疾病與醫療：以中國漢唐之間的醫學文獻為主的初步探討〉，《中央研究院歷史語言研究所集刊》，第 71 本第 1 分（2000 年），頁 67–127、229–235。

周淑媚，〈《黃帝內經》情志論述與文學情志療法研究〉，《中醫藥雜誌》，二十五卷特刊 2 期（2014 年），頁 197–211。

胡志遠，〈子宮附屬器官炎手術治療之要約及適應症〉，《同濟醫學季刊》，六卷 4 期（1936 年），頁 479–482。

洪瑞鴻、楊潤、李育臣，〈老人照護的推手——中醫〉，《臺灣老年醫學暨老年學雜誌》，十二卷 4 期（2017 年），頁 236–244。

陳先賦，〈唐宗海生卒著述考〉，《成都中醫學院學報》，2 期（1983 年），頁 60–61。

陳重方，〈清《律例館校正洗冤錄》相關問題考證〉，《有鳳初鳴年刊》，6 期（2010 年），頁 441–455。

陳重方，〈《洗冤錄》在清代的流傳、閱讀與應用〉，《法制史研究》，25 期（2014 年），頁 37–94。

陳光華、皮國立、游智勝，〈論證中國疫病史之難：以金末「汴京大疫」是否為鼠疫為例〉，《藥品、疾病與社會》，上海：上海古籍出版社，2018 年，頁 50–92。

馬佳聰，〈《中文醫史研究學術成果索引》評介〉，《中醫典籍與文化》，第 2 輯（2021 年），頁 290–297。

張哲嘉，〈「中國傳統法醫學」的知識性格與操作脈絡〉，《中央研究院近代史研究所集刊》，44 期（2004 年），頁 1–31。

張居中、任啟坤、翁屹、藍萬裡、薛燕婷、賈楠，〈賈湖遺址墓葬腹土古生物的研究〉，《中原文物》，3 期（2006 年），頁 86–90。

張樹劍，〈將升岱岳，非徑奚為——評《中文醫史研究學術成果索引（20 世紀初至 2019 年）》〉，《歷史教學》，4 期（2022 年），頁 29–43。

傅斯年，〈歷史語言研究所工作之旨趣〉，《中央研究院歷史語言研究所集刊》第 1 本第 1 分（1928 年），頁 3–10。

鄒煥文，〈維生素的弊害〉，《科學世界（南京）》，十七卷 2 期（1948 年），頁 53。

傅斯年，〈再論所謂國醫〉，《傅斯年全集》，臺北：聯經出版事業股份有限公司，1980 年，第 6 冊，頁 309–310。

黃金麟，〈醜怪的裝扮：新生活運動的政略分析〉，《台灣社會研究季刊》，30 期（1998 年），頁 163–203。

彭衛，〈漢代女性的身體形態與疾病〉，《浙江學刊》，6 期（2009 年），頁 30–41。

雷森、胡書儀，〈湖北省江陵縣馬山磚廠一號戰國楚墓古屍發現寄生蟲卵〉，《寄生蟲學與寄生蟲病雜志》，1 期（1984 年），頁 8。

雷祥麟，〈你曾勞而不倦嗎？兼論積勞成疾的體驗與疲勞量表〉，《科技、醫療與社會》，第 5 輯（2007 年），頁 257–261。

雷祥麟，〈杜聰明的漢醫藥研究之謎：兼論創造價值的整合醫學研究〉，《科技、醫療與社會》，11 期（2010 年），頁 199–284。

雷祥麟，〈習慣成四維：新生活運動與肺結核防治中的倫理、家庭與身體〉，《中央研究院近代史研究所集刊》，74 期（2011 年），頁 133–177。

楊瑞松，〈想像民族恥辱：近代中國思想文化史上的「東亞病夫」〉，《政治大學歷史學報》，23 期（2005 年），頁 1–44。

楊晉瑋、陳星諭、陳俊良、楊賢鴻，〈臺灣中醫對於長期照顧患者的生活品質及心率變異之療效評估〉，《中醫藥雜誌》，二十九卷 1 期（2018 年），頁 42–43。

甄橙，〈責任與擔當：20 世紀中國的醫學史研究〉，劉士永、皮國立主編，《衛生史新視野：華人社會的身體、疾病與歷史論述》，臺北：華藝學術出版，2016 年，頁 73–94。

趙婧，〈柳葉刀尖——西醫手術技藝和觀念在近代中國的變遷〉，《近代史研究》，5 期（2020 年），頁 46–43。

劉翠溶，〈清代老年人口與養老制度初探〉，郝延平、魏秀梅主編，《近世中國之傳統與蛻變：劉廣京院士七十五歲祝壽論文集》，臺北：中央研究院近代史研究所，1998年，頁259–281。

劉維開，〈2019年臺灣出版抗戰史籍介紹〉，《抗日戰爭研究》，2期（2020年），頁129–138。

劉士永，〈臺灣地區醫療衛生史研究的回顧與展望〉，耿立群編，《深耕茁壯——臺灣漢學四十回顧與展望：慶祝漢學研究中心成立40周年》，臺北：國家圖書館，2021年，頁395–426。

蕭璠，〈關於歷史上的一種人體寄生蟲病：曼氏裂頭蚴病〉，《新史學》，六卷2期（1995年），頁45–65。

韓光輝，〈民國時期北平市人口初析〉，《人口研究》，6期（1986年），頁41–46。

韓漢毅，〈《內經》中有關醫學心理學問題初探〉，《南京中醫藥大學學報（社會科學版）》，1期（2001年），頁37–38。

魏德祥、楊文遠、馬家驊、胡文秀、黃森琪、盧運芳、謝年鳳、蘇天成，〈江陵鳳凰山168號墓西漢古屍的寄生蟲學研究〉，《武漢醫學院學報》，3期（1980年），頁1–6。

蘇聖雄，〈從軍方到學界：抗戰軍事史研究在臺灣〉，《抗日戰爭研究》，1期（2020年），頁141–157。

四、民國期刊

日．笠原道夫，〈乳幼兒疾患與維他命製劑（附表）〉，《新醫藥觀》，七卷5期（1936年），頁1–5。

不著撰者，〈識姦滴血〉，《益聞錄》，1418期（1894年），頁508。

不著撰者，〈講義第二節：營養〉，《四川學報》，12期（1905年），頁34a。

不著撰者，〈第十九例〉，《法醫月刊》，8期（1934年），頁99–105。

不著撰者 ，〈小朋友的新生活〉，《中華 （上海）》，31期（1935年），頁32–33。

不著撰者，〈臨床實驗匯錄——妊娠嘔吐之新治法（用拜耳之丙種維他命製劑「康泰」〉，《天德醫療新報》，七卷6期（1936年），頁15–16。

不著撰者，〈浪費的維生素〉，《西風（上海）》，118期（1949年），頁243。

史博禮（震旦大學外科臨床教授），〈子宮內膜腫瘤〉，《震旦醫刊》，十二卷5–6期（1947年），頁279。

江紹原 ，〈(二十二） 拖髮滴血試驗法〉，《語絲》，101期（1926年），頁351–356。

吳鴻志，〈營養研究：談談維他命〉，《常識畫報：高級兒童》，

16 期（1935 年），頁 16–18。
沈仲圭，〈貧血者之食餌療法〉，《食物療病月刊》，一卷 3 期（1937 年），頁 25–26。
汪肇中，〈丙種維他命與熱病〉，《國醫導報》，二卷 6 期（1940 年），頁 28–29。
《良友》，52 期（1942 年），頁 3 下廣告。
金嗣說，〈各種維他命對於人體營養之關係〉，《健康知識》，一卷 2 期（1938 年），頁 20–23。
真和，〈月經之衛生〉，《婦女雜誌》，四卷 12 期（1918 年），頁 6。
高思潛，〈滴血研究〉，《紹興醫藥學報星期增刊》，94 期（1921 年），頁 5。
孫繩武，〈維他命之保存法〉，《農業叢刊》，一卷 4 期（1922 年），頁 1–4。
耿鑒庭，〈吾國古代「維他命療法」之線索（上）〉，《國醫砥柱》，三卷 5 期（1943 年），頁 3–5。
陳鴞，〈補藥〉，《醫潮月刊》，2 期（1948 年），頁 22。
張子英，〈國醫之維他命學說〉，《衛生雜誌》，3 期（1932 年），頁 1–2。
梁豪雄譯，〈醫療：用 Betaxin（維他命乙 1 製劑）治療各種神經炎及多發性神經炎之經驗〉，《廣西健社醫學月刊》，三卷 7 期（1938 年），頁 26–34。

黃蘭孫，〈編輯後記〉，《醫藥學》，二卷5期（1948年），頁43。

楊志一，〈陽痿症之藏器療法〉，《大眾醫學月刊》，一卷5與6期合刊（1934年），頁56–57。

敬之，〈治婦女乾血癆方〉，《食物療病月刊》，一卷2期（1937年），頁43。

戴志勳，〈食療本草之研究（附表）〉，《真知學報》，二卷2期（1942年），頁45–46。

H. RoSenbeck 著，俞德葆譯，〈論炎性子宮附屬器瘤用保守及手術療法之結果（續）〉，《同濟醫學季刊》，四卷1期（1934年），頁67–72。

H. RoSenbeck 著，俞德葆譯，〈論炎性子宮附屬器瘤用保守及手術療法之結果〉，《同濟醫學季刊》，三卷4期（1933年），頁75–83。

J. P. Rateliff，〈滴血驗親新法〉，《書報精華》，30期（1947年），頁51。

Karl Abel，俞德葆譯，〈子宮肌瘤 (Myom) 是臨床上一良性疾患乎〉，《同濟醫學季刊》，四卷2期（1934年），頁79–85。

Y. L.（筆名），〈常識談話：食物之營養及消化〉，《婦女雜誌（上海）》，七卷5期（1921年），頁77–82。

五、報紙資料

《申報》，1872–1949 年，上海創刊。

《聯合報》，1951– 至今，臺北創刊。

《民生報》，1978–2006，臺北創刊。

六、學位論文

蔡承翰，〈由《黃帝內經》及《難經》出發探考伏梁之源〉，林口：長庚大學傳統中醫學研究所碩士論文，2015。

七、研究計畫

皮國立、楊善堯，〈「臺灣衛生醫療體系的建置與發展」檔案教學資源素材集編輯委託服務案〉成果報告書，臺北：國家發展委員會檔案管理局，2022 年。

八、外文資料

Leung, Angela Ki Che and Furth, Charlotte (Eds), *Health and Hygiene in Modern Chinese East Asia : Policies and Publics in the Long Twentieth Century*. Durham: Duke University Press, 2011.

Schoppa, R. Keith. *In a sea of bitterness: refugees during the Sino-Japanese War*. Cambridge, Mass. : Harvard

University Press, 2011.

九、網路新聞與資料

〈中研院人文社科專書獎王汎森：教師評鑑應提高專書比重〉，引自：http://www.merit-times.com.tw/NewsPage.aspx?unid=328528，擷取日期：2021 年 8 月 21 日。

呂赫若，《呂赫若日記》，1942 年 12 月 7 日，中央研究院臺灣史研究所「臺灣日記知識庫」。

吳新榮，《吳新榮日記》，1962 年 3 月 23 日，中央研究院臺灣史研究所「臺灣日記知識庫」。

吳新榮，《吳新榮日記》，1964 年 2 月 21 日，中央研究院臺灣史研究所「臺灣日記知識庫」。

清．律例館輯，《律例館校正洗冤錄》，北京大學圖書館電子資源〔律例館校正洗冤錄（一）：（清）律例館輯：Free Download, Borrow, and Streaming : Internet Archive，擷取日期：2022 年 7 月 20 日〕。

國人食肉板塊再變動吃牛肉、雞肉增唯豬肉消費衰退 > 生活新聞 > 生活 > 聯合新聞網。引自：http://udn.com/news/story/7266/6605554，擷取日期：2023 年 6 月 14 日。

國家發展委員會檔案管理局－檔案支援教學網 > 臺灣衛生醫療體系的建置與發展 > 公共衛生的建設 > 寄生蟲 (archives.gov.tw)，擷取日期：2023 年 6 月 19 日。

臺灣婦產科醫學會編制，〈子宮肌瘤臨床指引〉，引自<4D6963726F736F667420576F7264202D20A46CAE63A6D9BD46C17BA7C9B645C0F8ABFCA4DE5FA5FE5F6B61792E646F63> (tmu.edu.tw)，擷取日期：2021年10月10日。

臺灣婦產科醫學會編制，〈子宮肌瘤臨床指引〉，引自：http://imohw.tmu.edu.tw/idohtmu/wp-content/uploads/2013/04/12%E5%AD%90%E5%AE%AE%E8%82%8C%E7%98%A4%E8%87%A8%E5%BA%8A%E6%8C%87%E5%BC%95.pdf，擷取日期：2023年6月8日。

劉渡舟，〈談談人體的「津液鏈」〉，引自：https://kknews.cc/health/rrv666x.html，擷取日期：2023年6月10日。

盧映慈，〈為什麼會得癌症？你是癌症候選人嗎？「癌症警訊圖」帶你檢視十四條癌症症狀〉，引自：https://heho.com.tw/archives/164737，擷取日期2021年3月10日。

橘貓乖乖嘴裡噴出超長條蟲嚇壞獸醫　夏日抗蟲開始啦！> ETtoday寵物雲 > ETtoday新聞雲。引自http://pets.ettoday.net/news/1165384，擷取日期：2023年6月8日。

羅綺，〈感冒喘咳，下體掉出子宮肌瘤〉，《自由時報》，2021年3月11日。引自：https://health.ltn.com.tw/article/paper/1436315，擷取日期：2021年10月10日。

圖片出處：

1–1、2–2、3–3、4–1、4–2、5–1、5–2、5–3、5–4、5–6、5–9、7–1、8–1、15–1、15–2：Wikimedia Commons

1–2：九州國立博物館

1–3、2–1、11–1、11–9、12–1、13–1、14–1、14–2、14–3：公有領域

1–4：國家發展委員會檔案管理局

2–3、2–4、12–2：日本國立檔案館

2–5：中央研究院近代史研究所《婦女雜誌》資料庫

3–1、3–2、6–2、9–2：國立故宮博物院

3–4、5–7、5–8、6–1、8–2、11–11：美國國會圖書館

3–5：《蘇州明報》

3–6、3–7、9–3、11–8、15–3：《時事新報》

5–5、8–3、8–4：《民國日報》

7–2：《中華圖畫雜誌》

7–3、7–4、7–5、7–6、10–1、10–2、10–3、11–7：《申報》

9–1：國家圖書館

11–2、11–1、11–4、11–5、11–6：Internet Archive

11–3：哈佛大學哈佛燕京圖書館

11–10、11–12：美國國家醫學圖書館

12–2：日本國立國會圖書館

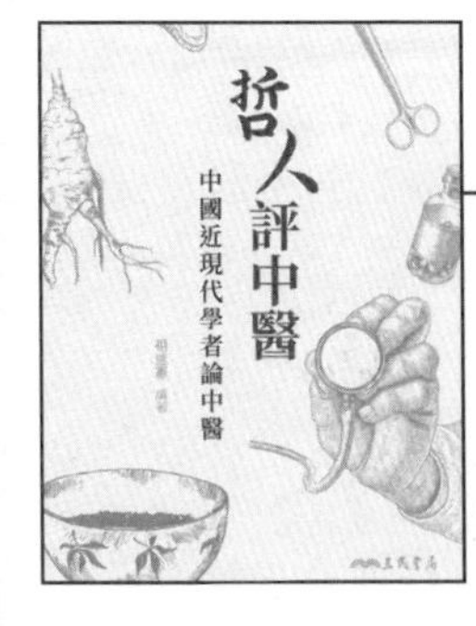

哲人評中醫
——中國近現代學者論中醫（二版）

祖述憲　編著

本書以中西醫的衝突為核心，編選清末民初中國門戶開放後，文史哲學家或思想家論述中醫之精華，為少見以中西醫為題材、選錄「原作」編冊的書籍，並能從中窺探西方新知傳入後的當代變革，與中醫在新知識體系下的變化，值得讀者從中考究與省思中西醫於近代中國的發展。

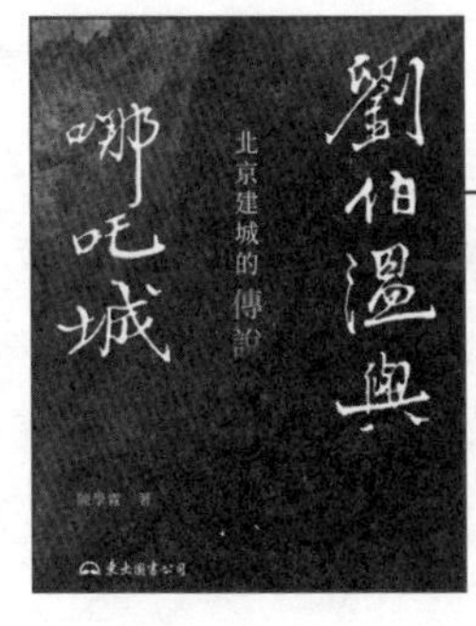

劉伯溫與哪吒城
——北京建城的傳說（修訂二版）

陳學霖　著

北京城，一座千年建置的古老都城，也是明清以來的帝王之都，自建城以來便開始流傳各種離奇荒誕的故事，如有人說北京城的設計，與明初神機妙算的軍師劉伯溫有關？本書透過嚴謹的史料驗證，不僅釐清傳說的來龍去脈，並從中剖悉政治與社會的互相影響，一探人們的思維與生活樣貌。

國家圖書館出版品預行編目資料

最「潮」中醫史：以形補形行不行，古人醫病智慧超展開／皮國立著.——初版一刷.——臺北市：三民，2023
面； 公分.——（歷史聚焦）

ISBN 978-957-14-7686-5（平裝）
1. 中醫史

410.92 112013136

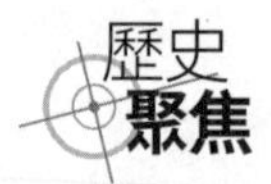

最「潮」中醫史：以形補形行不行，古人醫病智慧超展開

作 者 皮國立
責任編輯 王敏安
美術編輯 曾昱綺

發 行 人 劉振強
出 版 者 三民書局股份有限公司
地 址 臺北市復興北路 386 號 (復北門市)
臺北市重慶南路一段 61 號 (重南門市)
電 話 (02)25006600
網 址 三民網路書店 https://www.sanmin.com.tw

出版日期 初版一刷 2023 年 9 月
書籍編號 S410630
ISBN 978-957-14-7686-5

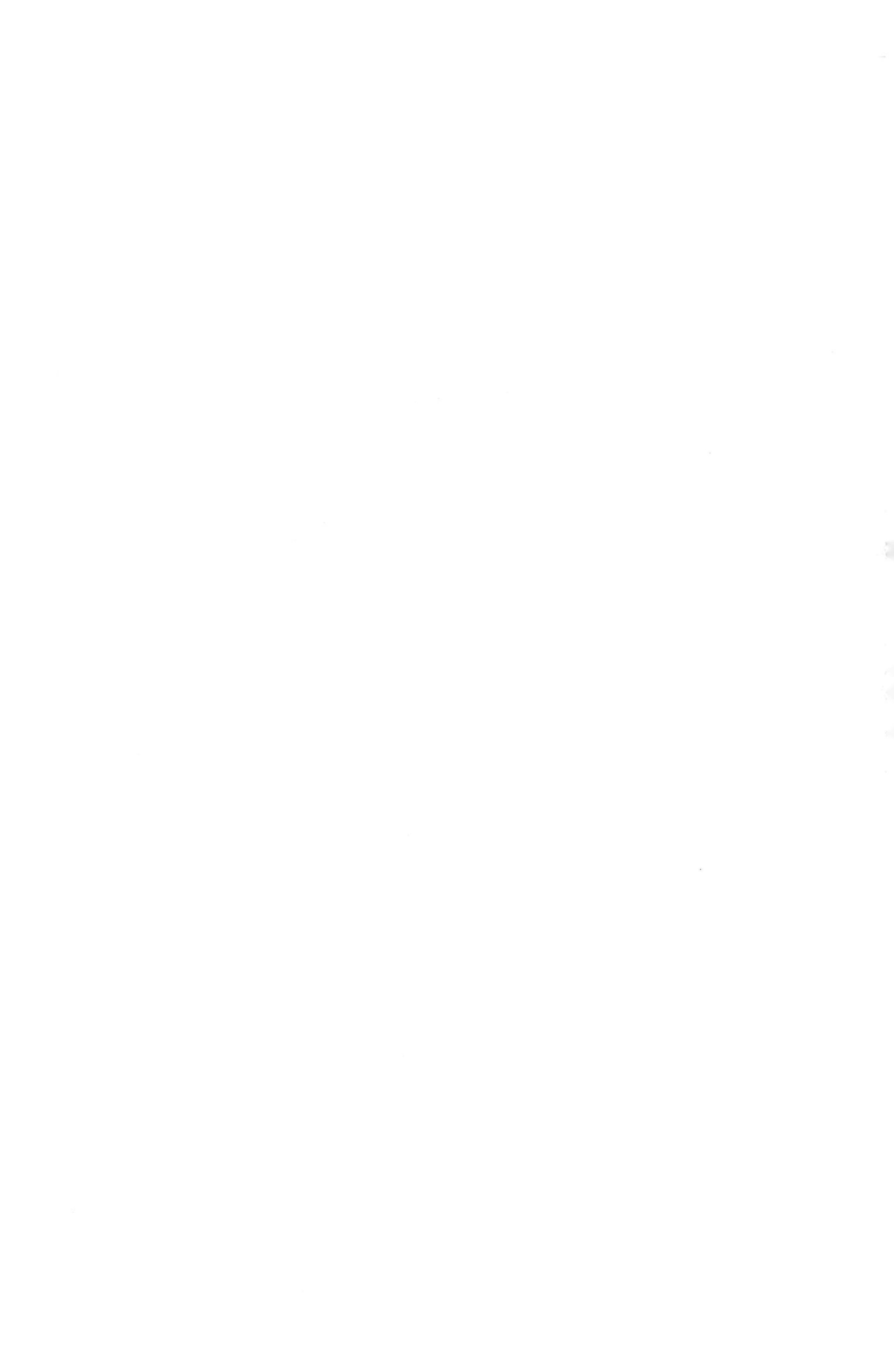